面向人民健康
提升健康素养

十万个 健康
为什么 丛书

面向人民健康
提升健康素养

十万个 健康 为什么 丛书

健康一生 系列

# 饮食的健康密码

主编 ∥ 赵文华 何 丽

人民卫生出版社
·北京·

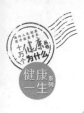

## 丛书专家指导委员会

主 任 委 员　　陈 竺

副主任委员　　李 斌　王培安　王陇德　白书忠

委　　　员　　（院士名单按姓氏笔画排序）

王 辰　王松灵　田金洲　付小兵　乔 杰

邱贵兴　沈洪兵　张伯礼　陆 林　陈可冀

陈孝平　陈君石　陈赛娟　尚 红　郎景和

贺福初　贾伟平　夏照帆　顾东风　徐建国

黄荷凤　葛均波　董家鸿　韩雅玲　詹启敏

## 丛书工作委员会

主 任 委 员　　李新华

副主任委员　　徐卸古　何 翔　冯子健　孙 伟

孙 巍　裴亚军　武留信　王 挺

委　　　员　　（按姓氏笔画排序）

王凤丽　王丽娟　皮雪花　朱 玲　刘 彬

刘召芬　杜振雷　李 祯　吴 非　张春月

庞 静　强东昌　鲍鸿志　谭 嘉

# 本书编委会

主　　编　赵文华　何　丽

副 主 编　刘爱玲　韩军花

编　　者　（按姓氏笔画排序）

丁彩翠　中国疾病预防控制中心营养与健康所

王京钟　中国疾病预防控制中心营养与健康所

韦　伟　江南大学

白　莉　国家食品安全风险评估中心

吕晨艳　中国农业大学

朱珍妮　上海市疾病预防控制中心

刘爱玲　中国疾病预防控制中心营养与健康所

刘燕萍　中国医学科学院北京协和医院

何　丽　中国疾病预防控制中心营养与健康所

张　倩　中国疾病预防控制中心营养与健康所

张玉萍　中国医学科学院北京协和医院

赵　勇　重庆医科大学

赵文华　中国疾病预防控制中心营养与健康所

姜　盼　复旦大学附属中山医院

徐维盛　中国疾病预防控制中心营养与健康所

高　键　复旦大学附属中山医院

韩军花　中国营养学会

学术秘书　丁彩翠

**陈竺院士**
说健康

# 总　序

人民健康是现代化最重要的指标之一，也是人民幸福生活的基础。党的二十大报告明确到 2035 年建成健康中国。社会各界，尤其是全国医疗卫生工作者，要坚持以人民为中心的发展思想，把保障人民健康放在优先发展的战略位置，加快推进健康中国建设，全方位全周期保障人民健康，为实现"两个一百年"奋斗目标、实现中华民族伟大复兴的中国梦打下坚实健康基础，为共建人类卫生健康共同体作出应有的贡献。

为助力健康中国建设，提升人民健康素养，人民卫生出版社（以下简称"人卫社"）联合相关学（协）会、平台、媒体共同策划，整合各方优势、创新传播途径，打造高质量的纸数融合立体化传播健康知识普及出版物《十万个健康为什么丛书》（以下简称"丛书"）。丛书通过图书、新媒体、互联网平台等全媒体，努力为人民群众提供全生命周期的健康知识服务。在深入了解丛书的策划方案、组织管理和工作安排后，我欣然接受了邀请，担任丛书专家指导委员会主任委员，主要基于以下考虑：

**建设健康中国，人人享有健康。** 党的十八大以来，以习近平同志为核心的党中央一直高度重视、持续推动健康中国建设。2016 年党中央、国务院印发的《"健康中国 2030"规划纲要》指出，推进健康中国建设，是全面建成小康社会、基本实现社会主义现代化的重要基础，是全面提升中华民族健康素质、实现人民健康与经济社会协调发展的国家战略。健康中国的主题是"共建共享、全民健康"，共建共享是基本路径，

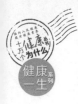

全民健康是根本目的。人人参与、人人尽力、人人享有，实现全民健康，需要全社会共同努力。党的二十大对新时代新征程上推进健康中国建设作出新的战略部署，赋予了新的任务使命，提出"把保障人民健康放在优先发展的战略位置，完善人民健康促进政策"。丛书建设抓住了健康中国建设的核心要义。

**提升健康素养，需要终身学习。**健康素养是人的一种能力：它能够帮助个人获取和理解基本的健康信息和服务，并能运用其作出正确的判断和决定，以维持并促进自己的健康。2008 年 1 月，卫生部发布《中国公民健康素养——基本知识与技能（试行）》，首次以政府文件的形式界定了居民健康素养，我很高兴签发了这份文件。此后，我持续关注该工作的进展和成效。经过多年的不懈努力，我国健康素养促进工作蓬勃发展，居民健康素养水平从 2009 年的 6.48% 上升至 2021 年的25.4%，人民健康状况和基本医疗卫生服务的公平性、可及性持续改善，主要健康指标居于中高收入国家前列，为以中国式现代化全面推进中华民族伟大复兴奠定了坚实的健康基础。健康素养需要持续地学习和养成，丛书正是致力于此。

**健康第一责任人，是我们自己。**2019 年 12 月，十三届全国人大常委会第十五次会议通过了《中华人民共和国基本医疗卫生与健康促进法》，该法第六十九条提出"公民是自己健康的第一责任人，树立和践行对自己健康负责的健康管理理念，主动学习健康知识，提高健康素养，加强健康管理。倡导家庭成员相互关爱，形成符合自身和家庭特点的健康生活方式。从国家法律到健康中国战略，都强调每个人是自己健康的第一责任人。"只有人人都具备了良好的健康素养，成为自己健康的第一责任人，健康中国才有了最坚实的基础。丛书始终秉持了这一理念，能够切实帮助读者承担起自己的健康责任。

接受丛书编著邀请后，我多次听取了丛书工作委员会和人卫社的汇报，提出了一些建议，并录制了"院士说健康"视频。我很高兴能以此项工作为依托，为人民健康多做些有意义的工作。丛书工作委员会和人卫社的同仁们一致认为，这件事做好了，对提高国民特别是青少年健康素养意义重大！

2022 年 11 月，在丛书启动会议上，我提出丛书建设要做到心系于民、科学严谨、质量第一、无私奉献四点希望。2023 年 9 月，丛书第一个系列"健康一生系列"将正式出版！近一年来，丛书建设者们高度负责、团结协作，严谨、创新、务实地推进丛书建设，让我对丛书即将发挥的作用充满了信心，也对健康科普工作有了更多的思考。

**一是健康科普工作需把社会责任放在首位。**丛书为做好顶层设计，邀请一批院士担任专家指导委员会的成员。院士们的本职工作非常繁忙，但他们仍以极高的热情投入丛书建设中，指导把关、录制视频，担任健康代言人，身体力行地参与健康科普工作。全国广大医务工作者也要积极行动起来，把社会责任放在首位，践行习近平总书记提出的"科技创新、科学普及是实现创新发展的两翼"之工作要求，把健康科学普及放在与医药科技创新同等重要的位置，防治并重，守护人民健康。

**二是健康科普工作应始终心系于民。**健康科普需要找准人民群众普遍关心的健康问题，有针对性地开展工作，方能事半功倍。丛书第一个系列开展的健康问题征集活动，收集了两万余个来自大众的健康问题，说明人民群众的健康需求是旺盛的，对专家解答是企盼的。丛书组织专家对这些问题进行了认真的整理、分析和解答，并在正式出版前后组织群众试读活动，以不断改进工作，提升质量，满足人民健康需求，这些都是服务于民的重要体现。丛书更是积极尝试应用新技术新方法，为科

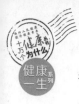

普传播模式创新赋能，强化场景化应用，努力探索克服健康科普"知易行难"这个最大的难题。

**三是健康科普工作须坚持高质量原则。**高质量发展是中国式现代化的本质要求之一。健康科普工作事关人民健康，须遵从"人民至上、生命至上"的理念，把质量放在最重要的位置，以人民群众喜闻乐见的方式，传递科学的、权威的、通俗易懂的健康知识，要在健康科普工作中塑造尊重科学、学习科学、践行科学之风，让"伪科学""健康谣言""假专家"无处遁形。丛书工作委员会、各编委会坚持了这一原则，将质量要求落实到每一个环节。

**四是健康科普工作要注重创新。**不同的时代，健康需求发生着变化，健康科普方式也应与时俱进，才能做到精准、有效。丛书建设模式创新也是耳目一新，比如立足不同的应用场景，面向未来健康需求的无限可能，设计了"1+N"的丛书系列开放体系，成熟一个系列就开发一个；充分发挥专业学（协）会和权威专家作用，对每个系列的分册构建进行充分研讨，提出要从健康科普"读者视角"着眼，构建具有中国特色的国民健康知识体系；精心设计各分册内容结构和具有中华民族特色的系列 IP 形象；针对人民接受健康知识的主要渠道从纸媒向互联网转移的特点，设计纸数融合图书与在线健康知识问答库结合，文字、图片、视频、动画等联动的全媒体传播模式，全方位、全媒体、全生命周期服务人民健康等。

**五是健康科普工作需要高水平人才队伍。**人才是所有事业的第一资源。丛书除自身的出版传播外，着眼于健康中国建设大局，建立编写团队组建、遴选与培养的系列流程，开展了编写过程和团队建设研究，组建来自全国，老、中、青结合的高水平编者团队，且每个分册都通过编写过程的管理努力提升作者的健康科普能力。这项工作非常有意义。希望未来，越来越多的卫生健康工作者能以高度的社会责任感、职业使命感，以无私奉献的精神参与到健康科普工作中，以更多更好的健康科普精品，服务人民健康。

衷心希望，通过驰而不息的建设，丛书能让健康中国、健康素养、健康第一责任人的理念深入人心，并转化为建设健康中国的重要动力，成为国民追求和促进健康的重要支撑。

衷心希望，能以大型健康科普精品丛书为依托，培养一支高水平的健康科普作者队伍，增强文化自信的建设力量，从而更好地为中华民族现代文明贡献健康力量。

衷心希望，读者朋友们积极行动起来，认真汲取《十万个健康为什么丛书》中的健康知识，把它们运用到自己的生活里，让自己更健康，也为健康中国建设作出每个公民的贡献！

中国红十字会会长

中国科学院院士

丛书专家指导委员会主任委员

2023 年 7 月

十万个健康丛书为什么

# 出版说明

　　健康是幸福生活最重要的指标，健康是 1，其他是后面的 0，没有 1，再多的 0 也没有意义。提升健康素养，是提高全民健康水平最根本、最经济、最有效的措施之一。党的二十大报告要求，加强国家科普能力建设，深化全民阅读活动。习近平总书记指出，科技创新、科学普及是实现创新发展的两翼，要把科学普及放在与科技创新同等重要的位置。在这一重要指示精神的指引下，人民卫生出版社（以下简称"人卫社"）努力探索让科学普及这"一翼"变得与科技创新同样强大，进而助力创新型国家建设。经过深入调研，团结广大医学科学家、健康传播专家、学（协）会、媒体、平台，共同策划出版《十万个健康为什么丛书》（以下简称"丛书"）。

　　为了帮助读者更好地了解和使用丛书，特将出版相关情况说明如下。

## 一、丛书建设目标

　　丛书努力实现五个建设目标，即：高质量出版健康科普精品，培养优秀的健康科普团队，创新数字赋能传播模式，打造知识共建共享平台，最终提升国民健康素养，服务健康中国行动落实和中华民族现代文明建设。

## 二、丛书体系构建

　　1. 丛书各系列分册设计遵从人民至上的理念，突出读者健康需求和

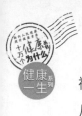

视角。各系列的分册设计经过多轮专家论证、读者健康需求调研，形成从读者需求入手进行分册设计的共识，更好地与读者形成共鸣，让读者愿意读、喜欢读，并能转化为自身健康生活方式和行为。

比如，丛书第一个系列"健康一生系列"，既不按医学学科分类，也不按人体系统分类，更不按病种分类，而是围绕每个人在日常生活中会遇到的健康相关问题和挑战分类。这个系列分别针对健康理念养成，到人生面临的生、老、病问题，再到每天一睁眼要面对的食、动、睡问题，最后到更高层次的养、乐、美问题，共设立 10 个分册，分别是《健康每一天》《健康始于孕育》《守护老年健康》《对疾病说不》《饮食的健康密码》《运动的健康密码》《睡眠的健康密码》《中医养生智慧》《快乐的健康密码》和《美丽的健康密码》。

2. 丛书努力构建从健康知识普及到健康行为指导的全生命周期全媒体的健康知识服务体系。依靠权威学（协）会和专家的反复多次研究论证，从读者的健康需求出发，丛书构建了"1+N"系列开放体系，即以"健康一生系列"为"1"；以不同人群、不同场景的不同健康需求或面临的挑战为"N"，成熟一个系列就开发一个系列。目前已初步策划了"主动健康系列""应急急救系列""就医问药系列"和"康养康复系列"等多个系列，将在"十四五"期间陆续启动和出版。

3. 丛书建设有力贯彻落实"两翼论"精神，推动健康科普高质量创新发展。丛书除自身的出版传播外，还建立编写团队组建、遴选与培养的系列流程，开展了编写过程和团队建设研究，组建来自全国，老、中、青结合的高水平编者团队，并通过编写过程的管理努力提升作者的健康科普能力。丛书建设部分相关内容还努力申报了国家"十四五"主动健康和人口老龄化科技应对重点专项；以"《十万个健康为什么丛书》策划出版为基础探索全方位、立体化大众科普类图书出版新模式"为题，成功获得人卫研究院创新发展研究项目支持。

### 三、 丛书创新特色

1. 体现科学性、权威性、严谨性。为做好丛书的顶层设计、项目实施和编写出版工作，保障科学性，成立丛书专家指导委员会、工作委员会和各分册编委会。

第十二届、十三届全国人大常委会副委员长，中国红十字会会长陈竺院士担任丛书专家指导委员会主任委员，国家卫生健康委员会副主任李斌、中国计划生育协会常务副会长王培安、中华预防医学会名誉会长王陇德院士、中国健康促进基金会荣誉理事长白书忠等担任副主任委员，二十余位院士应邀担任委员。专家们积极做好丛书顶层设计、指导把关工作，录制"院士说健康"视频，审阅书稿，甚至承担具体编写工作……他们率先垂范，以极高的社会责任感投入健康科普工作中，为全国医务工作者参与健康科普工作树立了榜样。

人民卫生出版社、中国健康促进基金会、中国计划生育协会、中华预防医学会、中国科普研究所、全国科学技术名词审定委员会、健康报、新华网客户端《新华大健康》等机构负责健康科普工作的领导和专家组成了丛书工作委员会，并成立了丛书工作组，形成每周例会、专题会、组建专班等工作机制，确保丛书建设的严谨性和高质量推进。

来自相关学（协）会、医学院校、研究机构等 90 余家单位的 200 余位在相关领域具有卓越影响力的专家组成了"健康一生系列" 10 个分册的编委会。专家们面对公众健康需求迫切，但优秀科普作品供给不足、科普内容良莠不齐的局面，均以极大的热忱投入丛书建设与编写工作中，召开编写会、审稿会、定稿会等各类会议数十次，对架构反复研究，对

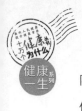

内容精益求精，对表达字斟句酌，为丛书的科学性、权威性和严谨性提供了可靠保证。

2. 彰显时代性、人民性、创新性。习近平总书记在文化传承发展座谈会上发表重要讲话，强调"在新的起点上继续推动文化繁荣、建设文化强国、建设中华民族现代文明，是我们在新时代新的文化使命"。丛书以"同中国具体实际相结合、同中华优秀传统文化相结合"理念为指导，彰显时代性、人民性、创新性。

丛书高度重视调查研究工作，各个系列都会开展面向全社会的问题征集活动，并将征集到的问题融入各个分册。此外，在"健康一生系列"即将出版之际专门开展试读工作，以了解读者的真实感受，不断调整、优化工作思路和方法，实现内容"来自人民，根植人民，服务人民"。

在丛书整体设计和 IP 形象设计中，力求用中国元素讲好中国健康科普故事。丛书在全程管理方面始终坚持创新，在书稿撰写阶段，即采用人卫投审稿平台数字化编写方式，从源头实现"纸数融合"。在图书编写过程中，同步建设在线知识问答库。在图书出版后，实现纸媒、电子书、音频、视频同步传播，为不同人群的不同健康需求提供全媒体健康知识服务。

3. 突显全媒性、场景性、互动性。丛书采取纸电同步方式出版，读者可通过数字终端设备，如电脑、手机等进行阅读或"听书"；同时推出配套数字平台服务，读者可通过图书配套数字平台搜索健康知识，平台将通过文字、语音、直播等形式与读者互动。此外，丛书通过对内容的数字化、结构化、标引化，建立与健康场景化语词的映射关系，构建场景化知识图谱，利用人们接触的各类健康数字产品，精准地将健康知识推送至需求者的即时应用现场，努力探索克服健康科普"知易行难"这个最大的难题。

#### 四、 丛书的读者对象、内容设计和使用方法

参照《中国公民健康素养 66 条》锁定的目标人群，丛书读者对象定为接受九年义务教育及具备以上文化水平的人群，采用问答形式编写，重点选择大众日常生活中"应知道""想知道""不知道"和"怎么办"的问题。丛书重在解决"怎么办"，突出可操作性，架起大众对"预防为主"和"一般健康问题"从"为什么"到"怎么办"的桥梁，助力从"以治病为中心"向"以健康为中心"转变。

丛书是一套适合普通家庭阅读、查阅和收藏的健康科普书，覆盖日常生活中会遇到的常见健康问题。日常阅读，可以有效提升健康素养；遇到健康问题时查阅对应内容，可以达到答疑解惑、排忧解难的目的。此外，"健康一生系列"还配有丰富的富媒体资源，扫码观看视频即可接收来自专家针对具体健康问题的进一步讲解。

《庄子·内篇·养生主》提醒我们："吾生也有涯，而知也无涯，以有涯随无涯，殆已！"如何有效地让无穷的医学知识转化为有限的健康素养，远远不止"授人以渔"这么简单，这需要以大型健康科普精品出版物为依托，培养一支高水平的健康科普作者队伍；需要积极推进相关领域教育、科技、人才三位一体发展，大力弘扬科学精神和科学家精神；还需要社会各界积极融健康入万策，并在此基础上努力建设健康科学文化，增强文化自信的建设力量，从而更好地为中华民族现代文明建设贡献健康力量。

衷心感谢丛书建设者们和读者们的大力支持，让我们共同努力，为健康中国建设和中华民族现代文明建设作出力所能及的贡献。

丛书工作委员会

2023 年 7 月

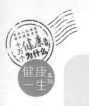

# 前　言

　　社会发展、生活水平提高，使得我国居民膳食结构及生活方式发生了根本转变。这些变化一方面促进了国民膳食营养状况的总体提升，如儿童青少年身高的普遍增加，营养不足与微量营养素缺乏症患病率的大幅度下降。另一方面，不健康膳食、身体活动不足、环境等因素的影响，也使得超重、肥胖成为主要的营养不良表现形式，膳食相关的慢性病患病率不断增加。

　　党的二十大报告明确指出要"增进民生福祉，提高人民生活品质"。人民健康是民族昌盛和国家强盛的重要标志，推进健康中国建设是国家战略，倡导文明健康生活方式是促进人人健康的重要举措。

　　"民以食为天"，饮食是每个人、每一天和一生都离不开的事情。健康饮食是健康生活方式的重中之重，如何让健康饮食促进健康与快乐？认知决定态度，知识改变行为，行为决定健康。目前，国民对营养知识、饮食指导的需求越来越高，但是，在互联网时代，信息传播之快、来源渠道之多，都经常让人们在"听谁的？为什么？怎么做？"等方面难以抉择。

　　为了解答居民日常饮食生活中的常见困惑，作为《十万个健康为什么丛书》"健康一生系列"的分册之一，《饮食的健康密码》由来自中国疾病预防控制中心营养与健康所、国家食品安全风险评估中

陈君石院士
说健康

心、中国营养学会、中国医学科学院北京协和医院、复旦大学附属中山医院、中国农业大学、江南大学、重庆医科大学、上海市疾病预防控制中心9家单位的17位专家共同编写。本书由民以食为天、端好每日餐盘、预防营养不良、好营养防疾病、食以安为先五章组成，内容涉及不同食物的营养特点、推荐摄入量和烹调方法，不同人群的营养需求和膳食指导，防治营养不良和保持健康体重、营养与疾病预防，以及食品安全等方面。为了便于读者理解，增加本书的趣味性和可读性，在文字力求通俗易懂的基础上，还增加了"健康加油站""健康云课堂""健康术语"等栏目对相关知识进行补充和延伸。

本书依据营养学理论与知识，紧密结合现阶段我国居民膳食营养特点和存在的问题，力图将科学、准确、通俗易懂、符合中国文化的饮食营养知识和技能传播给公众，为促进国民健康饮食和健康生活方式，为健康中国宏伟目标的实现尽绵薄之力。

衷心感谢陈君石院士在本书编写过程中的悉心指导与帮助。第一次以全新的方式出版科普读本，难免存在疏漏和不妥之处，恳切希望读者和同道们提出宝贵意见和建议。

赵文华 何 丽

2023 年 7 月

# 目 录

## 第一章 民以食为天

### 一 食物百宝箱   2

1. 为什么要将食物分成五大类   3
2. 食物提供的能量从哪里来   5
3. 为什么推荐优先从食物中获取营养素   7
4. 为什么要提倡食物多样化   9
5. 为什么要提倡经常吃粗杂粮或全谷物食物   11
6. 为什么不能只吃精白米面   13
7. 为什么要多吃蔬菜水果   15
8. 为什么要把蔬菜分成深色和浅色   17
9. 为什么水果和蔬菜不能互相替换   18
10. 为什么果汁不能替代新鲜水果   20
11. 为什么要多吃蘑菇、木耳等菌藻类食物   22
12. 为什么有动物性食物的说法   23
13. 为什么要常吃鱼虾等水产品   25
14. 为什么要常吃大豆及豆制品   26

### 二 食物放大镜   29

15. 什么是微量营养素   30

16. 矿物质都有哪些　　　　　　　　　　32

17. 为什么铁锅炒菜不能补铁　　　　　34

18. 为什么补钙不能只吃钙片　　　　　36

19. 为什么喝奶可以促进骨骼健康　　　38

20. 为什么膳食纤维对健康非常重要　　40

21. 为什么要足量饮水　　　　　　　　41

22. 如何科学饮水　　　　　　　　　　43


## 三　食物刻度尺　　　　　　　　46

23. 为什么不提倡"低碳"饮食　　　　47

24. 为什么提倡每天吃 50~100 克薯类食物　49

25. 每天喝多少奶合适　　　　　　　　50

26. 为什么提倡每天一个鸡蛋且不弃蛋黄　52

27. 为什么肉不是吃得越多越好　　　　53

28. 为什么需要摄入脂肪　　　　　　　55

29. 每天应摄入多少烹调油　　　　　　56

30. 为什么食用油要换着吃　　　　　　58

31. 为什么强调要减少盐的摄入　　　　60

32. 如何在日常饮食中减少盐的摄入　　61

33. 为什么要控制食物中的隐形盐　　　62


## 四　食物烹饪术　　　　　　　　64

34. 为什么米不能反复淘洗　　　　　　65

35. 为什么煮粥炒菜不要加碱　　　　　66

36. 为什么烹调方法能影响蔬菜的营养　68

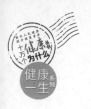

37. 为什么要少用煎炸的烹调方式　　70

38. 在外就餐时应如何点菜　　71

39. 点外卖如何注意食物搭配　　73

## 第二章　端好每日餐盘

### 一　母婴健康营养是基石　76

1. 为什么孕期饮食不合理会影响母胎

　　健康　　77

2. 孕妇应该如何调整饮食　　79

3. 出现妊娠反应应该如何安排饮食　　81

4. 为什么孕期要合理摄入鱼、禽、肉、

　　蛋、奶　　83

5. 孕期该如何选择水果　　84

6. 孕妇都需要额外补钙吗　　86

7. 是不是只有孕期需要补充 DHA　　88

8. 叶酸是孕期才需要补充的吗　　90

9. 为什么强调孕妇、乳母要用碘盐　　92

10. 孕妇靠晒太阳能获得足够的

　　维生素 D 吗　　94

11. 得了妊娠期糖尿病如何调整饮食　　96

12. 分娩前可以准备哪些食物　　99

13. 月子餐如何兼顾体重与营养　　100

14. 哺乳期妈妈饮食该如何安排 102

15. 宝宝过敏了，哺乳妈妈该如何调整
饮食 105

16. 为什么说母乳是6月龄内婴儿最好的
食物 106

17. 如何科学添加辅食 108

## 二 儿童健康成长营养来保障 111

18. 为什么儿童要多吃蔬菜 112

19. 为什么不建议儿童吃很多的鱼、禽、
肉、蛋 114

20. 为什么儿童要多喝奶 116

21. 为什么儿童要不喝或少喝含糖饮料 118

22. 儿童该养成哪些良好的饮食习惯 120

23. 幼儿食物应如何烹调 122

24. 儿童偏食、挑食怎么办 123

25. 儿童食欲不振怎么办 125

26. 家有胖孩如何安排饮食 127

27. 吃哪些食物对保护视力有帮助 129

28. 缺钙影响长个子吗 131

29. 不吃早餐会影响儿童的学习成绩吗 133

30. 复习、考试期间的饮食要注意什么 134

31. 青春期饮食需要注意什么 136

32. 如何判断儿童的身高是否正常 138

### 三　老年快乐营养来助力　　140

33. 老年人饮食该如何安排　141

34. 为什么说"千金难买老来瘦"
是不科学的　142

35. 老年人牙口不好该怎么吃　144

36. 为什么不建议老年人吃素　146

37. 为什么说饮食对预防老年性痴呆
不可或缺　148

### 四　家庭饮食巧安排　　151

38. 哪些人群需要多吃含铁丰富的食物　152

39. 如何合理选择零食　153

40. 家庭如何避免食物浪费　155

## 第三章　预防营养不良

### 一　营养不良会判断　　158

1. 营养不良包括哪三种类型　159

2. 怎么知道自己是胖还是瘦　161

### 二　健康体重会保持　　164

3. 为什么会消瘦　165

4. 消瘦的人如何增重 167

5. 为什么说"腰带长一长，
   寿命短一短" 168

6. 生命的哪些阶段控制肥胖最关键 170

7. 为什么有些人容易发胖 173

8. 怎么吃才不会胖 174

9. 为什么说常喝含糖饮料会增加
   肥胖风险 176

10. 为什么不能做餐桌上的"清道夫" 178

11. 为什么不建议边看电视边吃饭 180

12. 为什么不提倡"过午不食" 182

13. 为什么不吃早餐反而容易造成肥胖 183

14. 哪些食物对减肥有帮助 185

15. 蔬菜和水果对减肥有帮助吗 187

16. 不吃主食能减肥吗 189

17. 为什么说减肥既要管住嘴又要
    迈开腿 191

18. 为什么说快速减肥不利于健康 193

19. 减肥后如何防止反弹 195

## 三　隐性饥饿会预防

197

20. 抽筋就是缺钙吗 198

21. 如何科学补钙 200

22. 为什么说贫血不仅仅是因为缺铁 203

23. 为什么锌对儿童生长发育很重要 206

24. 为什么要关注硒缺乏 208

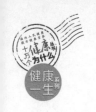

25. 为什么会发生夜盲症 210

26. 如何通过饮食预防维生素 A 缺乏 212

27. 佝偻病就是维生素 D 缺乏吗 214

28. 为什么补钙和补维生素 D 不是
一回事 216

29. 为什么新生儿要补充维生素 K 218

30. 为什么会得脚气病 219

31. 为什么会出现"烂嘴角" 221

32. 为什么吃饭与糙皮病和脂溢性皮炎
有关 222

33. 为什么多吃蔬菜水果能预防坏血病 224

## 第四章 好营养防疾病

**一 营养标签要看懂** 228

1. 为什么选购食物要先读营养标签 229

2. 为什么摄入过多反式脂肪酸危害
健康 231

**二 膳食模式要健康** 233

3. 为什么倡导平衡膳食 234

4. 为什么说地中海饮食是好的膳食
模式 236

5. 为什么推荐东方健康膳食模式 238

6. 为什么经常不吃早餐会增加患胆结石的
风险 239

7. 为什么规律三餐有助于健康 241

8. 为什么说肠健康才能常健康 243

9. 为什么合理营养能提高免疫力 244

## 三　营养防癌要科学 247

10. 为什么科学饮食能预防癌症 248

11. 为什么癌症患者不需要太忌口 249

12. 癌症患者能不能吃"发物" 251

13. 不吃饭可以"饿死"癌细胞吗 252

14. 食物中哪些成分具有抗肿瘤作用 254

15. 乳腺癌患者能吃豆制品吗 256

16. 为什么不提倡经常吃过热食物 259

## 四　营养让心血管更健康 261

17. 心血管疾病患者如何选择肉类食物 262

18. 心血管疾病患者如何选择食用油 263

19. 心血管疾病患者可以吃坚果吗 265

20. 得了冠心病应常吃哪些食物 267

21. 为什么脑卒中患者应注意膳食营养 269

22. 为什么心血管疾病患者晨起喝水有益
健康 271

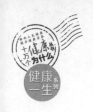

23. 为什么自觉饮食很健康还是得了
    心血管疾病     273

24. 心血管疾病患者是否应吃鱼油     275

25. 为什么心血管疾病患者要防便秘     277

26. 奶制品和蛋类食物对心血管健康
    有影响吗     278

27. 高血压患者能喝茶或咖啡吗     280

28. 为什么高血压患者要少吃盐     282

## 五　会吃会选防代谢性疾病 285

29. 吃糖多会导致糖尿病吗     286

30. 为什么糖尿病患者应选择升糖慢的
    食物     288

31. 为什么糖尿病患者无糖食品也
    不能多吃     290

32. 糖尿病患者如何降低膳食的血糖生成
    指数     292

33. 为什么糖尿病患者也要适量吃水果     293

34. 为什么得了脂肪肝应注意饮食调理     295

35. 高尿酸血症患者能吃豆制品吗     297

36. 为什么骨质疏松症和膳食营养
    有关系     299

37. 为什么补充维生素D有益骨骼健康     301

六　滴酒不沾最健康　　303

38. 为什么饮酒有害健康　　304
39. 喝红酒对心血管疾病有好处吗　　305
40. 为什么慢性病患者一定要戒酒　　307

## 第五章　食以安为先

一　食品加工添加剂不能少　　310

1. 为什么要在食品中使用食品添加剂　　311
2. 为什么说现代食品工业离不开食品添加剂　　313
3. 为什么说适量使用食品添加剂对人体无害　　315
4. 为什么说合法使用食品添加剂不是造假行为　　316
5. 为什么在有些食品中要使用食品营养强化剂　　318
6. 为什么要在食品中添加防腐剂　　320
7. 为什么在食品中添加柠檬酸　　322
8. 为什么说"0添加"的食品不等于健康食品　　323
9. 为什么说国外的食品添加剂不一定更好　　325

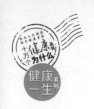

10. 为什么一种食品会使用多种效果相近的
    食品添加剂                              327

11. 甜味剂代替糖就肯定不会导致
    肥胖吗                                  329

## 二　预防食源性疾病有办法　331

12. 为什么诺如病毒容易引发食源性疾病
    暴发                                    332

13. 为什么有些食品中的污染物有致癌
    作用                                    334

14. 为什么腹泻时要有特别的饮食安排        336

15. 如何避免食物中毒                       337

16. 如何识别有毒植物                       339

17. 去路边摊就餐应该注意什么               341

18. 为什么豆浆一定要煮熟了喝               343

19. 污染食物的微生物主要有哪些            345

20. 为什么购买畜禽肉类要特别注意
    新鲜度                                  347

21. 为什么生吃蔬菜水果要特别强调饮食
    安全                                    349

22. 为什么生吃四季豆会发生中毒            351

23. 为什么食物中毒后会出现皮肤青紫的
    现象                                    353

24. 为什么霉变甘蔗会引发中毒              355

25. 用铝壶铝锅做饭安全吗                   356

26. 为什么食用野生蘑菇易引发食物
    中毒    358

**三 重视食物过敏和食物不耐受** 360

27. 为什么要对食物过敏给予足够重视 361
28. 为什么食物会引起过敏，如何预防 363
29. 为什么胃肠道胀气难受可能与食物
    不耐受有关    365
30. 为什么食物不耐受会引起多种症状 367
31. 为什么说食物不耐受不同于食物
    过敏    369

**四 食物制备讲方法** 371

32. 为什么食物不能在冰箱里随意存放 372
33. 为什么发芽的土豆不能吃 373
34. 为什么吃剩饭剩菜要特别注意食品
    安全    375
35. 为什么可以在家自制酸奶 376
36. 为什么要特别注意动物性水产品的
    新鲜度    378
37. 为什么要少吃烟熏、腌制肉制品 379
38. 为什么不提倡吃生鸡蛋 381

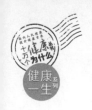

## 五 高科技与未来食品 383

39. 为什么说生物技术和转基因不是
    一回事 384
40. 为什么要进行转基因食品的研发 387
41. 为什么说批准上市的转基因食品是
    安全的 389
42. 还有其他的食品高科技吗 391
43. 未来食品是什么样子的 393
44. 为什么出现了植物基食品 395

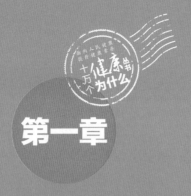

# 第一章

# 民以食为天

# 食物百宝箱

# 1. 为什么要将
# 食物分成五大类

人体所需要的能量和营养素主要靠食物获得。自然界供人类食用的食物种类繁多，各种食物所含的能量以及营养素的种类、数量满足人体营养素需要的程度不同，没有任何一种食物能满足人体对全部营养素的需求，因此，合理膳食的第一步就是做到食物多样。《中国居民膳食指南（2022）》按照营养搭配及摄入量多少的原则形象地将食物划分为谷薯类、蔬菜和水果类、动物性食物（含奶及奶制品）、大豆及坚果类、油和盐五大类，目的就是让居民更直观地了解哪些食物应该多吃，哪些应该少吃。

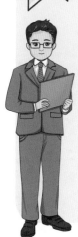

根据来源，食物可以分为植物性食物和动物性食物两大类。谷薯类、豆类及豆制品、坚果、蔬菜类、水果类都属于植物性食物。植物性食物除了能够提供人体所需的蛋白质、碳水化合物、脂类三大营养素外，还能提供人体所需的大多数维生素、矿物质和膳食纤维。畜禽类及其制品、蛋类及其制品、水产类、奶及奶制品都属于动物性食物。动物性食物是人体优质蛋白质、脂类、维生素（包括脂溶性维生素、B族维生素）和矿物质的主要来源。

《中国食物成分表》（标准版第6版）的编写采用"食物类和亚类"的双级分类方法，参照国际食品数据系统网络（International Network of Food Data Systems，INFOODS）分类原则。首先，食物类级分类：结合我国食品行业和营养学界以往的食物分类原则，将所有食物分为若干个食物类。其次，亚类级分类：将一个食物类中的食物，根据其某一属性的不同，又分成不同的亚类；将难以分配到某一具体亚类的食物，一律归入相应食物类中的"其他"亚类。

《中国食物成分表》中21个食物大类包括谷类及制品，薯类、淀粉类及制品，干豆类及制品，蔬菜类及制品，菌藻类，水果类及制品，坚果、种子类，畜肉类及制品，禽肉类及制品，乳类及制品，蛋类及制品，鱼虾蟹贝类，婴幼儿食品，小吃、甜饼，速食食品，饮料类，含酒精饮料，糖、果脯和蜜饯、蜂蜜类，植物油/油脂类，调味品类，其他类。

日常食物中含有哪些营养素

（徐维盛）

# 2. 食物提供的
# 能量从哪里来

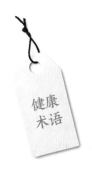

健康术语

人体的能量主要来源于食物中的产能营养素，包括糖类（主要为碳水化合物）、脂类和蛋白质。在中国居民平衡膳食宝塔（2022）中，能量密度较高的食物是第五层的油脂类，能量密度较低的食物是第二层的蔬菜水果类。每 1 克碳水化合物、脂肪和蛋白质在体内氧化实际产生的能量分别为 16.7 千焦（4.0 千卡）、37.7 千焦（9.0 千卡）和 16.7 千焦（4.0 千卡）。此外，每 1 克酒精在体内产生的能量约为 29.3 千焦（7.0 千卡），每 1 克膳食纤维在体内产生的能量约为 8.4 千焦（2.0 千卡）。

**产能营养素**

通过被氧化释放能量，以维持机体代谢、神经传导、呼吸、循环及肌肉收缩等功能，同时在产能过程中释放热量以维持体温的物质，被称为产能营养素，包括糖类（主要为碳水化合物）、脂类和蛋白质。

**能量系数**

能量系数是指每 1 克碳水化合物、脂肪、蛋白质在体内氧化产生的能量值。

**能量需要量**

能量需要量（estimated energy requirement，EER）是指能长期保持良好的健康状态，维持良好的体型、机体构成以及理想活动水平的个体或人群，达到能量平衡时所需的膳食能量摄入量。

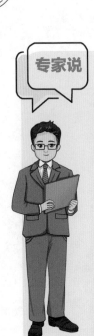

产能营养素通过被氧化释放能量，以维持机体代谢、神经传导、呼吸、循环及肌肉收缩等，同时维持体温。产能营养素在体内被氧化实际产生的能量可根据其能量系数和吸收率计算获得。

能量摄入不足或过多都会影响人体健康。对于健康人来说，能量代谢的最佳状态应为能量平衡，也就是能量的摄入量与需要量相等。如果能量需要量高于能量摄入量，即能量摄入不足，机体会动用体内的能量存储甚至消耗自身的组织以满足生命活动所需。长期能量摄入不足会导致生长发育迟缓、消瘦、活力消失甚至死亡。若能量摄入量高于需要量，多余的能量将转化为脂肪储存在体内，长期能量摄入过剩，将导致超重、肥胖及相关的慢性非传染性疾病，如高血压、糖尿病、血脂异常等。

根据中国人的膳食特点和习惯，成年人膳食中碳水化合物提供的能量应占总能量的 50%~65%，脂肪占 20%~30%，蛋白质占 10%~15%。年龄越小，脂肪供能占总能量的比重应适当增加，成年人脂肪的摄入量不宜超过总能量的 30%。

（徐维盛）

# 3. 为什么推荐优先从食物中获取营养素

关键词

营养素 其他膳食成分

食物是人类获取营养、赖以生存和发展的物质基础，除了可以提供人体必需的宏量营养素、微量营养素，还含有丰富的有益健康的其他膳食成分，如植物化学物等。不同类别食物中含有的营养素及有益成分的种类和数量不同，合理膳食可以使我们在生命的各个阶段都能获得充足的营养保障。优先从食物中获取营养素，是满足个人和家庭对健康美好生活追求的基础。挑选优质蛋白来源和营养素密度高的食物，优选当地、应季新鲜食物，采取合理的烹调方式，既能最大化地保留食物营养价值、控制食品安全风险，又可使我们尽享食物天然风味。

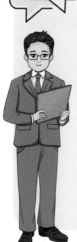

食物多样充足，能够提供足够数量的能量和营养素以满足人体需求。人类需要的基本食物包括谷薯类、蔬菜和水果类、畜禽肉蛋奶、大豆及坚果类、油和盐五大类，不同食物中含有的维持人体生命与健康所必需的能量和营养素不同。将不同种类食物按照一定的比例进行适宜搭配，可以让食物中的营养素相互补充。此外，多样的烹饪方式，可以赋予食物不一样的口感，适当地烹饪加工，在提高营养素消化吸收率的同时，还可以杀灭微生物从而保证食物安全。

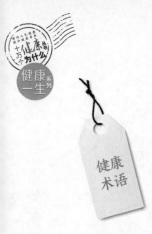

## 食物营养价值

食物营养价值（nutritive value of food）是指某种食物所含营养素和能量能满足人体营养需要的程度。食物营养价值高低不仅取决于其所含营养素的种类是否齐全，数量是否足够，还取决于各种营养素间的相互比例是否适宜以及是否容易被人体消化、吸收和利用。食物的产地、品种、加工工艺和烹调方法等很多因素都会影响食物的营养价值。

## 营养质量指数

营养质量指数（index of nutrition quality, INQ）是指某食物中营养素满足人体营养需要的程度与该食物满足人体能量需要的程度的比值。INQ 是常用的评价食物营养价值的指标。一般认为 INQ>1 和 INQ=1 的食物营养价值较高，INQ<1 的食物营养价值较低，长期摄入 INQ<1 的食物会导致该营养素的不足或能量过剩。

$$\text{食物营养质量指数（INQ）} = \frac{\text{某营养素含量 / 该营养素参考摄入量}}{\text{所产生能量 / 能量参考摄入量}}$$

为了直观显示食物提供的某营养素对每日膳食营养素参考摄入量的贡献，也有人用该营养素含量与该营养素参考摄入量值的比值进行评价。预包装食品进行营养素含量声称中每 100 克（100 毫升）或 100 千卡食物中营养素参考值（NRV%）也是营养素含量的表达方式。

（徐维盛）

# 4. 为什么要提倡
# 食物多样化

关键词

没有任何一种食物能够满足人体对全部营养素的需求，不同种类的食物所含的营养素种类和数量不尽相同。只有对食物进行多样化的搭配，才能保障人体获得充足的营养。

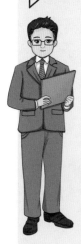

食物多样是指一日三餐膳食的食物种类全、品样多，是平衡膳食的基础。一日三餐的食物应由五大类食物组成。如果用"数值"来形容食物多样，可以理解为平均每天摄入不同种食物达到 12 种以上，每周达到 25 种以上，烹调油和调味品不计算在内。只有一日三餐的食物多样，才有可能达到平衡膳食。按照一日三餐分配食物品种数，早餐要摄入 3~5 种，午餐摄入 4~6 种，晚餐摄入 4~5 种，加上零食 1~2 种。

在食物多样的基础上，坚持谷类为主，合理搭配，不仅体现了我国传统膳食的结构特点，而且能满足平衡膳食模式要求。

食物多样 营养充足 平衡膳食

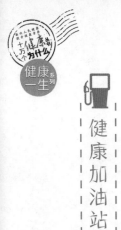
如何做到食物多样？食物多样可以通过小份量、多几样、同类食物常变换、不同食物巧搭配等几种方式实现。

选"小份"是实现食物多样的关键措施。同等能量的一份午餐，"小份"菜肴可以增加食物种类，让我们吃到品种更多、营养素来源更加丰富的食物。每类食物中都包含丰富的品种，可以彼此进行互换，避免食物品种单调，也可以丰富一日三餐，从而做到食物多样，如主食可以在米饭、二米饭、糙米饭、杂粮饭、杂豆饭、馒头、全麦馒头、面条间互换，红薯、紫薯、马铃薯（又称"土豆"）间可以互换。可以按照粗细搭配、荤素搭配、深浅搭配的原则来搭配食材。主食注意粗细搭配，适当增加全谷物和杂豆类食物。不同的肉、菜搭配，合理烹调，可以在改善菜肴色、香、味的同时，提供多种营养成分。五颜六色的餐盘，通过丰富的色彩给人提供视觉享受，刺激食欲，食物营养搭配也简单可行，如什锦蔬菜。

（徐维盛）

# 5. 为什么要提倡**经常吃粗杂粮或全谷物**食物

谷物是人类最经济、最重要的能量来源。谷薯杂豆类食物是碳水化合物、蛋白质、B 族维生素、部分矿物质和膳食纤维的良好食物来源。与过度加工后的精白米面相比，全谷物中含有更丰富的 B 族维生素、矿物质、膳食纤维和植物化学物。增加全谷物摄入，可以减少谷物因精细加工造成的营养素损失。

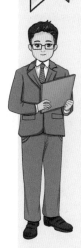

一日三餐都要摄入充足的谷类食物，其中全谷物或杂豆类食物应该占每日谷类食物的 1/4~1/2。粗略计算，成年人每天应摄入 50~150 克全谷物或杂豆。实际生活中，可以在大米中放入一把全谷物或红小豆、绿豆来烹制米饭，可以将杂豆做成各式主食，各种豆馅也是烹制主食的好搭配。有些杂豆类食物如芸豆、花豆、绿豆等，可以做成可口菜肴，如将芸豆、花豆、红豆煮软，适当调味后制成美味凉菜，绿豆、黄豆泡发豆芽可以炒菜。

精白米、精白面因其更良好的风味和口感，更受到消费者的喜欢。但提高谷物的加工精度，会降低其营养价值。谷物中大部分营养素都在谷物籽粒的谷皮、糊粉层和胚芽中，这些部分在谷物加工尤其是过度加

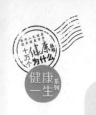

工中基本被去除，只留下淀粉含量较高的胚乳部分，从而导致精加工谷物的营养价值降低。与全谷物相比，精加工谷物中膳食纤维损失严重，B 族维生素和矿物质损失 60%~80%。长期食用精白米面对人体健康不利，可造成维生素和矿物质摄入不足，甚至导致维生素缺乏，如维生素 $B_1$ 缺乏可引起脚气病。

**健康加油站**

谷类包括大米、小麦、玉米、高粱、燕麦、荞麦等。淀粉是谷类食物的主要成分，占 40%~70%。谷类蛋白质含量为 8%~12%，因摄入量较多，所以谷类也是膳食蛋白质的重要来源。谷类脂肪含量一般较少，约为 2%，玉米和小米中脂肪含量可以达到 4%，主要存在于糊粉层及谷胚中，大部分为不饱和脂肪酸，还有少量磷脂。谷物所含维生素和矿物质的种类和数量因品种不同而差异较大，由于食用量较大，谷物是膳食 B 族维生素，包括维生素 $B_1$、维生素 $B_2$ 和烟酸的重要来源。按照每天所需碳水化合物的能量占摄入总能量的 50%~65% 计算，体重为 60~70 千克的成年人，每餐都需要 1~1.5 碗（份）米饭或者 1~2 个（份）馒头。

（徐维盛）

# 6. 为什么**不能只吃**精白米面

只吃精加工的大米和面粉，不利于健康。过度加工后的精白米面损失了大量的 B 族维生素、矿物质、膳食纤维和植物化学物。谷物在我国居民膳食中食用量较大，是能量和膳食营养素的重要食物来源，只吃精白米面可造成维生素和矿物质摄入不足，甚至导致缺乏症。

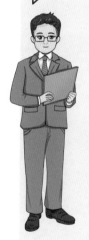

与全谷物种子相比，精制谷物仅保留了胚乳部分。脱去谷壳后的谷物种子包括谷皮、糊粉层、胚乳和谷胚四个部分，每个部分富含的营养成分不尽相同。谷皮（糠）主要由膳食纤维、B 族维生素、矿物质和植物化学物组成。糊粉层（外胚层）紧贴着谷皮，属于胚乳的外层，含有较多的蛋白质、脂肪，丰富的 B 族维生素及矿物质。胚乳是谷粒的中心部分，主要成分是淀粉和少量蛋白质。谷胚是种子发芽的地方，含有蛋白质、脂肪（多不饱和脂肪酸）、维生素（维生素 E、B 族维生素）和矿物质等。玉米、小米中含有类胡萝卜素。增加全谷物摄入量，可以减少精细加工造成的营养素损失。

只吃精白米面除了会造成营养素缺乏，还可能对血糖造成不良影响。食物血糖生成指数（glycemic index，GI）是指

含 50 克碳水化合物的食物与相当量的葡萄糖在一定时间（一般为 2 小时）内引起体内血糖反应水平的百分比值，反映食物与葡萄糖相比升高血糖的速度和能力。通常把葡萄糖的 GI 定为 100。GI 是衡量食物引起餐后血糖反应的一项有效指标。一般而言，GI 在 70 以上时，该食物为高 GI 食物，GI 介于 55~70 的食物为中 GI 食物，GI 在 55 以下时，该食物为低 GI 食物。

就食物加工而言，谷类加工越精细 GI 越高。《中国食物成分表》（标准版第 6 版，第一册）食物 GI 数据显示，小麦面条 GI 为 82，荞麦面条 GI 为 59，而全麦面条 GI 为 37；相对于精白米饭 GI 为 83，加工程度较低的全谷物 GI 也相对较低，如发芽糙米 GI 为 54，玉米糁粥 GI 为 52，燕麦麸 GI 为 55。由此可见，精白米饭、小麦面条都属于高 GI 食物，而全麦面条、发芽糙米、玉米糁粥都属于低 GI 食物。

大米白面是否越精越好

（徐维盛）

# 7. 为什么要**多吃**蔬菜水果

蔬菜水果富含维生素、矿物质、膳食纤维和植物化学物，且能量较低，对于满足人体微量营养素的需要，保持人体肠道正常功能以及降低慢性病发病风险等具有重要作用。近年来，我国居民蔬菜摄入量下降，水果摄入也较少。多吃蔬菜水果有利于人体健康。

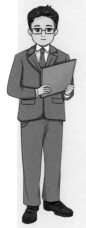

蔬菜水果是维生素、矿物质、膳食纤维和植物化学物的重要来源，对增加膳食微量营养素和植物化学物的摄入量起到关键作用。水果中还含有丰富的有机酸和芳香物质，能够增进食欲，帮助消化。

循证医学研究发现，保证每天丰富的蔬菜水果摄入，可维持机体健康、预防肥胖，有效降低心血管疾病和肺癌的发病风险，对预防食管癌、胃癌、结肠癌等主要消化道癌症具有保护作用。《中国居民膳食指南（2022）》推荐我国成人每天摄入蔬菜不少于 300克，水果 200~350 克。在每一餐的食物中，首先要保证蔬菜重量大约占 1/2，讲究荤素搭配，做到餐餐有蔬菜。在食堂就餐，每顿饭的蔬菜也应占整体膳食餐盘的 1/2。

关键词

蔬菜　水果　植物化学物

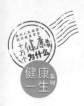

一般三口之家每天需要购买 3 种、总重量不低于 1 千克的新鲜蔬菜，并将其搭配在一日三餐中。中、晚餐每餐至少有 2 个蔬菜菜肴，黄瓜、嫩油麦菜、生菜等适合生吃的蔬菜，可以作为饭前饭后的零食和茶点，既保持了蔬菜的原汁原味，又能带来健康益处。

一般三口之家一周应该采购 4.5~7 千克的水果。选择新鲜应季的水果，变换种类购买。在家中或工作单位，把水果放在容易看到和方便拿到的地方，以便随时可以吃到。水果清洗干净后，能带皮吃的尽量选择带皮吃，也可以将水果切好加入酸奶中，作为饭前饭后的零食。

水果中的糖类包括果糖、葡萄糖和蔗糖。含糖量高（15% 以上）的水果有枣、椰肉、香蕉等鲜果，含糖量低的水果有草莓、柠檬、杨梅、桃等。

如何巧烹饪、锁营养

（徐维盛）

# 8. 为什么要把蔬菜分成 **深色和浅色**

蔬菜按其可食用部位和结构的不同，分为根茎类、叶菜类、瓜茄类、鲜豆类、花芽类和菌藻类；还可以根据其颜色的不同，分为深色蔬菜和浅色蔬菜。一般深色蔬菜中 β - 胡萝卜素、维生素 $B_2$ 和维生素 C 的含量较高，而且含有更多的植物化学物。每餐蔬菜中都应该至少有 1/2 的深色蔬菜，这样才能保证摄入更加丰富、更加充足的营养素。《中国居民膳食指南（2022）》推荐餐餐有蔬菜，保证每天摄入不少于 300 克的新鲜蔬菜，深色蔬菜应占 1/2。

**专家说**

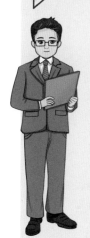

新鲜蔬菜中含有丰富的维生素 C、β - 胡萝卜素、叶酸、钾等营养素，同时也含有维生素 $B_1$、维生素 $B_2$、维生素 E、镁、钙、铁等多种微量营养素和植物化学物。蔬菜中膳食纤维的含量一般在 2% 左右，其含量高低与蔬菜的采摘季节、加工方法、食用部位及品种有关。

研究表明，增加蔬菜摄入总量及十字花科蔬菜和绿色叶菜摄入量可降低肺癌的发病风险。蔬菜摄入总量增加，可使糖尿病发病风险呈下降倾向，其中绿色叶菜使糖尿病发病风险有降低趋势，黄色蔬菜可使糖尿病的发病风险降低 38%。

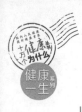

植物化学物在预防慢性病方面发挥了重要的作用，因此被当作保健食品的功效成分广为应用。食物中已知的植物化学物一般包括酚类、萜类、含硫化合物、植物多糖等。酚类化合物（包括类黄酮）在柑橘类、苹果、梨、红葡萄、樱桃、黑莓、桃、杏等水果和胡萝卜、芹菜、西红柿、菠菜、洋葱、西蓝花、莴苣、黄瓜等蔬菜中含量较高。萜类化合物主要在柑橘类水果（特别是果皮精油）中含量丰富。植物多糖按其来源分为香菇多糖、银耳多糖、甘薯多糖、枸杞多糖等，菌藻类中含量较多。

植物化学物具有多种生理功能，主要表现在抗氧化、抗炎、调节免疫力等几个方面，因此，植物化学物具有保护人体健康和预防心血管疾病、癌症等慢性病的作用。

（徐维盛）

# 9. 为什么水果和蔬菜

# 不能互相替换

虽然蔬菜和水果在营养成分和健康效应方面有很多相似之处，但蔬菜和水果属于不同种类的食物，营养价值和风味各有特点，并且蔬菜大多需要经过烹调才能食用，水果一般生吃，二者提供的营养素也有所不同，因此水果和蔬菜不能互相替换。

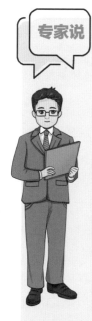

**专家说**

蔬菜品种远多于水果，每类蔬菜各有其营养特点。油菜、菠菜、西蓝花等嫩茎、叶、花菜类蔬菜富含 β-胡萝卜素、维生素 C、维生素 $B_2$、矿物质。在蔬菜代谢旺盛的叶、花、茎内，维生素 C 的含量丰富。甘蓝、菜花、卷心菜等十字花科蔬菜富含异硫氰酸盐等植物化学物；洋葱、大蒜、韭菜等葱蒜类蔬菜含有丰富的含硫化合物和一定量的黄酮类化合物、皂苷类化合物；口蘑、香菇、木耳等菌类蔬菜含有蛋白质、多糖、维生素 D 的前体麦角固醇等，紫菜、海带等藻类富含碘。不同种类蔬菜营养特点不同，而且蔬菜（尤其是深色蔬菜）中的维生素、矿物质、膳食纤维和植物化学物的含量高于水果，因此水果不能代替蔬菜。

新鲜水果水分含量充足，一般在 85%~90%，也是维生素 C、钾、镁和膳食纤维的良好食物来源。一般来说，水果中碳水化合物含量较蔬菜高，在 5%~30%；果酸、枸橼酸、苹果酸、酒石酸等有机酸含量比蔬菜丰富，能刺激人体消化腺分泌，有利于食物消化，同时有机酸对维生素 C 的稳定性有保护作用。一些水果含有丰富的膳食纤维，尤其是可溶性膳食纤维果胶，可促进肠道蠕动。水果中的游离糖、有机酸、芳香物质比新鲜蔬菜多，果糖含量高，且水果食用前一般不需要加热，其营养成分不受烹调因素的影响，故蔬菜也不能代替水果。

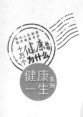
在膳食中，水果可以补充蔬菜摄入不足。蔬菜水果都有良好的口感和风味，可以让人类享受食物的丰富多彩。

（徐维盛）

# 10. 为什么果汁
# 不能替代新鲜水果

关键词

果汁　新鲜水果　营养损失

果汁是水果经过去皮、切碎、压榨、过滤之后获得的水果汁液。果汁不能替代新鲜水果的原因主要体现在以下几个方面：首先，在榨汁过程中，空气中的氧气会将水果富含的维生素C氧化破坏，进而降低了新鲜水果所特有的营养价值；其次，在去皮及过滤等工序中，水果果皮及果肉中可溶性和不溶性的膳食纤维会被损失掉，而这些膳食纤维对人体有很大的益处；最后，新鲜水果中的植物化学物如胡萝卜素、叶黄素、花青素、叶绿素等对我们的身体健康也有积极的作用，榨汁过程中这些物质会有所损失。与果汁相比，新鲜水果中的碳水化合物被人体吸收的速度较慢，这样对血糖的影响较小，即新鲜水果的血糖生成指数更低一些。以上比较主要针对的是鲜榨果汁与新鲜水果。市场上的一些果汁饮料大都是由浓缩果汁加水调配得来的，其营养价值还不如鲜榨果汁。此外，为了满足消费者对于口感的要求，果汁饮料里往往会额外添加一些糖、甜味剂、防腐剂和着色剂等。综上，果汁的营养价值远远不如新鲜水果，在日常生活中不能替代新鲜水果。

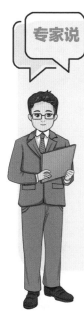

与果汁相比，新鲜水果中的维生素C、膳食纤维、植物化学物和矿物质的含量更高，营养素密度也更高。因此，建议在日常生活中优选新鲜水果。当然，在不能进食新鲜水果的特殊情况下，可以选择鲜榨果汁或浓缩果汁，尽量不要选择市场上调制的果汁饮料。另外，选择水果的时候尽量选择应季新鲜水果，选择要多样化。糖尿病患者应选择血糖生成指数较低的水果，少食多餐。

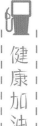

健康加油站

血糖生成指数（glycemic index，GI）是指某种食物升高血糖效应与葡萄糖升高血糖效应的比值，是反映食物引起人体血糖升高程度的指标，反映人体进食后机体血糖生成的应答状况。一般GI>70的食物为高GI食物，GI在55~70的食物为中GI食物，GI<55的食物为低GI食物。高GI食物进入胃肠后消化快，吸收完全，葡萄糖迅速进入血液；相反，低GI食物在胃肠内停留时间长，葡萄糖释放缓慢，进入血液后峰值低，下降速度慢。

（吕晨艳）

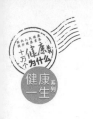

# 11. 为什么要**多吃蘑菇、木耳等**菌藻类食物

　　菌藻类食物实际上是蔬菜的一种，包含食用菌（香菇、平菇、金针菇、银耳和木耳等）和藻类（海带、紫菜、发菜、海苔、海白菜等）两大类。干燥的菌藻类食物蛋白质含量较高，且氨基酸组成比较均衡，如蘑菇、香菇、紫菜、发菜等。多吃菌藻类食物能更好地补充植物蛋白。同时，菌藻类食物脂肪含量很低，碳水化合物尤其是植物多糖含量高，有研究表明，这些植物多糖可帮助促进新陈代谢、增强机体免疫功能、防止便秘等。

　　此外，菌藻类食物中丰富的 B 族维生素可以调节新陈代谢，对身体发育有很大帮助；维生素 D 和维生素 A 分别对骨骼健康和视力发育有重要作用；对于矿物质，菌藻类食物黑木耳、紫菜中铁含量非常丰富，香菇、黑木耳中含有丰富的锌，蘑菇中还含有较多的硒，海带、紫菜等含有较多的碘。菌藻类食物中皂苷、萜类化合物含量也较高，对降低血脂有很好的作用，可以保护中老年人心血管健康。总的来说，菌藻类食物营养价值高，味道鲜美，建议多吃。

　　菌藻类食物中含特有的植物蛋白、多糖、膳食纤维、矿物质和维生素，多食菌藻类食物有利于身体健康。选择菌藻类食物时，要遵循食物多样的原则，选用多种食用菌和藻类食物。此外，老年人多吃菌藻类食物对心脑血管有保护作用，而对于咀嚼和吞咽能力下降的老年人来说，应尽量将菌藻类食物切碎，以便于吞咽和消化吸收。

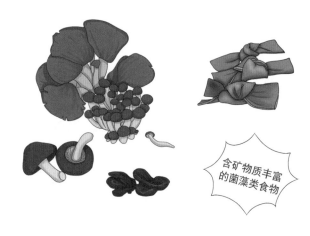

含矿物质丰富的菌藻类食物

（吕晨艳）

关键词

动物性食物　优质蛋白质　矿物质

# 12. 为什么有
# **动物性食物**的说法

植物性食物和动物性食物在营养素种类和含量上差异比较明显，动物性食物可以提供很多植物性食物无法提供或者含量较低的营养素。鱼、禽、蛋、瘦肉和奶类均属于动物性食物，富含优质蛋白质、脂类、B 族维生素和多种脂溶性维生素以及钙、铁、锌等矿物质。

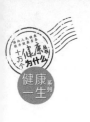

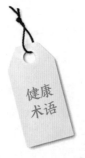

**优质蛋白质**

优质蛋白质是指食物中含有的蛋白质氨基酸模式接近人体蛋白质的组成，容易被人体吸收利用，如来源于蛋、奶、肉、鱼以及大豆中的蛋白质都是优质蛋白质。

动物性食物中蛋白质含量较高，是蛋白质的良好来源。一般认为鸡蛋中的蛋白质几乎能全部被人体消化吸收和利用，为天然食物中最理想的优质蛋白质。各种肉类和奶类的蛋白质消化吸收率也很高，一般可达 85%~90%。不同动物性食物所含的脂类物质不完全一样，畜肉的脂肪含量依其肥瘦有很大的差异，其组成以饱和脂肪酸为主，而水产品和蛋类的脂肪主要为不饱和脂肪酸，其组成优于畜类脂肪。此外，肉类是铁和磷的良好来源，蛋类也含有丰富的铁和磷，水产品富含钙、磷、锌等，奶类中主要含有钙、磷等。值得一提的是，动物性食物均含有丰富的维生素，尤其动物肝脏是多种维生素的丰富来源，鱼类是 B 族维生素的良好来源，蛋类中的维生素主要集中在蛋黄，有维生素 A、维生素 D、维生素 $B_1$、维生素 $B_2$ 等。

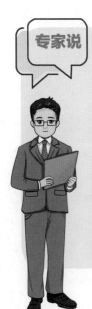

**专家说**

动物性食物富含优质蛋白质，吸收利用率高，但是有些畜肉含有较多的饱和脂肪酸和胆固醇，摄入过多可能会增加肥胖和心血管疾病的发病风险，摄入量要适当。目前我国居民膳食摄入畜肉较多，而禽类、鱼类较少，需要在膳食中调整比例，建议鱼、禽、蛋类和瘦肉摄入要适量，平均每天 120~200 克，相当于每周吃鱼 2 次或 300~500 克、鸡蛋 300~350 克、畜禽肉类 300~500 克。

（吕晨艳）

# 13. 为什么要
## 常吃鱼虾等水产品

水产品种类丰富，包括鱼类、虾类、蟹类、贝类等。水产品不仅味道鲜美，而且富含优质蛋白质、脂类、维生素和矿物质。首先，鱼虾类水产品的蛋白质含量在 15%~22%，且蛋白质的氨基酸组成更接近人体的组成，消化吸收利用率高，尤其对于婴幼儿和老年人来说更易被消化吸收。水产品尤其是贝类还富含牛磺酸，又称氨基乙磺酸，是可以促进胎儿和婴儿大脑发育、防止动脉粥样硬化、维持血压、保护视力的有益物质。其次，鱼虾等水产品脂肪含量与肉类相比较低，并且主要是由 20~24 碳的长链不饱和脂肪酸，尤其是 ω-3 脂肪酸（二十碳五烯酸和二十二碳六烯酸）组成。有研究发现，二十碳五烯酸（eicosapentaenoic acid，EPA）对预防动脉粥样硬化、冠心病十分有效；二十二碳六烯酸（docosahexenoic acid，DHA）俗称"脑黄金"，是大脑发育和成长的重要组成物质之一，对提高学习、记忆能力有很大帮助。鱼类的脂肪含量与季节、年龄、摄食饲料有很大关系，淡水鱼和深海鱼都是不饱和脂肪酸的良好来源。

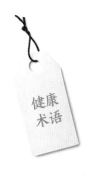

关键词

健康术语

水产品　蛋白质　不饱和脂肪酸

**ω-3 脂肪酸**

ω-3 脂肪酸通常是由 20~24 个碳原子组成的不饱和脂肪酸，第一个双键位于该脂肪酸 ω 端起的第三个碳原子处的脂肪酸称为 ω-3 脂肪酸。通常包括 α-亚麻酸、EPA 和 DHA，常见于坚果、植物种子和深海鱼类中。

水产品中维生素 A、维生素 D、维生素 E 含量均高于畜肉，是人体获取维生素 A 和维生素 D 的重要来源。水产品中各种矿物质含量丰富，钙、硒等元素的含量明显高于畜肉，适量摄入水产品可以满足人体对这些矿物质元素的需要。

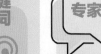

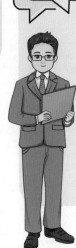

　　水产品不仅营养丰富，而且水分含量高，脂肪较少，肉质细嫩，对于消化系统不健全的婴幼儿和老年人来说，是非常容易消化吸收的。有研究发现，适度摄入鱼类可以降低心血管疾病和缺血性脑卒中的发病风险，并可延缓老年认知退化进程，预防痴呆的发生。建议每周吃鱼 2 次。然而，需要注意的是，过多摄入水产品可能增加痛风的发生风险，痛风患者需要严格控制水产品的摄入量。

（吕晨艳）

## 14. 为什么要

# 常吃大豆及豆制品

大豆富含优质蛋白质、必需脂肪酸和大豆异黄酮等多种有益健康的植物化学物，是膳食中重要的食物。多吃大豆及豆制品可以降低女性绝经后骨质疏松、乳腺癌等发病风险。

**关键词**

**大豆及豆制品　优质蛋白质　大豆异黄酮**

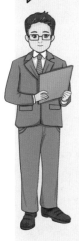

专家说

《中国居民膳食指南（2022）》推荐成年人平均每天吃大豆和坚果 25~35 克。

大豆包括黄豆、青豆和黑豆。我国大豆制品有上百种，通常分为非发酵豆制品和发酵豆制品两类。豆浆、豆腐、豆腐干、豆腐丝、豆腐脑、豆腐皮、香干等食物都属于非发酵豆制品，腐乳、豆豉、豆瓣酱等属于发酵豆制品。豆制品发酵后蛋白质部分分解，较易消化吸收，某些营养素含量也有所增加，如微生物在发酵过程中合成的维生素 $B_{12}$。

豆腐是一般家庭和餐馆的常见菜肴，可凉拌也可以热炒。一般一块 300 克左右的豆腐，正好可以为一个三口之家做成一盘菜肴。每周可以轮换食用豆腐、豆腐干、豆腐丝等豆制品，如早餐安排豆腐脑和豆浆，或者午餐、晚餐使用豆腐、豆腐丝、豆腐干等做菜，既变换口味，又能满足营养需求。家中也可以将泡发的大豆与饭一起烹饪，提高蛋白质的利用率。家庭自制豆芽和豆浆也是豆制品不错的食用方法，大豆制成豆芽后，除了含有原营养素外，还含有较多的维生素 C。当新鲜蔬菜缺乏时，豆芽可以作为维生素 C 的良好食物来源。

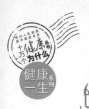

　　大豆含有丰富的蛋白质、不饱和脂肪酸、钙、钾和维生素 E。大豆中蛋白质含量为 22%~37%，必需氨基酸的组成和比例与动物蛋白相似，而且富含谷类蛋白质缺乏的赖氨酸，是与谷类蛋白质互补的天然理想食品。大豆中脂肪含量为 15%~20%，其中不饱和脂肪酸约占 85%，必需脂肪酸——亚油酸含量高达 50%，且消化率高，还含有较多磷脂。大豆中碳水化合物含量为 30%~37%，其中膳食纤维的含量接近一半。大豆含有丰富的钾，每 100 克大豆可食部含 1 200~1 500 毫克钾，还含有多种有益健康的成分，如大豆异黄酮、植物固醇、大豆皂苷等。值得注意的是，大豆中的棉籽糖和水苏糖等低聚糖成分在肠道细菌的作用下发酵产生气体，可引起腹胀，而且大豆中植酸含量较高，会影响铁和锌等矿物质的生物利用。

（徐维盛）

二

# 食物放大镜

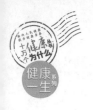

# 15. 什么是**微量营养素**

微量营养素是指人体需要量和体内含量相对较少的一类营养素，每日需要量以毫克或微克计，主要指矿物质和维生素。

**专家说**

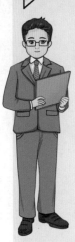

　　一般情况下，我们把人体需要的营养素分为宏量营养素和微量营养素。宏量营养素包括蛋白质、脂肪和碳水化合物，属于在体内代谢过程中能够产生能量的营养素，因此也称为产能营养素。它们属于人体的必需营养素，但摄入过量又可能导致机体能量存储过多，增加某些慢性病的发生风险。微量营养素也是人体的必需营养素，但其人体需要量和体内含量相对较少，主要指矿物质和维生素。

　　维生素并不构成机体成分，也不提供能量，但通过其自身或进一步的体内代谢产物，参与机体众多代谢或细胞调节过程。维生素包括脂溶性维生素和水溶性维生素两大类，一般不能在体内合成，必须由食物提供，但脂溶性维生素中维生素 D 和维生素 K 是少有的例外。维生素 D 可由存在于皮肤内的 7- 脱氢胆固醇经过日光中紫外线照射而合成，而且是比膳食更为重要的来源，因此维生素 D 又常常被看作激素类物质。维生素 K 的某些成分可以在健康肠道微生态环境中通过肠道菌群合成，此类维生素 K 可部分满足机体维生素 K 的需要。

根据溶解性，维生素分为脂溶性维生素和水溶性维生素两大类。脂溶性维生素可溶于脂肪和脂溶剂，不溶于水，需要随脂肪经淋巴系统吸收，吸收后除参与代谢外，不能从尿中排出，极少量可随胆汁排出，可在体内有较大储备。膳食中缺乏此类维生素时，机体短期内不会出现缺乏的表现；长期过量摄入可造成大量蓄积而引起中毒。脂溶性维生素包括维生素 A、维生素 D、维生素 E 和维生素 K，其膳食来源一般为油脂和脂类丰富的食物。

水溶性维生素溶于水，不溶于脂肪及脂溶剂，其化学组成除碳、氢、氧元素外，还有氮、硫、钴等元素。在满足机体需要后，多余的水溶性维生素由尿排出，在体内仅有少量储存，如缺乏症状出现较快，毒性很小。水溶性维生素包括维生素 $B_1$（又称"硫胺素"）、维生素 $B_2$（又称"核黄素"）、维生素 $B_6$（吡哆醇、吡哆醛、吡哆胺）、维生素 $B_{12}$（又称"氰钴胺素"）、维生素 C（又称"抗坏血酸"）、烟酸（又称"抗癞皮病因子、维生素 PP"）、叶酸、泛酸、生物素等。

（徐维盛）

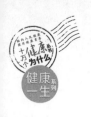

# 16. **矿物质**都有哪些

矿物质包括常量元素和微量元素两类。常量元素包括钙、磷、钾、钠、镁、氯、硫等。人体必需的微量元素包括碘、铁、锌、硒、铜、钼、铬、钴8种；人体可能必需的微量元素包括锰、硅、镍、硼、钒5种；具有潜在毒性，但在低剂量时，对人体可能具有必需功能的元素，包括氟、铅、镉、汞、砷、铝、锂、锡。

**专家说**

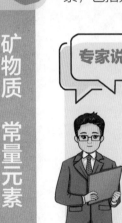

矿物质是人体必需的一类微量营养素，包括常量元素和微量元素。常量元素是指人体内含量大于体重0.01%的矿物质，按照在人体内含量多少排序，依次为钙、磷、钾、钠、硫、氯和镁。常量元素是人体组成的必需元素，几乎遍及身体各个部位，发挥着多种多样的作用。主要生理功能包括：①构成机体组织的重要组分，如骨骼和牙齿中的钙、磷、镁，蛋白质中的硫、磷等；②在细胞外液中与蛋白质一起调节细胞膜通透性，控制水分流动，维持正常渗透压和酸碱平衡；③维持神经和肌肉的正常兴奋性，如钾、钠、钙、镁等离子。

必需微量元素是人体中存在数量极少的某些化学元素，甚至仅有痕量，但却是人体内的生理活性物质，是人体有机结构中的必需成分，且必须通过食物摄入，当从饮食中摄入的量减少到某一低限值时，将导致某一种或某些重要生理功能的损伤。人体必需微量元素的主要生理功能包括：①酶和维生素必需的活性因子，如呼吸酶含有铁和铜，维生素 $B_{12}$ 含有钴；②构成某些激素或参与激素的作用，如甲状腺激素含有碘，胰岛素含有锌；③参与基因的调控和核酸代谢，如锌是调节基因启动因子的金属 - 结合转录子和金属反应元件主要成分，能正向或负向调节多种基因，核酸代谢需要铬、锰、铜、锌等微量元素；④还有一些特殊的生理功能，如含铁的血红蛋白可携带和运送氧到组织，锌指蛋白的发现证实了锌的结构功能。

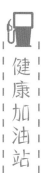

**（1）钙：** 足月新生儿体内含钙 24~30 克，成年时约 1 200 克。人体内约 99.3% 的钙存储于骨骼和牙齿中。不到 1% 的钙存在于软组织（7 克，0.6%）、血浆（0.35 克，0.03%）和细胞外液（0.7 克，0.06%）中。

**（2）铁：** 正常人体每千克标准体重内铁含量为 30~40 毫克，其中约 2/3 是功能性铁，其余以存储性铁存在。功能性铁包括血红蛋白铁、肌红蛋白铁、血红素酶类（细胞色素、细胞色素氧化酶、过氧化物酶等）、辅助因子和运输铁。大多数功能性铁是以血红素蛋白质的形式存在。

**（3）锌：** 锌分布于人体大部分组织、器官、体液中，约 60% 存在于肌肉，30% 存在于骨骼。成年男子体内锌总量约为 2.5 克，成年女子总量约为 1.5 克，95%以上的锌存在于细胞中，60%~80% 存在于细胞液中。

（徐维盛）

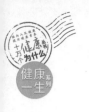

# 17. 为什么铁锅炒菜

# 不能补铁

关键词

铁锅炒菜的确能增加菜肴中的含铁量，但通过铁锅得到的铁属于非血红素铁，人体吸收率极低，仅为2%，根本不能起到补铁作用。此外，普通铁锅容易生锈，不但影响烹饪效果，而且人体吸收过多氧化铁（铁锈）会对肝脏造成危害。因此，用铁锅炒菜前一定要将铁锅的内壁清洗干净并擦干，以免生锈。

铁锅 膳食铁 血红素铁

**专家说**

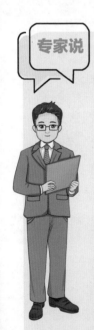

膳食铁分为血红素铁和非血红素铁两种。铁吸收主要在小肠，小肠黏膜上皮细胞对血红素铁的吸收率远高于非血红素铁。膳食中铁的吸收率差异很大，从小于1%到大于50%，与机体铁营养状况、生理病理改变、膳食中铁的含量及存在形式，以及膳食中影响铁吸收的食物成分都有密切关系。

血红素铁主要来自肉和禽的血红蛋白和肌红蛋白，其吸收率受膳食因素影响较少。当膳食中有肉时，铁的吸收率平均为25%。但膳食中过多的钙可降低血红素铁的吸收。体内铁储量可影响血红素铁的吸收，铁缺乏时，血红素铁吸收率可高达40%。

非血红素铁主要存在于植物性食物和奶制品中，占膳食铁的绝大部分。非血红素铁在吸收前，必须与结合的有机物分离，如与蛋白质、氨基酸和有机酸等分离，而且须先被还原成二价铁才能被吸收，因此受膳食因素影响较大。膳食中抑制非血红素铁吸收的物质有植酸、多酚、钙等，促进非血红素铁吸收的因子有维生素C、肉、鱼、海产品和有机酸等。

目前评价人体铁营养状态常用的检测指标包括血清铁蛋白、运铁蛋白饱和度、原卟啉、运铁蛋白受体、血红蛋白、平均红细胞容量和血细胞分布宽度、网织红细胞血红蛋白含量等。

儿童青少年如何预防贫血

（徐维盛）

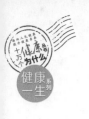

# 18. 为什么
# 补钙不能只吃钙片

关键词

补钙　钙片　维生素D

钙是人体中重要的必需元素，但只是单纯吃钙片，不注意饮食营养、合理运动等健康生活方式的培养，是没有办法达到补钙效果的。补钙不只是简单地吃钙片，还要做好食物搭配，从食物中摄取充足的钙，适当增加户外运动，养成健康的生活方式，这样才能真正达到补钙的健康效果。

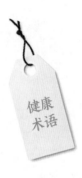

健康术语

**乳碱综合征**

乳碱综合征（milk-alkali syndrome，MAS）是高钙血症或伴有代谢性碱中毒和肾功能不全的综合征，最早发现于给予大剂量碳酸氢钠、磷酸钙和奶治疗消化性溃疡之后出现的副作用。大量钙摄入导致血钙升高，进而引起呕吐和尿钠排出增多，后者引起血容量降低并进一步导致高血钙恶化，增加远端肾小管对碱的重吸收，从而增加血碱浓度。

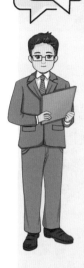

钙缺乏症主要表现为骨钙营养不良。生长期儿童需要较多的钙，长期缺钙则导致骨骼钙化不良，生长迟缓，新骨结构异常，严重者出现骨骼变形，甚至患佝偻病。成人缺钙可导致骨质疏松。骨质疏松受遗传及多种环境因素，如身体活动、膳食、吸烟，甚至精神心理因素的影响，缺钙是引起骨质疏松的重要因素之一。婴幼儿、孕妇和乳母等钙需要量大的人群应摄入或补充足量的钙与维生素 D。

补钙的几点误区：①补钙就要多吃钙片。随着钙强化食品的增多和钙补充剂的使用越来越普遍，钙过量的问题逐渐增加。钙摄入过量的主要不良后果包括：高钙血症，高钙尿症，血管及软组织钙化，肾结石，乳碱综合征，干扰铁、锌等金属离子的吸收以及便秘等。②补钙就能治骨质疏松。只要吃钙片就能预防和治疗骨质疏松，这是一种错误的想法。骨质疏松是人体衰老引起的一种代谢性疾病，患骨质疏松后再补钙，只能部分延缓而不能从根本上逆转骨质疏松的趋势。③食物补钙就要多吃。喝骨头汤、吃虾皮、喝豆浆等食物补钙其实效果有限，骨头汤和豆浆中的钙含量都非常低，虾皮中钙含量虽然比较高，但钠含量也很高，过多摄入容易引起高血压等慢性病。

（徐维盛）

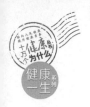

# 19. 为什么**喝奶**可以**促进骨骼健康**

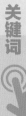

足月新生儿体内含钙 24~30 克，成年时约 1 200 克。人体内约 99.3% 的钙储存于骨骼和牙齿中，是构成骨骼和牙齿的主要成分。奶类品种繁多，是膳食钙和优质蛋白质的重要来源。因此，每天充足的奶制品摄入可以促进骨骼健康。

**专家说**

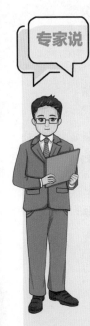

大量研究证明，牛奶及其制品可增加儿童青少年骨密度。儿童青少年应吃各种各样的奶制品，摄入量相当于每天 300 毫升以上的液态奶。常见奶有牛奶、羊奶、马奶等，其中以牛奶的消费量最大。鲜奶加工后可以制成各种各样的奶制品，市场上常见的有液态奶、奶粉、酸奶、奶酪和炼乳等。与液态奶相比，酸奶、奶酪、奶粉有不同风味，又有不同蛋白质浓度，可以多品尝，促进饮食多样性。但是应该注意，乳饮料不属于奶制品。奶制品按照与鲜奶的蛋白质比折算，100 克鲜牛奶等价于 100 克酸奶、12.5 克奶粉、10 克干奶酪。儿童应该从小养成饮用牛奶，早餐吃奶酪、喝酸奶等习惯，增加钙、优质蛋白质和微量营养素的来源。

达到每天相当于 300 毫升液态奶摄入量，实际并不难。以钙含量为基准，约 1 盒（袋）半 200 毫升的纯牛奶，约 3 盒（袋）100 克的酸奶，约 3 片奶酪（每片约 16.6 克）、约 1 包半奶粉（1 小包约 25 克），都相当于 300 毫升液态奶。例如，早餐饮用 1 杯约 200~250 毫升的牛奶，午饭加 1 杯 100~125 克的酸奶就可以满足奶制品摄入量。对于儿童来说，早餐可以食用奶酪 2~3 片，课间再饮用一瓶牛奶或酸奶。食堂可以考虑在午餐提供酸奶、液态奶等，并宣传和鼓励就餐者选择奶类等食物。运输不便的地区，可以选择更易存储的奶粉、奶酪。超重和肥胖者可以选择饮用脱脂奶或低脂奶。

健康云课堂

乳糖不耐受，如何合理
食用乳制品

（徐维盛）

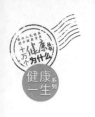

# 20. 为什么**膳食纤维**对健康非常重要

膳食纤维因来源不同，化学组成和产生的生理效应差异较大。膳食纤维的共性是不能被小肠酶分解利用，具有较低能量值，而且在肠道菌的作用下发酵可产生短链脂肪酸，促进益生菌等发挥广泛的健康作用。因此，膳食纤维对健康非常重要。

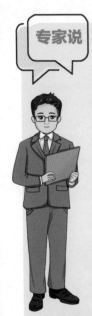

**专家说**

膳食纤维种类多样，结构复杂，其基本化学组成取决于各个单糖分子的构成。单糖组合和构成不同，膳食纤维的理化性质也不同。膳食纤维的持水性和增稠性可增加食糜在胃肠道的体积，引起饱腹感，增加人体肠道食物残渣的体积，加速排便，缩短直肠内有害化学物存留时间。可溶性膳食纤维均具有良好的黏性和凝胶性，也更易被肠道内的细菌发酵分解并协助其他食物成分的消化吸收。在胃肠道中，这些膳食纤维可降低胃排空率，延缓和减少葡萄糖、胆汁酸和胆固醇等物质的吸收。

膳食纤维可以在多方面影响肠道功能，如缓解便秘、促进益生菌生长、发展和维持肠道免疫。此外，膳食纤维还具有调节血糖和预防 2 型糖尿病、增加饱腹感和调节体重、预防脂代谢紊乱、预防某些癌症、增加或影响矿物质吸收等作用。膳食纤维摄入量过少，容易引起便秘和肠道功能紊乱；摄入过多，容易产生胃肠充盈和不舒服的感觉。

全谷物、豆类、水果、蔬菜及马铃薯是膳食纤维的主要来源，坚果和种子中膳食纤维的含量也很高。我国成年人膳食纤维的特定建议值（specific proposed levels，SPL）即适宜摄入量（adequate intake，AI）为每天 25~30 克。

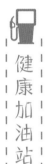

健康加油站

膳食纤维是植物一部分不被人体消化的一大类糖类物质，对人体有显著的健康益处。自然界中有上千种膳食纤维。从膳食来源角度分析，膳食纤维可分为三大类：一类是天然存在于植物中的基本组成部分，完整的碳水化合物聚合物；第二类是通过物理、化学、酶的方法从植物中提取获得的碳水化合物的聚合物；第三类是合成的碳水化合物聚合物。

（徐维盛）

# 21. 为什么要**足量饮水**

水是人体最重要的组成部分，在维持体液平衡、参与机体新陈代谢、调节体温以及润滑器官和关节等方面都起着必不可少的作用。水的摄入和排出维持着动态平衡，饮水过多或过少都会影响机体的水合状态，不利于机体健康。人体应足量饮水，以维护适宜的水合状态和正常的生理功能。

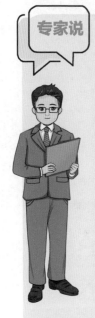

**专家说**

机体对水的需要量受年龄、性别、身体活动水平、膳食结构和环境等多种因素的影响。一般情况下，水在体内维持动态平衡状态，即摄入的水分与排出的水分大体相等，约为 2 500 毫升。水的摄入量和排出量决定着机体的水合状态：如果摄入的水分与排出的水分大体相等，机体处于水平衡状态，即正常水合状态；当摄入水分过少，或者水分丢失过多时，机体处于脱水状态；当摄入水分过多时，机体处于过水合状态，严重者可能引起水中毒。水分摄入过少或摄入过多导致机体处于脱水或水中毒状态，均会对健康产生不利影响。

目前有充足的证据表明，饮水不足会降低机体的认知能力，增加肾脏及泌尿系统感染的发生风险，增加饮水量和排尿量可能降低尿路结石、便秘和肥胖的发生风险。因此，应做到每天足量、主动喝水，少量多次，推荐喝白水或淡茶水，少喝或不喝含糖饮料，不用饮料代替白水。

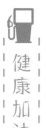

摄入水分过少或水分丢失过多会引起缺水，使机体处于脱水状态。可根据体重变化、血浆渗透压、尿液指标、唾液渗透压、泪液渗透压等判断机体的水合状态。其中比较敏感的指标是尿液渗透压和尿比重，但需要用专门的仪器测定，不适于日常生活中自行检测。简单易行的办法是根据口渴次数、排尿次数、尿液量和颜色来判断机体的水合状态。需要注意的是，出现口渴是身体已经明显缺水的信号，因此，应主动喝水，避免出现口渴现象。

（徐维盛）

# 22. 如何科学饮水

温和气候条件下，一般低身体活动水平的居民每天可喝 7~8 杯水，不应等到口渴再喝水，应主动饮水，少量多次，可以在一天的任意时间，每次 1 杯，每杯约 200 毫升，可早晚各饮 1 杯，其他时间每 1~2 小时喝 1 杯水。成年人饮用白水或淡茶水，儿童不喝含糖饮料。

**专家说**

体内水的主要来源包括饮水和食物中的水。一般情况下，我国居民通过饮水获得的水量约占总水量的 50%，通过食物获得的水量占总水量的 40%。在温

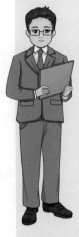

和气候条件下，低身体活动水平成年男性每天总水适宜摄入量为 3 000 毫升，每天饮用水的适宜摄入量为 1 700 毫升，从食物中获得水量为 1 300 毫升；女性每天总水适宜摄入量为 2 700 毫升，每天饮用水的适宜摄入量为 1 500 毫升，从食物中获得水量为 1 200 毫升。

不同年龄、不同性别人群水的适宜摄入量不同。孕妇因孕期羊水以及胎儿，水分需要量增多。孕妇每天总水适宜摄入量为 3 000 毫升，乳母每天总水适宜摄入量为 3 800 毫升。不同环境下，如高温、高湿、寒冷、高海拔等特殊环境，机体对水分的需求也会发生改变，需要及时补充水分甚至电解质。进行身体活动时，要注意身体活动前、中、后水分的摄入，可分别喝水 100~200 毫升，以保持良好的水合状态。当身体活动强度较大、时间较长时，需要根据机体排汗量等补充水分，并酌情补充电解质。

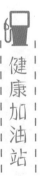

白水是指自来水、经过滤净化处理的直饮水、煮沸的白开水、桶装水以及包装饮用纯净水、天然矿泉水、天然泉水等各种类型饮用水。白水廉价易得，安全卫生，不增加能量，不用担心"添加糖"带来的健康风险。建议首选白水，成年人也可以选择喝茶水，用白水和淡茶水代替含糖饮料。

目前我国饮料市场上超过半数的饮料都是含糖饮料。含糖饮料的主要成分是水和添加糖，营养价值、营养素密度低。过多摄入含糖饮料可增加龋齿、超重、肥胖、2 型糖尿病、血脂异常的发病风险。日常不应把饮料当作水分的主要来源，不用饮料代替白水。可以在水中加入 1~2 片新鲜的柠檬片，3~4 片食用薄荷叶等增加水的色彩和味道，也可以自制绿豆汤、酸梅汤等传统饮品，但需要注意制作过程中不要额外添加糖。

（徐维盛）

# 三

# 食物刻度尺

# 23. 为什么**不提倡**"低碳"饮食

"低碳"饮食，也就是常提到的生酮饮食（ketogenic diet，KD）。生酮饮食是一种以高脂肪、适量蛋白质和极低碳水化合物为主的饮食，能让机体处于酮体作为主要能量来源的状态。生酮饮食特殊的膳食结构使脂肪摄入增加，碳水化合物减少，微量营养素、膳食纤维等成分被限制，可能导致营养摄入不均衡，从而引起多种不良反应。如果没有专业人员指导，长期应用会对身体造成损害，严重者甚至导致死亡。因此，该饮食需要专业人员的指导，不提倡普通人盲目减肥选择"低碳"饮食。

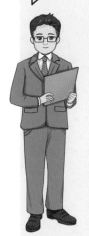

生酮饮食模仿机体的一种"饥饿模式"，碳水化合物受限后，机体消耗糖原及脂肪供能，脂肪酸经过一系列复杂的生化反应，生成酮体，成为机体的替代燃料。生酮饮食最初作为治疗癫痫的方法应用于临床，随着研究的深入，其应用逐渐扩展到更多疾病治疗领域，例如2型糖尿病、肥胖、多囊卵巢综合征等代谢相关疾病，以及阿尔茨海默病、肿瘤等。

然而，生酮饮食特殊的膳食结构会导致一些不良反应，常见的胃肠道反应包括便秘、呕吐等。由于葡萄糖

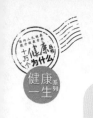

供能减少，部分患者在起始生酮饮食阶段会出现心慌、饥饿感等类似低血糖症状。临床应用生酮饮食期间，需评估患者状况并密切随访，最大限度避免或减少相关不良反应。同时，未来仍需更多长期临床试验及研究评估生酮饮食的安全性及对各类疾病的长期影响。

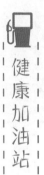

健康加油站

　　生酮饮食要求每天摄入碳水化合物的比例在供能比的 25% 以下，这种情况下，身体会自动切换到生酮的状态，利用体内的脂肪和食物中的脂肪来供应能量，这种办法能够让严重肥胖的人快速瘦下去。碳水化合物的主要成分是淀粉来源的葡萄糖，葡萄糖的供能效率比脂肪产生的酮体更高（脂肪产生酮体也需要额外的能量付出）。大脑每一天都需要消耗巨量的能量，葡萄糖供能效率比较高，身体已经长期适应了由葡萄糖供能的模式，突然转移到供能效率较低的脂肪或酮体的模式，可能出现一些不适应的情况，比如焦虑、反应迟钝、思维有阻滞感等。

（徐维盛）

# 24. 为什么提倡
## 每天吃 50~100 克薯类食物

薯类属于粗粮的一种，芋头、山药、木薯、马铃薯、红薯等是常见的薯类食物。从组成上看，薯类主要由碳水化合物（包括膳食纤维）组成，其碳水化合物可以用来提供能量，有主食的特性。薯类含有丰富的纤维素、半纤维素和果胶等膳食纤维，对促进肠道蠕动、预防便秘都有积极的作用。因此，适当吃薯类是必要的。此外，薯类还含有大多数粮食中不含有的维生素 C，如马铃薯、红薯，这些薯类食物维生素 C 含量高于大多数的根茎、鲜豆和瓜茄类蔬菜。B 族维生素（如叶酸）和维生素 A 原（β- 胡萝卜素）也是薯类食物中重要的营养成分，对儿童青少年、老年人的神经系统、视觉等具有很大的帮助。同时，薯类食物中还富含钙、镁、铁、锌等人体所需的营养素。所以，每天要适量吃薯类食物。然而，薯类食物摄入太多也会增加肠胃的负担，出现腹胀等消化不良的情况。尤其是对于肠道疾病患者，薯类食物摄入过多可能会引起梗阻、炎症等不良反应。

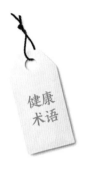

关键词

薯类　膳食纤维　营养价值

健康术语

**维生素 A 原**

维生素 A 原是指具有与维生素 A 类似的 β- 紫罗兰酮环结构，在体内可以转变为维生素 A 的营养物质。许多维生素 A 原来源于胡萝卜、番茄、绿叶蔬菜和玉米等植物性食物中的类胡萝卜素，如 α- 胡萝卜素、β- 胡萝卜素、γ- 胡萝卜素、隐黄素、叶黄素等。其中 β- 胡萝卜素在体内的转化效率最高。

关键词

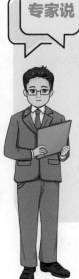

牛奶　蛋白质　钙

**专家说**

　　薯类既是粮食，又是蔬菜，但是薯类含大量淀粉，其能量远超过普通蔬菜，正因为这一点，建议把薯类当主食吃，用薯类代替粮食提供能量，这样有助于预防能量过剩和肥胖。当然，摄入薯类也要注意适量，吃多了容易胀气，会导致肠胃不舒服。此外，薯类的烹饪方法也很重要，最好采用蒸、煮、烤的方式，尽量少用油炸的方式。

（吕晨艳）

# 25. 每天**喝多少奶**合适

　　奶及奶制品是钙的最佳来源，也是优质蛋白质的良好来源。从婴儿到老年人，每天都需要喝适量的奶来补充钙和蛋白质。出生后最初 6 个月建议纯母乳喂养，随后应采取持续母乳喂养并添加适当的补充食品的方式进行喂养，直至 2 岁或更长。7~9 月龄婴儿需每天保持 600 毫升以上的奶量，10~12 月龄婴儿应保持每天 600 毫升的奶量，13~24 月龄的婴幼儿奶量应维持在每天约 500 毫升。不能母乳喂养或母乳不足时，建议补充合适的配方奶，13 月龄以上可逐渐引入少量鲜牛奶、酸奶、奶酪。

　　2~5 岁的学龄前儿童应每天摄入 350~500 毫升奶或相当量的奶制

品。6~17岁儿童青少年每天要保证300毫升奶及奶制品的摄入。成年人每天也需要摄入300毫升奶或相当量的奶制品。对于老年人，随着年龄的增长骨量减少逐渐增加，日常膳食中需要注意补充足量的奶及奶制品。需要注意的是，牛奶中有一部分蛋白质是酪蛋白，婴幼儿消化功能不健全、老年人消化能力下降会导致其消化吸收率较低。大量饮用牛奶会造成肚子胀气、没有食欲等，所以每天也不能喝太多的牛奶。

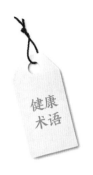

健康术语

**乳糖不耐受**

乳糖不耐受也叫乳糖不耐受症，是由于体内乳糖酶活性低或乳糖酶缺乏，导致喝奶后奶中的乳糖进入肠道后吸收不良，未被消化的乳糖进入结肠被细菌发酵生成氢气和二氧化碳等，产生的大量气体会引起腹胀，未被完全消化的乳糖及细菌发酵的产物会引起肠道内渗透压升高，从而引起腹泻症状。

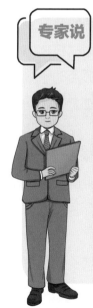

**专家说**

牛奶是食物中优质蛋白质的良好来源，其含有的丰富的钙也有利于儿童、青少年骨骼和牙齿的发育。同时，牛奶中有合适的钙磷比，有助于促进钙的吸收。冷藏的巴氏杀菌奶、超高温灭菌奶、酸奶、天然低钠的奶酪都比较适合食用。除了蛋白质和钙，牛奶中还有大量乳糖，建议乳糖不耐受人群喝一些酸奶或吃一些奶酪。市场上有一些乳饮料蛋白质含量极低，添加糖含量很高，营养价值不高，因此不建议孩子和老年人选用。

（吕晨艳）

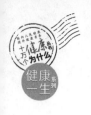

# 26. 为什么提倡**每天一个**<br>**鸡蛋**且**不弃蛋黄**

蛋类包括鸡蛋、鸭蛋、鹅蛋和鹌鹑蛋，营养价值都很高。我们日常生活中经常食用的是鸡蛋。鸡蛋的蛋白质含量可以达到 13% 左右，主要存在于蛋清中。鸡蛋所含蛋白质的氨基酸组成与人体所需的氨基酸组成类似，在人体中的吸收利用率很高。因此，鸡蛋是膳食中优质蛋白质的重要来源。此外，鸡蛋中还有丰富的脂肪、维生素和矿物质，主要集中于蛋黄。蛋黄中的脂肪以油酸为主，磷脂含量也比较高。这些脂类对于神经发育、促进心脑血管功能等都有很大帮助。蛋黄中的维生素种类十分齐全：脂溶性维生素如维生素 A、维生素 D、维生素 E 和维生素 K，水溶性维生素如烟酸、叶酸、泛酸等几乎都在蛋黄中，蛋清中含量甚少。鸡蛋也是矿物质的良好来源，钙、磷、铁等几乎都存在于蛋黄中，这些矿物质是构成机体内各种酶、激素的重要成分，对于维护机体正常代谢及生命活动十分重要。有人说"蛋黄中胆固醇含量高，吃多了会引起高脂血症，吃鸡蛋要丢掉蛋黄。"其实这种做法不可取。如果丢弃蛋黄，在减少膳食胆固醇摄入的同时也丢掉了很多重要的营养物质。有研究表明，每天摄入一个鸡蛋与心脑血管疾病的发病无关。人体中的胆固醇由内源性胆固醇和外源性胆固醇两部分组成，通过食物摄入的胆固醇仅占体内合成胆固醇的 1/7~1/3。也就是说，健康成人每天摄入一个鸡蛋（包括鸡蛋黄）不会对血脂产生显著影响。所以，吃鸡蛋时不要丢弃蛋黄。

鸡蛋营养素种类齐全、价值高，是膳食中蛋白质、维生素 A 和矿物质的良好来源，建议每天一个鸡蛋，不弃蛋黄。对于不爱吃蛋黄、觉得蛋黄很干难以下咽的儿童来说，可以将鸡蛋做成炒蛋、蛋羹、蛋汤等。此外，对于有心脑血管疾病史的人来说，蛋黄的摄入应适量，需要在膳食中控制饱和脂肪酸和胆固醇的摄入。

（吕晨艳）

# 27. 为什么**肉不是**吃得**越多越好**

肉及肉制品是我们日常生活中必不可少的食物。肉类可提供人体所需要的蛋白质、脂溶性维生素、矿物质等，适量食用肉类可以给身体提供丰富的营养。然而，肉类摄入过量也会给身体带来负担和危害。首先，摄入过多的肉类会引起消化不良、食欲减退，影响谷薯类、蔬菜水果类食物的摄入，进而引起营养不均衡；其次，肉类中蛋白质含量高，摄入过多会产生大量含氮代谢产物，进而增加肾脏负担；同时，肉类除了含有较多的优质蛋白质外，还含有大量饱和脂肪酸和胆固醇，二者摄入过多会引起肥胖、血流减慢，增加心脏和血管的负担，增加慢性病的发病风险。因此，建议适量食用肉类。同时，建议在日常膳食中红肉（猪肉、羊肉、牛肉）和白肉（鱼、禽肉）交替食用。目前我国居民畜肉摄入量过高，鱼、禽肉摄入量相对过低。红肉中脂肪含量高，主要是饱和脂肪酸，红肉中血红素铁含量也高，是膳食中最主要的铁来源。白肉中脂肪含量较低，主要是不饱和脂肪酸。红肉和白肉交替食用有助于营养均衡。

**专家说**

成人每周畜禽肉和水产品摄入总量不能超过 1.1 千克。可以将肉类食物分散在每天的各餐中，避免一次性大量食用，最好餐餐有肉。在制作肉类食物时，可以将大块的肉类食材分成小块后再烹饪，比如切丝、切丁等。要尽量避免食用加工肉制品，因为其中含有大量的钠，长期摄入高钠食物一方面会引起高血压，另一方面会增加肾脏负担。在外就餐时，点餐做到荤素搭配，清淡为主，可以用鱼和豆类食物代替部分畜禽肉类食物。

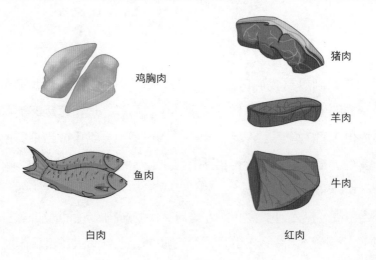

鸡胸肉

猪肉

羊肉

鱼肉

牛肉

白肉

红肉

（吕晨艳）

# 28. 为什么
# 需要摄入脂肪

脂肪是人体的重要组成部分，也是膳食中必不可少的。脂肪可以帮助人体保持体温和贮存能量，脂肪中的磷脂和固醇等也是形成新组织和修补旧组织、调节代谢、合成激素不可缺少的物质。脂肪是膳食中产能最高的营养素，是人体能量的重要来源。1克脂肪可以提供 9 千卡的能量，是碳水化合物的 2.25 倍。此外，脂肪通常由甘油三酯和类脂组成，甘油三酯是由甘油和脂肪酸构成的复合产物，脂肪酸又分为饱和脂肪酸和不饱和脂肪酸。其中不饱和脂肪酸中的亚油酸和 α - 亚麻酸是人体必需的脂肪酸，人体不能合成，必须从食物中摄取。膳食中的烹调油、坚果类食物、肉蛋奶等是必需脂肪酸的主要来源。同时，脂溶性维生素如维生素 A、维生素 D、维生素 E、维生素 K 主要存在于脂肪含量高的食物中。脂肪摄入不足可能导致脂溶性维生素的缺乏，进而引发暗适应能力下降、皮肤粗糙、骨质疏松、凝血异常及抵抗力下降等情况。

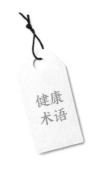

关键词

健康术语

**必需脂肪酸**

必需脂肪酸指人体不能合成，必须由食物供应的脂肪酸，如亚油酸和 α - 亚麻酸。机体缺乏必需脂肪酸，会影响免疫力、伤口愈合、视力、脑功能和心血管健康。

脂肪 必需脂肪酸 能量

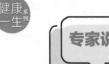

**专家说**

脂肪是膳食中的必需品,《中国居民膳食指南(2022)》建议健康成人每天烹调油摄入量为 25~30 克。推荐清淡饮食,烹饪过程中选择少油的烹调方法,如蒸、煮、炖、快炒等,少吃动物油、肥肉等饱和脂肪酸含量高的食物,饱和脂肪酸的摄入量应控制在总脂肪摄入量的 10% 以下。反式脂肪酸每天的摄入量不应超过 2 克。

(吕晨艳)

# 29. 每天应摄入多少烹调油

烹调油是人体必需脂肪酸和维生素 E 的重要来源,有助于脂溶性维生素的吸收和利用,但摄入过多也会诱发肥胖、高脂血症、心脑血管疾病等慢性病,因此,把握好烹调油的摄入量非常关键。不同年龄段的人群需要摄入的烹调油量有所差异。推荐 6~12 月龄婴儿每天烹调油摄入量在 0~10 克;13~24 月龄婴幼儿每天烹调油摄入量在 5~15 克;2~3 岁儿童每天烹调油摄入量在 15~20 克;4~10 岁儿童每天烹调油摄入量在 20~25 克;11 岁及以上人群每天烹调油摄入量在 25~30 克。我们经常以家庭为单位购买烹调油,那么可以根据每人每天的烹调油摄入量 25~30 克,以及家庭人口数量估算出家庭一个月的烹调油用量。此外,如果家庭成员经常外出就餐或订外卖食物，还需要考虑在外就餐的食用油量，但是这部分很难得到准确的量，建议在外就餐时选择偏清淡的食物，避免烹调油摄入过量。

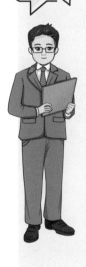

**专家说**

《中国居民营养与慢性病状况报告（2020年）》显示，我国人均每日烹调油摄入量为43.2克，远高于每日烹调油的摄入限量。因此，我们在日常生活中需要控制烹调油的用量，建议使用带刻度的油壶控制油的用量。不同的烹饪方法用油量也不同，多选择蒸、煮、炖、焖、凉拌等方式，可减少烹调油用量，逐渐培养清淡饮食的习惯。不同烹调油的脂肪酸组成差异很大。与动物油相比，植物油的饱和脂肪酸含量较低，而不饱和脂肪酸含量较高，是日常烹调油的较好选择。购买植物油时应经常更换品种，使食用油种类多样化，这样更有助于脂肪酸摄入的平衡。

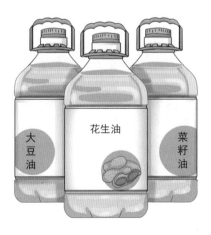

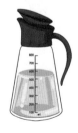

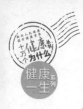

健康云课堂

*如何量入为出，精准控油*

（吕晨艳）

# 30. 为什么食用油要
# 换着吃

关键词

食用油　脂肪酸　多样化

所谓食用油换着吃，是指不同类别的食用油要常换，这样才能保证我们摄入不一样的脂肪酸。因为每一种油所含的营养物质是有侧重的，动物油含饱和脂肪酸比较多，植物油则富含不饱和脂肪酸，不同油类脂肪酸的组成、胆固醇含量和维生素组成也不尽相同，而且很多是人体不能合成、必须从外界摄取的，所以，经常调换食用油种类能使脂肪酸的摄入种类多样化，营养成分更加平衡。换油，不是简单地更换油的品种，而是选择不同的脂肪酸类型，将油酸、亚油酸、亚麻酸等含量不同的油脂搭配使用。富含亚油酸的油有大豆油、菜籽油、玉米油、核桃油，富含油酸的油有橄榄油、茶油，富含 α- 亚麻酸的油有亚麻籽油、紫苏油、核桃油。

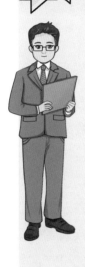

在家中可以根据不同的食材、烹调方式选择不同的食用油。植物油种类丰富，每种油脂所含的脂肪酸也不同，例如：亚麻籽油富含 α - 亚麻酸，属于必需脂肪酸，也是二十碳五烯酸（EPA）和二十二碳六烯酸（DHA）的前体物质，有助于大脑和视网膜的发育。但亚麻籽油容易氧化变质，故需低温、避光保存。花生油富含维生素 E，耐热性好，适合做一般炒菜；葵花籽油的脂肪酸组成和大豆油类似，以亚油酸为主，人体消化吸收率较高，除了适合煎、炒、烹、炸外，还可以用来烘焙。猪油、牛油、奶油等动物油虽吃起来香，但其中往往含有大量的饱和脂肪酸，且含有较多的胆固醇，摄入过多会引起肥胖和心脑血管疾病等，不建议过多食用。

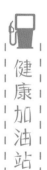

健康加油站

EPA 具有降血脂的作用，DHA 是大脑细胞形成、发育及发挥功能不可缺少的物质基础，二者都是 ω-3 脂肪酸，即脂肪酸分子上第一个不饱和键位于甲基端的第 3 个碳原子上。EPA 含有 5 个不饱和双键，DHA 含有 6 个不饱和双键。EPA 和 DHA 主要来源于深海鱼类。

（吕晨艳）

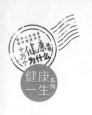

# 31. 为什么**强调**要**减少盐的摄入**

　　食盐是烹饪食物过程中最主要的调味品之一。食盐的主要成分是氯化钠，1 克食盐中含有 400 毫克钠。在所有心血管疾病的膳食风险因素中，高钠摄入排在第一位。《中国居民营养与慢性病状况报告（2020 年）》显示，我国居民膳食中 78% 的钠摄入来源于烹调盐，每日人均盐的摄入量是 9.3 克，远高于食盐摄入的限量 5 克。对不同类型人群进行的研究发现，过多的盐摄入是导致我国居民高血压、脑卒中、胃癌等疾病高发的重要因素。减少盐的摄入实际上主要是限制钠的摄入。有充足的研究证据证明，长期高钠饮食会增加高血压的发病风险，而降低钠的摄入量则可以有效降低血压。因此，我们在日常生活中应该少吃盐及高盐食物以减少钠的摄入。同时，膳食钠的来源除了烹调盐，还有隐形盐，如酱油、咸菜、腐乳、味精等，也应该将这部分盐折算入每天总盐的摄入量中。

　　高血压是以体循环动脉血压（收缩压和 / 或舒张压）升高为主要特征的心血管疾病。慢性高血压影响着全球 11.3 亿人。食盐摄入过多是引起高血压的重要因素。长期处于血压高的状态会损害心脏、大脑、肾脏等，最终引起脑出血、心力衰竭、肾衰竭等，严重者威胁生命。因此，建议在日常生活中减少食盐的摄入，预防高血压。

（吕晨艳）

# 32. 如何在**日常饮食**中**减少盐**的摄入

关键词

减盐　钠

日常饮食中减少盐的摄入是预防心血管疾病的关键手段之一。以下做法可以逐步减少盐的摄入量：

（1）烹调中加食盐时，使用有计量单位的容器，如盐勺。注意控制盐的摄入量，每日 5 克以下。

（2）减少用盐量，使用天然调味品。做菜时可以用葱、姜、蒜、胡椒、大料、花椒、辣椒、柠檬等天然调味品进行调味，即使少放盐也可使菜肴很香。当使用酱油、豆瓣酱、甜面酱、蚝油等本身含盐量较高的调味料时，要少放盐或不放盐。

（3）做菜晚放盐。炒菜时如果晚些放盐，或者开始少放些盐、起锅前用少量酱油增味，盐分尚未深入食品内部，但舌头上依然能感觉到食物表面的咸味，就可以在同样的咸度下减少盐的用量。

（4）多食用新鲜蔬菜，感受食物本身的味道。目前市场上的新鲜蔬菜四季均有，不受时令限制，应尽可能多食用。烹饪番茄、芹菜、茼蒿、洋葱等原本香味较重的蔬菜，可以少放一些盐，这些食物也可以作为调味料增加风味。少吃含盐多的食品，减少咸肉、腊肉、咸鱼、咸菜和罐头等传统腌制食品的食用量。

（5）不喝有咸味的汤。咸味汤是膳食中盐的一大来源。

（6）关注预包装食品的含盐量。食用预包装食品时，要注意查看食品营养标签，了解含盐量。

（7）时刻记得低盐饮食。在外就餐时，可以告知服务人员制作菜肴时尽量少加盐，不要口味太重。

从小培养清淡饮食的习惯，少吃高盐食品，成人每人每天摄入食盐不超过 5 克。注意减少摄入隐形盐含量高的食物，如挂面、面包、饼干、腌制肉等。高血压人群尤其应注意控制膳食中钠的摄入量。

（吕晨艳）

# 33. 为什么要**控制**食物中的**隐形盐**

我们所说的"减盐"实际上是"减钠"，钠摄入过多会使血压升高，还会导致血管狭窄、损伤血管内皮细胞，也会给肾脏造成负担，导致钙离子流失，引起骨质疏松、肾脏疾病等多种疾病。

隐形盐就是我们用舌头品尝不出来的钠，有些食物吃起来似乎和盐没有关系，实际上是高钠食物，食用这些食物时其实摄入了大量的隐形盐。①蜜饯：蜜饯入口酸甜却是高盐食物，18 克话梅的钠含量为 1 147 毫克，相当于 2.8 克盐；②奶酪：奶酪在制作过程中需要涂抹盐进行"腌制"，但是由于奶酪中的甜味非常浓郁，咸味被掩盖住了；③面包、饼干：100克原味切片面包中的钠含量在200毫克以上，含盐量在0.5克以上，也属于高盐食品，苏打饼干中加入了碳酸氢钠，导致了钠含量较高；④挂面：大部分挂面中会额外添加盐以增加韧度，100克挂面的钠含量约为900毫克，相当于2.25克盐，目前市面上也有一些低钠面，在购买时可以注意；⑤调味品：酱油、豆瓣酱、辣椒酱、鸡精、蚝油等调味品是含盐量高的"大户"，100克豆瓣酱相当于15克食用盐，100克酱油相当于15~20克食用盐，日常添加这些调味品时一定要慎重。

**专家说**　日常生活中应养成清淡少盐的饮食习惯，减少盐的摄入。同时需要关注食物中的隐形盐，在选购食物的时候多注意看食品营养标签，上面会有盐和钠的含量信息。一般而言，对于钠超过30% NRV（营养素参考值）的加工食品要少购少吃。

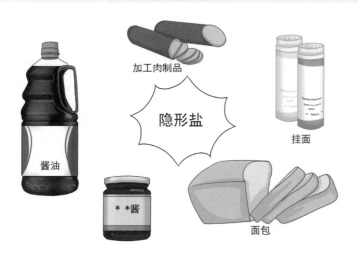

加工肉制品

隐形盐

挂面

酱油

**酱

面包

（吕晨艳）

四

# 食物烹饪术

# 34. 为什么
# 米不能反复淘洗

关键词

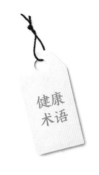

健康术语

粮谷类食物是人体 B 族维生素的重要膳食来源，B 族维生素是人体必需的营养素，通常以辅酶的形式参与人体的各种生理活动，缺乏会引起脚气病、癞皮病、口腔炎症等疾病。米饭是我国居民餐桌上最重要的主食之一，一些人在淘米过程中用力揉搓、反复淘洗以确保下锅的米没有杂质。殊不知，这一过程损耗了大量的 B 族维生素。米粒外表面的糊粉层中含有丰富的 B 族维生素、矿物质和膳食纤维等，这些营养物质尤其是 B 族维生素很容易溶于水。在反复用水淘洗的过程中，米粒表面的 B 族维生素会随着淘米水被弃掉，造成米粒中 B 族维生素含量的减少。实际上，在超市购买的大米制品都已经去除了灰尘和沙子，我国国家标准中要求 100 克优质大米中无机杂质的含量不得高于 0.02 克，这相当于 1 粒米的重量。也就是说，我们从超市、粮油店购买的大米已经没什么杂质了，烹饪米饭过程中不需要反复淘洗。

**糊粉层**

糊粉层介于谷粒的谷皮和胚乳之间，富含蛋白质、脂类、膳食纤维、矿物质和 B 族维生素，营养价值很高。但是，糊粉层经常在谷物精加工过程中和谷皮一起被除去。

米  膳食纤维  B 族维生素

关键词

加碱　B族维生素

**专家说**

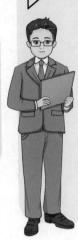

有实验表明，大米经过 2~3 次淘洗，无机盐损失 15% 左右，蛋白质损失 10% 以上，维生素 $B_1$ 损失 30%~60%，维生素 $B_2$ 和烟酸损失近 25%。我们在淘米的时候只需要轻柔地淘洗 1~2 次，冲干净米上的尘埃即可。米粒中的 B 族维生素非常容易溶于水，还特别怕高温，因此淘米时应选择冷水，并避免用流水淘洗。烹饪过程中避免长时间保温加热，不要加碱，避免捞蒸米饭的烹饪方法。在超市选购米的时候，建议多选择保留了谷皮、糊粉层和谷胚等天然部分的全谷物。

（吕晨艳）

# 35. 为什么煮粥炒菜
# 不要加碱

　　米面和蔬菜有一个共同的特点就是喜酸怕碱。很多人在煮粥的时候会加一些碱，这样可以使粥熟得快些，口感更软糯些。但从营养学角度看，这样做是不科学的。食用碱可以增加蛋白质和水之间的作用而增加蛋白质的溶解性，也可以使淀粉微粒散开（这是加碱煮的粥口感更黏稠的原因）。然而，煮粥所用的五谷杂豆除了可提供碳水化合物、蛋白质和矿物质，还含有丰富的维生素 $B_1$、维生素 $B_2$、叶酸、维生素 C，而这些维生素都非常怕碱，在碱性条件下加热，基本上会把粥里的维生素都破坏了。研究发现，煮粥加碱会使粥中 75% 以上的维生素 $B_1$ 被损失掉。此外，我们通常会在熬粥的时候加一些粗粮，目的是增加膳食纤维的摄入，减慢消化的速度，使餐后血糖升得慢一点。然而，加碱后，粥中淀粉的糊化程度会升高，基本和白米粥差不多，这样也就失去了吃粗粮的意义。炒菜过程也有类似情况，蔬菜中有丰富的维生素 C 和植物化学物，在炒菜过程中加碱，也会将维生素 C 和植物化学物破坏掉。

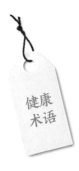

**餐后血糖**

早、中、晚餐后 2 小时测定的血糖。餐后血糖代表葡萄糖负荷后的血糖水平，一般通过早餐后 2 小时血糖测定。餐后血糖是早期诊断糖尿病的重要指标，对预防糖尿病大血管和微血管并发症的发生也有重要提示作用。餐后 2 小时血糖通常小于 7.8mmol/L。当餐后 2 小时血糖为 7.8~11.1mmol/L 时，可以诊断为糖尿病前期。

在煮粥时，可以多加一些杂豆、全谷物等做成杂豆粥、杂粮粥等，一方面可以保证 B 族维生素和膳食纤维的摄入，另一方面可以减慢餐后血糖的升高速度。不建议在煮粥炒菜的时候加入碱，尽量保留食物的天然味道和营养。如果偏爱软糯的口感，可以加入一勺糯米或加一些麦片等来增加粥的软糯口感。

（吕晨艳）

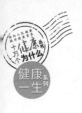
# 36. 为什么**烹调方法**
## 能影响蔬菜的**营养**

蔬菜中含有丰富的维生素 C、叶酸、类胡萝卜素、钾等营养素。不同的烹调方法对蔬菜的营养有很大的影响，蔬菜中的营养素很容易随水分流失或者被高温加热破坏。

（1）在蔬菜煮制过程中，大量的维生素 C 会流失到煮菜的汤水中，而沸水的温度也会加速维生素的破坏和损失。西蓝花、菠菜和生菜煮沸后维生素 C 可能损失多达 50% 及以上。

（2）凉拌是营养素保留率最高的烹调方式，但是随着放置时间的延长，营养素如维生素等也会发生损失。同时，凉拌的蔬菜一定要注意低温保存，避免食品安全事件发生。

（3）通常情况下，炒是一种健康的烹调方式，短时间不加水烹调可以防止 B 族维生素的流失，油脂的适当添加可以促进植物化学物和脂溶性维生素的吸收。比如炒胡萝卜中 β - 胡萝卜素的吸收率远高于生胡萝卜中的吸收率。然而，炒制会显著减少西蓝花和白菜等的维生素 C 含量。

（4）蒸是保存营养的最佳烹调方法之一，能够很大程度减少对温度和水敏感的水溶性维生素的损失。蒸西蓝花、菠菜和生菜会将其维生素 C 含量降低 9%~15%。

（5）较短的烹调时间可以有效减少食物暴露在高温的时间，因此可以保留食物中的营养成分。在微波过程中，绿色蔬菜中的维生素

C 只损失 20%~30%，损失相对较少。

（6）煎炸是对蔬菜中营养成分破坏最大的烹调方式。高温的煎炸会破坏蔬菜中大量的维生素 C 和植物化学物等。

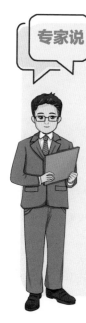

**专家说**

蔬菜是日常膳食中维生素、矿物质和膳食纤维的重要来源。在蔬菜烹调过程中，建议多选用蒸、快炒等方法，少用水煮、煎、炸等方法，以最大限度保留蔬菜中的营养素。此外，蔬菜中含有植酸、草酸等物质，这些物质会影响矿物质的吸收，在食用前可以采用漂烫的方法，去除大部分的植酸和草酸。需要注意的是，蔬菜破损后极易受到细菌的污染，进而使亚硝酸盐含量增加。因此，叶菜类应尽量现吃现做，避免隔夜存放。

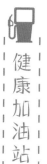

健康加油站

漂烫是对食物进行热处理的方法，用来防止食物腐败变质。将蔬菜清洗或切块后在一定的温度下保持一段时间，通常是热水中放置 1~2 分钟，一方面可以除去蔬菜中的植酸和草酸，另一方面可以灭活一些酶类，以延长蔬菜类食物的贮存期。

（吕晨艳）

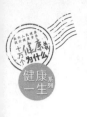

# 37. 为什么要**少用煎炸**的烹调方式

关键词

煎炸　营养损失　有害物质

食物用油煎炸后，色香味变得更加诱人，但是从营养和食品安全的角度来看，不宜过多采用煎炸的方法。

煎炸的油温通常在 150~300 摄氏度，在这样的高温下，大部分营养素会被破坏：维生素 C 几乎完全损失，维生素 $B_2$ 和烟酸损失大半，油脂中的必需脂肪酸大量损失，蛋白质的消化吸收率也大大下降。

除了营养素损失之外，食物经过高温油炸后，会产生一些危害人体健康的物质。食用油在高温作用下产生的油烟中含有苯并芘类物质，这是一种具有致癌作用的物质，易导致肺癌、胃癌等，油炸食物在浓烟环境中很容易被苯并芘污染。含淀粉量高的食品，如土豆，经过煎炸高温处理后，容易产生丙烯酰胺，这也是一种致癌物，具有神经毒性。富含蛋白质的食物在高温煎炸过程中会形成杂环胺类物质，具有致突变性和致癌性，尤其出现在烧焦的肉类中。

同时，油本身经过长期高温反复煎炸后，颜色变深，黏度增加，产生饱和脂肪酸和反式脂肪酸，长期食用可能增加肥胖、心脏病、糖尿病等慢性病的发病风险。煎炸的食物通常油脂含量比较高，属于高能量密度/低营养质量指数的食物，长期食用容易引起超重和肥胖。

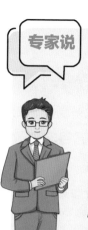

**专家说**

科学地烹饪食物非常关键。《中国居民膳食指南（2022）》中指出，日常生活中要会烹会选，学会选择和搭配食物，学习健康烹调方法。不同类型的食物都有其对应的烹调方法，比如叶菜类可以采用漂烫的方法，根茎类食物、肉类食物可以采用炖煮的方法。总的来说，建议在日常膳食中多采用蒸制、煮制和急火快炒等烹调方法，少用煎炸的方式，这样一方面可以留住烹调食物的营养，另一方面还可以保证食物的安全性。

（吕晨艳）

# 38. 在外就餐时应
# 如何点菜

随着社会经济的发展，人们在外就餐的情况越来越多。为了保持均衡健康的饮食，我们在外就餐时应该注意：

（1）**选择低油、低盐、低糖的菜肴**：少点带"煎、炸、酥、脆、肥、煸"等的菜式，尽量选择蒸、炖、煮、凉拌、焖等方式烹饪的菜肴。另外，腌制类或久炖的菜品也要少吃，如腊肉、腊肠、火腿、

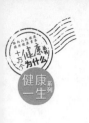

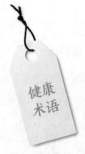

**深色蔬菜**

深色蔬菜是指深绿色、红色、黄色、紫色（含黑色）蔬菜。通常指以深绿色为主的菠菜、西蓝花等，以红色为主的番茄、红甜椒等，以黄色为主的胡萝卜等，以紫色为主的紫甘蓝等蔬菜。深色蔬菜的营养价值一般优于浅色蔬菜。

炖猪蹄等。同时，在点菜时可要求少放油、盐和糖。

**（2）主食不能少，粗细搭配：**谷薯类是人体所需能量的主要来源，五谷杂粮可代替精米、白面作为主食。很多餐馆都会有的"五谷丰登"，以蒸、煮为主要做法，膳食纤维丰富，有利于胃肠道的蠕动，并且可以增加饱腹感，避免吃太多肉菜。

**（3）多选择蔬菜类菜肴：**在外就餐时应做到荤素搭配，素菜中深色蔬菜应超过一半。同时，要注意少点经油炸的蔬菜，如地三鲜、过油茄子、干煸豆角等。

**（4）肉类菜肴优选优质蛋白：**肉类菜可选择禽类、鱼、虾等脂肪含量较低的白肉，如白切鸡、白灼虾、清蒸鱼等，都是不错的选择。

**（5）少喝或不喝含糖饮料和酒精饮品：**大部分饮料含糖量较高，尽量选择白水、茶水、豆浆、鲜奶、鲜榨果汁等代替含糖饮料。酒精是纯能量食物，酒精饮品热量高，尽量不点，若必须饮酒，应避免空腹饮酒，在饮酒前吃一些主食，并注意控制饮酒总量。未成年人不得喝酒和含酒精的饮料。

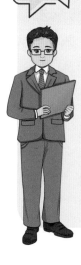

**专家说**

平衡膳食是我们无论在家庭膳食还是在外就餐过程中都需要遵循的法则。在外就餐时，要尽量做到食物多样，合理搭配，这也是《中国居民膳食指南（2022）》中的核心推荐之一。在外就餐时，我们往往会过多地选择肉类食物，造成能量摄入过多。在点菜时，需要考虑到能量、油、盐和糖的摄入，同时考虑五大类食物的均衡搭配，尽可能选择谷薯类为主食，选择深色蔬菜以及含优质蛋白质的肉类菜肴，避开油炸、腌制的食物。

（吕晨艳）

关键词

外卖 食物搭配 油 盐

# 39. **点外卖**
## 如何注意食物搭配

随着生活节奏的加快，点外卖成为省时省力的一种就餐方式。因此，点外卖时合理地搭配食物就显得尤为重要。

**（1）学会挑选主食，优选全谷物：** 人们点外卖时对主食常会两极分化，要么忽视主食，造成主食摄入偏少，要么只吃主食，如面条、炒饭、炒饼，或者搭配由高淀粉食物做成的饭菜，如炖粉条、炒

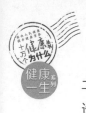

土豆丝，种类比较单一，而且大多是精白米面。在点外卖时，应尽量选择含有全谷物的主食，包括杂粮或杂豆。

（2）**注意荤素搭配，均衡饮食：** 点外卖务必要考虑到营养均衡，注意不同餐次菜肴种类和食物的调换，尽可能包括谷薯类、蔬菜水果类、动物性食物、奶类和大豆类，尤其要注意搭配水果和奶。

（3）**选择低油、低盐的餐食，提出少油、少盐的健康诉求：** 在选择外卖时，可通过菜名来推测菜品的油盐情况，"蒸、炖、煮"的菜品一般比"煎、炸、煸"的菜品清淡些，或者可以通过备注等形式向餐厅提出少盐、少油、少糖等健康诉求。

（4）**控制甜饮料的摄入频次和量：** 选择外卖饮品时，应尽可能不选择含糖饮料，可选择酸奶、新鲜的水果或蔬菜榨汁制品。

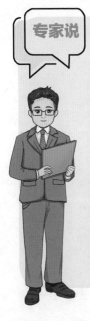

**专家说**

食物多样是平衡膳食模式的基础，合理搭配则是平衡膳食的保障。在点外卖时，需要考虑到五大类食物的搭配，不同餐次选择时要避免重复，尽可能多地选择不同的食物。平均每天摄入 12 种以上食物，每周 25 种以上。点外卖时，可以根据自己已经摄入的食物种类进行查漏补缺，补齐一天或一周所需要的食物种类。此外，通常商家为了追求满足一般顾客口味而过多使用油、盐等，因此，在点外卖时应尽量选择油、盐用量少的食物。

（吕晨艳）

# 第二章

# 端好每日餐盘

一

# 母婴健康
# 营养是基石

# 1. 为什么**孕期饮食**不合理会影响**母胎健康**

胎儿在母体子宫内生活，完全依赖母体通过胎盘供应氧气、水分和各种必需的营养物质，以维持自身的正常生长发育，可以说胎儿的营养实际上是由孕妇的营养决定的。因此，均衡合理的营养是母胎健康的基本保障，孕期不合理饮食将影响母胎近期和远期的健康。

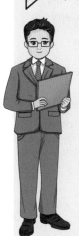

孕期蛋白质-能量摄入不足直接影响胎儿的体格及神经系统发育，可导致子代身长和体重降低，脑组织重量降低、脑细胞数量减少以及脑组织中各种酶的含量及活性降低，对刺激的反应性、学习能力等异常。蛋白质-能量摄入不足出现得越早，持续时间越长，后果越严重，包括引起一些不可逆的异常改变。

孕期蛋白质-能量过剩同样会影响母胎健康。孕期体重增长过多不仅增加分娩巨大胎儿，妊娠期并发症，如妊娠期糖尿病、血脂异常等发生风险，而且是产后体重滞留的重要原因。此外，易导致产后泌乳启动延迟、肥胖、产后抑郁和后续发生 2 型糖尿病及心血管疾病的风险增加。

孕期也需要合理补充微量营养素。孕妇对碘的需要量显著增加，碘缺乏可导致母体和胎儿甲状腺激素合成不足，使胎儿脑细胞数量减少，体积减小，导致胎儿大脑发育落后、智力低下、反应迟钝，严重者导致克汀病。孕期铁缺乏会使母亲贫血发生率增加，母体抵抗力下降，增加感染的概率，增加胎儿早产、低出生体重及宫内生长受限等不良妊娠结局风险。除碘、铁外，饮食中叶酸、硒、锌、钙、B 族维生素及其他微量营养素的合理摄入同样重要。

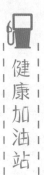

母体营养对胎盘的结构和功能也有一定影响。妊娠足月胎盘呈圆形或椭圆形，重 450~650 克。母体血液循环提供的葡萄糖 30%~40% 被胎盘自身所利用。当母体营养供应不足时，胎盘优先满足自身需要，之后才给胎儿提供营养。当母体营养供应缺乏时，胎盘的大小、重量、形态将受到影响，进而影响胎盘功能及胎儿健康。

（刘燕萍　张玉萍）

# 2. **孕妇**应该 如何调整**饮食**

　　孕期主要的营养问题有能量摄入过多和/或微量营养素摄入不合理，使得孕妇出现孕期体重增长过多、铁缺乏、碘缺乏、维生素 A 缺乏等情况，增加妊娠期糖尿病、妊娠高血压、血脂异常、巨大胎儿、早产等并发症和不良妊娠结局风险，影响母婴的近期和远期健康。平衡膳食可以解决孕期营养问题，满足营养需要，意味着需要为孕妇创造一个良好的家庭饮食环境，围绕新生命的到来作出一些饮食上的改变。

**专家说**

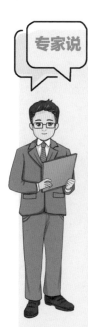

　　（1）**根据孕期营养需要选择合适的食物**：孕期妇女膳食指南强调，孕期需常吃含铁丰富的食物，选用碘盐，合理补充叶酸和维生素 D；孕吐严重者，可少量多餐，保证摄入含必需量碳水化合物的食物；孕中、晚期适量增加奶、鱼、禽、蛋、瘦肉的摄入；禁烟酒，保持健康的生活方式。在家庭饮食中，应有意识地在选择新鲜多样食材的基础上采用简单的烹调方式，保证食物清淡，全面均衡补充营养，还应合理调配一日三餐能量需要量，正确加餐，保证孕早、中、晚期适宜的体重增长。

　　（2）**更加注重食品质量和安全**：不新鲜的蔬菜水果水溶性维生素保留率低；鱼禽肉蛋类可能存在寄生虫、

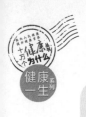

微生物污染，尽量煮熟再吃；避免过度烹饪、反复加热；烧烤、熏制、油炸、膨化处理会产生多环芳烃类、杂环胺类、丙烯酰胺等致癌物，影响胎儿发育，应避免食用；曾经引起过敏反应和出现不耐受的食物应尽量避免食用。孕妇的消化道相对脆弱，因食物不洁引起的呕吐、腹泻腹痛问题易造成流产、早产等情况。

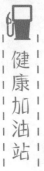

健康加油站

动物血、肝脏及红肉中铁含量丰富，吸收率高，每日摄入 50~100 克瘦肉，每周摄入 1~2 次动物血或肝脏，每次 20~50 克，可满足机体对铁的需要量；摄入含维生素 C 较多的新鲜蔬菜和水果，有助于提高膳食铁的吸收率和利用率。

推荐食谱：猪肝炒柿子椒（猪肝 50 克、柿子椒 150 克），含铁 12.5 毫克、维生素 C 118 毫克；鸭血炒韭菜（鸭血 50 克、韭菜 150 克），含铁 16.8 毫克、维生素 C 36 毫克。

（刘燕萍　张玉萍）

# 3. 出现**妊娠反应**应该如何安排**饮食**

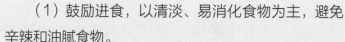
怀孕期间出现妊娠反应的孕妇可以根据个人的饮食习惯选用清淡、适口、易消化的食物，少量多餐，不必严格强调平衡膳食。

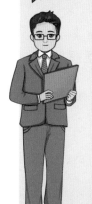

（1）鼓励进食，以清淡、易消化食物为主，避免辛辣和油腻食物。

（2）少食多餐，每间隔 1~2 小时进餐，避开妊娠反应时段，避免长时间空腹或一餐过饱。

（3）吃饭时少喝汤类，在两餐之间喝水，补充水分和电解质。

（4）每天应至少摄入含有 130 克碳水化合物的食物（相当于 150~200 克干重的五谷杂粮），以避免尿酮体出现。首选易消化的谷薯类及制品，如粥、粉、面、烤面包、烤馒头片、饼干等。次选糖、蜂蜜等主要成分为简单碳水化合物的食物，易于吸收，可为进食少或呕吐严重者迅速补充能量，预防低血糖。

（5）妊娠反应多数是有时间规律的，有人在晨起空腹时最明显，有人则在午后恶心、呕吐渐起。接受妊娠反应，充分利用可以进食的时段，体验初孕，享受食物。

妊娠反应是一种正常生理反应，是由体内绒毛膜促性腺激素水平增高所致，单纯表现为恶心的发生率为50%~80%，恶心和呕吐同时出现的发生率为50%，60%的孕妇孕12周后症状缓解，孕20周后91%的孕妇会缓解，约10%的孕妇恶心、呕吐持续整个妊娠期。妊娠反应可以早预防、早干预，以防止进展为妊娠剧吐。2018年美国妇产科医师学会发布的《妊娠期恶心呕吐指南》指出，非药物治疗妊娠反应的措施如下：

（1）孕前3个月服用复合维生素可能降低妊娠反应的发生率及严重程度。

（2）可给予维生素$B_6$治疗，有助于缓解恶心反应。

（3）食用生姜能有效减轻恶心症状。

（4）放松心情、调节情绪，避免会引起症状的感官刺激，例如气味、高温、潮湿、噪声等。

（刘燕萍　张玉萍）

# 4. 为什么**孕期**要合理摄入
# 鱼、禽、肉、蛋、奶

《中国居民膳食营养素参考摄入量（2013版）》指出，孕妇在孕中、晚期需要增加一定的能量、蛋白质、钙、铁、碘、锌、硒、维生素A等摄入，以保证合理的体重增长和确保营养摄入均衡全面。鱼、禽、蛋、瘦肉、奶均属于动物性食物，富含优质蛋白质、脂类、脂溶性维生素、B族维生素和矿物质等，是平衡膳食的重要组成部分。《中国居民膳食指南（2022）》强调，孕中期开始，胎儿生长发育逐渐加速，母体生殖系统也相应发生变化，营养需要增加，孕妇应在一般人群平衡膳食的基础上，适当增加奶、鱼、禽、蛋和瘦肉的摄入。低至中等强度身体活动水平孕妇一日鱼、禽、蛋、瘦肉（含动物内脏）的推荐量分别为：孕早期130~180克、孕中期150~200克、孕晚期175~225克；奶类推荐量分别为：孕早期300毫升、孕中期/孕晚期300~500毫升。

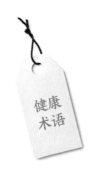

健康术语

关键词

孕期 动物性食物

**身体活动水平**

身体活动水平（physical activity level, PAL）即人体24小时总能量消耗（包括基础代谢、身体活动和食物热效应能量消耗）与人体24小时的基础能量消耗的比值。身体活动能量消耗指骨骼肌收缩引起的能量消耗。有益于健康的身体活动是指有大肌群参与、能量消耗明显增加的活动。低强度身体活动水平的活动包括休息、静态生活方式、坐位工作（PAL ≤ 1.69）；高强度身体活动水平的人群包括建筑工人、农民、矿工、运动员（PAL ≥ 2.0）。孕期应尽力维持中等强度身体活动水平。

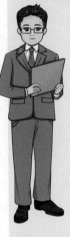

鱼类优质蛋白质含量高，而脂肪和能量相对较少。深海鱼类，如三文鱼、鲱鱼等还含有较多 ω-3 多不饱和脂肪酸，其中的二十二碳六烯酸（DHA）对胎儿大脑和视网膜功能发育有益，最好每周食用 2~3 次。相比鱼类，畜、禽肉脂肪含量和脂肪酸种类有较大差异，过多摄入无益于健康和体重管理，食用时尽量剔除皮和肥肉，优选精瘦肉（包括动物肝脏）。

蛋类中各种营养成分比较齐全，营养价值高，蛋黄是蛋类维生素和矿物质的主要集中部位，富含磷脂和胆碱，但胆固醇含量也高，因此建议每天吃 1 个鸡蛋，在蛋白质摄入不足的情况下，可另加 1 个蛋白。

奶及奶制品是钙和优质蛋白质的重要来源，孕期应保证每天摄入 300~500 毫升奶；如果有体重管理压力或合并血脂异常，宜选择饮用低脂奶或脱脂奶。

（刘燕萍　张玉萍）

# 5. 孕期该如何选择水果

多数新鲜水果含水量为 85%~90%，还是维生素 C、钾、镁和膳食纤维（纤维素、半纤维素和果胶）、具有抗氧化作用的植物化学物的良好来源。红色和黄色水果（如杧果、柑橘类、木瓜、山楂、沙棘、杏、刺梨）β - 胡萝卜素含量较高；枣类（鲜枣、酸枣）、柑橘类（橘、柑、橙、柚）和浆果类（猕猴桃、沙棘、黑加仑、草莓、刺梨）维生素 C 含量较高。目前没有证据表明日常生活中常见的可食用的水果对孕妇和胎儿不利，因此并没有孕妇禁吃的水果，但选择的时候需遵循一些原则。

**专家说**

**孕期食用水果应遵循以下原则：**

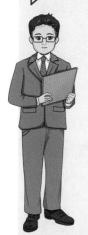

（1）**适量：** 天天吃，安排在加餐的时候食用，保证每天摄入 200~350 克的新鲜水果，果汁不能代替鲜果。

（2）**低糖、低能量：** 水果含丰富的果糖、葡萄糖，大量吃水果可能摄入较多的糖分，对孕期血糖和体重控制不利。含糖较高的水果有红枣、荔枝、桂圆、香蕉、榴莲等，它们的碳水化合物含量在 15%~30%，是一般水果的 2~3 倍。牛油果、椰子肉脂肪含量比一般水果高数十倍。以上水果摄入量过大会引起能量超标，体重增长过多。

（3）**不能替代蔬菜：** 水果与蔬菜在营养成分和健康效应方面有很多相似之处，而且可以生食，美味又方便，似乎可以完美替代膳食中的蔬菜。但蔬菜和水果属于不同种类的食物，营养价值和风味各有特点，二者提供的营养素也有所不同；并且如果将每天该吃的 500 克蔬菜换成水果，意味着额外增加50~100 克简单糖的摄入，孕妈妈承受不了。

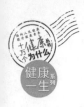

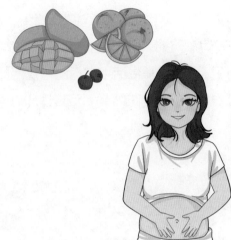

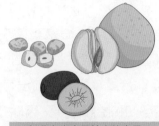

β-胡萝卜素含量较高的水果
红色和黄色水果（如杧果、柑橘类、木瓜、山楂、沙棘、杏、刺梨）

维生素C含量较高的水果
枣类（鲜枣、酸枣）、柑橘类（橘、柑、橙、柚）和浆果类（猕猴桃、沙棘、黑加仑、草莓、刺梨）

（刘燕萍　张玉萍）

关键词

孕妇

钙

# 6. 孕妇都需要额外补钙吗

我国孕妇膳食钙摄入量仅达到推荐摄入量的 30%~40%，《中国居民营养与健康状况监测报告（2010—2013）》显示，中国孕妇膳食钙的摄入量为 296.1 毫克 / 天，大城市、中小城市、普通农村和贫困农村分别为 563.0 毫克 / 天、322.5 毫克 / 天、297.7 毫克 / 天和 223.3 毫克 / 天。

2022 年发布的《中国孕产妇钙剂补充专家共识》中有几条核心推荐意见：①对于所有孕妇，均应建议首选摄入富含钙的食物，以保证钙摄入量，每天钙的推荐摄入量为孕早期（≤ 14 周）800 毫克，孕中、晚期（>14周）1 000毫克及哺乳期1 000毫克，以满足钙的需要。②对于普通孕妇，推荐从孕中期开始每天补充钙剂至少600毫克直至分娩，有利于产后骨密度增加与骨骼恢复，同时可能是避免妊娠高血压的潜在保护因子。③对于部分特殊孕妇（不饮奶的孕妇、低钙摄入地区的孕妇）、妊娠高血压高风险孕妇、双胎妊娠孕妇，推荐孕期每天补充钙剂1 000~1 500毫克直至分娩。

孕期钙需要量增加，但实际摄入量不足，可以得出大多数孕妇需要额外补钙的结论，尤其是膳食钙来源不足或利用率低的个体。

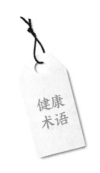

**健康术语**

**妊娠高血压**

妊娠高血压指妊娠与高血压并存的一组疾病，包括妊娠前诊断为高血压或妊娠20周前新发现的高血压以及妊娠20周后发生的高血压。高龄、肥胖、遗传、既往妊娠高血压史、妊娠期糖尿病病史、情绪因素等都是妊娠高血压的危险因素。

**专家说**

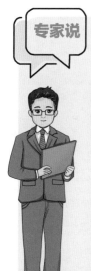

膳食钙充分利用的条件：

**（1）钾、钠、镁比例合适：**膳食中的钾、镁元素摄入充足有利于减少尿钙的流失；而钠元素过多会增加尿钙的排出。

**（2）蛋白质摄入量合理：**蛋白质摄入过少会影响钙的利用，蛋白质摄入过多会增加尿钙的流失。

**（3）脂肪摄入勿过量：**过多的脂肪在肠道中与钙结合形成不溶性的钙皂，从而影响钙吸收。

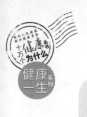
（4）维生素 C、维生素 K、维生素 D 充足：维生素 C 有利于膳食钙的离子化，且是骨胶原形成所必需的；维生素 K 是骨钙素的活化形式，对钙最终沉积到骨骼很有帮助；维生素 D 可以促进肠道对钙、磷的吸收。

（5）消化吸收功能正常：钙的吸收部位在小肠，不溶性钙的离子化依赖于胃酸，钙缺乏者常伴有消化不良、慢性腹泻及其他消化道异常情况。

（刘燕萍　张玉萍）

# 7. 是不是只有**孕期**需要补充 **DHA**

二十二碳六烯酸（DHA）是一种长链多不饱和脂肪酸，由食物中的 α - 亚麻酸合成，是细胞膜的重要成分，富含于大脑和视网膜，在人脑脂质中占比为 10% 左右，尤其是在与学习记忆有关的大脑海马体中约占 25%，在视网膜中占比超过 50%，与细胞膜流动性、渗透性、酶活性及信号转导等多种功能有关，对神经系统和视觉功能的发育很重要。理论上讲，不只有孕期需要补充 DHA，所有人群都需要每天摄入一定量的 DHA 来满足营养需求。尤其在孕期和婴儿期 DHA 的摄入尤为重要，DHA 在胎儿的大脑、视网膜等组织中迅速富集，促进生命早期大脑的发育、神经系统的形成和功能维持。

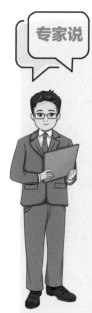

专家说

我国孕妇群体的 DHA 摄入量以及母乳中 DHA 含量相对较低，且受地理位置和饮食习惯的影响，沿海或淡水湖区的女性母乳中 DHA 含量较高。DHA 可以通过食物获取，但富含 DHA 的食物种类比较少，食物中 DHA 含量不高。常见食物中深海鱼的 DHA 含量最高，蔬果、谷物及绝大多数畜禽肉中基本不含 DHA。

世界卫生组织（WHO）和联合国粮食及农业组织（FAO）给出的婴幼儿、孕妇及乳母 DHA 建议摄入量基本一致，6~24 月龄婴幼儿为 10~12 毫克 /（千克·天），2 岁以上儿童为 100~250 毫克 / 天，孕妇及乳母为 ≥ 200 毫克 / 天。《中国孕产妇及婴幼儿补充 DHA 共识》及中国营养学会建议：孕妇和乳母 DHA 摄入量 ≥ 200 毫克 / 天，可通过每周食用鱼类 2~3 次且有 1 次以上为深海鱼，每天食用鸡蛋 1 枚，加强 DHA 摄入。若膳食不能满足推荐量，可应用 DHA 补充剂。婴幼儿 DHA 摄入量宜达到 100 毫克 / 天，母乳是婴幼儿 DHA 营养的主要来源，在无法母乳喂养或母乳不足的情况下，可应用含 DHA 的配方奶粉，其中 DHA 的含量应为总脂肪酸的 0.2%~0.5%。

（刘燕萍　张玉萍）

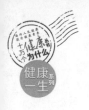

# 8. 叶酸是孕期
## 才需要补充的吗

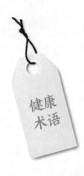

关键词

叶酸

孕期

　　叶酸是一种水溶性 B 族维生素，参与氨基酸和核酸的代谢，对细胞增殖、组织分化和机体生长发育有重要作用。叶酸在人体内不能合成，仅能从食物中摄取，可用于治疗由叶酸缺乏引起的巨幼红细胞贫血。孕期补充叶酸可显著降低胎儿神经管畸形风险，长期补充叶酸也有助于降低高同型半胱氨酸血症的发病风险。叶酸缺乏可能带来不同的健康风险，有缺乏风险时都需要补充叶酸，而不限于孕期。

健康术语

**膳食叶酸当量**

　　膳食叶酸参考摄入量以膳食叶酸当量（dietary folate equivalence, DFE）为单位表示，天然食物叶酸的生物利用率为 50%，合成叶酸与膳食叶酸混合后生物利用率为 85%，是天然食物叶酸利用率的 1.7 倍，因此，当叶酸制剂与天然食物混合摄入时，应以 DFE 计算叶酸摄入量，即膳食叶酸当量（微克）= 天然食物来源叶酸（微克）+［1.7 × 合成叶酸（微克）]。

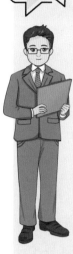

2020 年发布的《中国临床合理补充叶酸多学科专家共识》建议，无高危因素的妇女从可能妊娠或孕前至少 3 个月开始增补叶酸 0.4 毫克 / 天，居住在北方地区、新鲜蔬果食用量小、体内叶酸水平低、备孕时间短的妇女酌情增加补充剂量或延长孕前增补时间。

叶酸补充过量会产生什么影响呢？目前研究表明，补充叶酸过量会干扰锌的代谢，造成锌缺乏，也可能掩盖维生素 $B_{12}$ 缺乏的症状，影响贫血的诊断和治疗，同时叶酸过量还与某些肿瘤发生风险相关。

市面上叶酸制剂以合成叶酸（剂量 0.4~0.8 毫克）较为多见，吸收率为天然叶酸的 1.7 倍，实际叶酸摄入量是以膳食叶酸当量（DFE）计算，0.4~0.8 毫克 / 天叶酸实际上为 0.68~1.36 毫克膳食叶酸当量 / 天，其剂量远超推荐量。此外，叶酸代谢能力与基因型有关，亚甲基四氢叶酸还原酶（MTHFR）为 CT 型和 TT 型的人叶酸代谢较差，与 CC 型的人相比可能需要更多的活性叶酸（而非未活化的叶酸）摄入。膳食因素对叶酸营养状态也有重要影响，平衡膳食的人群通常能从新鲜蔬果、动物肝脏中获得足量的叶酸。

基于以上，叶酸的补充不限于孕期，但也不能盲目，需要根据个体的基因型、饮食习惯、血清和红细胞叶酸水平确定合适的补充时间和剂量。

（刘燕萍　张玉萍）

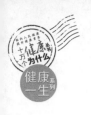
# 9. 为什么强调

# 孕妇、乳母要用碘盐

孕妇、乳母要不要食用碘盐呢？很多人都会有这样的疑问，尤其是甲状腺本就有些问题的孕产妇。在孕期和哺乳期吃无碘盐很容易增加碘缺乏风险，不可取。

在孕期和哺乳期，碘的需要量显著增加。中国营养学会《中国居民膳食营养素推荐摄入量（2013 版）》给出孕期和哺乳期碘需要量为 230~240 微克 / 天，是一般成年人的 2 倍左右。依据我国现行食盐强化碘量 25 毫克 / 千克，碘的烹调损失率为 20%，在健康用盐的前提下，每天经食盐（5 克）摄入碘约为 100 微克。若每周吃 1~2 次富含碘的海产品，如海带、紫菜、贝类、海鱼等（100 克海带约含 114 微克碘，5 克紫菜约含 216 微克碘），加上日常饮食中的微量碘，总量可能刚够推荐量。因此，孕产妇及乳母更容易受到碘缺乏的危害。为满足孕期和哺乳期碘需求的增加，碘盐的摄入是必需的。

备孕期妇女也要食用碘盐。备孕期是生殖细胞形成的阶段，因此应维持正常的体内环境。胚胎早期发育阶段就需要甲状腺激素的帮助，但孕早期女性易出现妊娠反应，食欲缺乏，恶心呕吐，该阶段碘摄入量往往不足，身体中的碘储备容易耗竭，待食欲好转再增加碘的摄入来不及，必须在备孕期间保障碘营养和碘储备。

孕期什么情况下需要限碘？除甲状腺毒症外的甲状腺疾病状态均非限制碘摄入的临床指征，应确保孕期碘营养状况符合膳食推荐量标准。碘过量和碘超足量的孕妇可在医学监控下短期内采取限碘措施，待体内碘营养状况正常后，即可恢复适宜碘摄入水平。

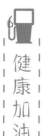

健康加油站

甲状腺利用碘和酪氨酸合成甲状腺激素，并以甲状腺球蛋白的形式储存于甲状腺滤泡腔内。甲状腺激素能促进神经系统的发育、增强物质分解代谢，对人体非常重要。孕妇碘缺乏会导致母体甲状腺功能减退，影响胎儿神经、智力和运动发育，甚至造成胎死宫内或流产。乳母碘缺乏将影响婴幼儿碘的供应。碘过量并不容易发生，一般见于接受医学干预者（如接触含碘造影剂），长期高碘会增加罹患甲状腺功能亢进症和自身免疫性甲状腺病的风险。

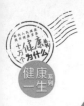

碘对孕妇乳母有何作用

（刘燕萍　张玉萍）

# 10. 孕妇靠晒太阳能获得足够的维生素 D 吗

晒太阳是获得维生素 D 的重要途径。经阳光照射产生的维生素 D 为维生素 $D_3$，也称为胆钙化醇，是由紫外线（波长 280~310 纳米）照射皮肤基底层的 7- 脱氢胆固醇转化而来。在维生素 D 转化过程中，紫外线的波长、皮肤暴露在光照下的面积、暴露的时间和时长、肤色的深浅、季节、纬度、防晒产品的使用、体重指数、空气污染及云层遮盖的程度等都是影响皮肤合成维生素 D 的因素。如肤色较浅的成人在全光照下，晒到皮肤为淡红色，相当于合成维生素 D 10 000~20 000 国际单位，然而肤色较深的个体则需要 10 倍的暴露才能合成相同水平的维生素 D。总之，通过晒太阳补充维生素 D 需考虑多重现实因素。

美国医学研究所（IOM）将维生素 D 缺乏定义为血清 25- 羟

维生素 D<20 纳克 / 毫升，根据该诊断标准，我国调查显示，上海市、广西柳州市、江苏无锡市孕妇维生素 D 缺乏率分别为 60.1%、62.3% 和 40.7%，孕期维生素 D 缺乏普遍存在。

综上，孕妇仅靠晒太阳补充维生素 D 是不够的。

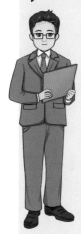

维生素 D 不仅与矿物质代谢有关，同时可能起到免疫调节作用。维生素 D 的补充方式有三种：饮食、晒太阳和补充维生素 D 制剂。

食物中维生素 D 含量较少，金枪鱼、蛋黄、鱼肝油、奶油、奶酪、蘑菇中含少量的维生素 D，2 个鸡蛋含 130~390 国际单位，100 克鳕鱼肝油中约含 8 500 国际单位。为满足日常需要，若从食物中获得足够的维生素 D，可能会使营养摄入不均衡，进而影响母胎健康。

补充富含维生素 D 的营养制剂很有必要。在欧洲部分国家，日常补充维生素 D 已成为民众通识。建议在饮食和日照不能满足的情况下，每天补充 400 国际单位维生素 D。

（刘燕萍　张玉萍）

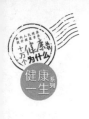

# 11. 得了**妊娠期糖尿病**如何调整**饮食**

　　妊娠期糖尿病患者的饮食调整主要是控制总能量、提高食物饱腹感、控制食物血糖负荷、降低餐后血糖波动，同时兼顾孕期营养需求。

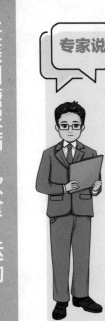

专家说

　　（1）选择粗杂粮为主食：选对主食有助于血糖控制，一味少吃是不对的，碳水化合物进食不足导致能量不够且易使尿中酮体升高，影响增重和胎儿发育。杂粮饭是较好的正餐主食，蒸饭时，可一半为杂豆杂粮（如燕麦、荞麦、苦荞、藜麦、黑小麦、糙米、红豆、绿豆等）混合，另一半为白米。

　　（2）选用富含蛋白质的食物：混合食物中的蛋白质有利于减慢消化速度，提升饱腹感。高蛋白低脂肪的食材包括鸡胸肉、去皮禽肉、猪牛羊的里脊或纯瘦肉、动物血（每周 100~300 克）、动物肝脏（每周 50~150 克）、鱼虾贝类，这些食材相比香肠、腊肉、酱鸭、火腿、午餐肉等加工肉制品，不仅有利于餐后血糖控制，更可满足孕期造血、胎儿发育对营养的需求。获取蛋白质，除了食用以上各类瘦肉，还应每天摄入 1 个全蛋（可额外增加蛋清）、500 毫升脱脂奶或无糖酸奶，以及高蛋白的植物性食物如豆腐、豆干、坚果等。

（3）**多吃新鲜蔬菜，控制水果摄入**：正餐以绿叶、深色蔬菜和瓜茄类蔬菜为主，每天至少 500 克。最好每餐有蘑菇、木耳、海带等菌藻类蔬菜，至少每周 2~3 次。水果摄入过多不利于控制增重和血糖，特别是含糖较高的品种。建议选用柚子、草莓、蓝莓、树莓、樱桃、枇杷、莲雾、番石榴等低糖水果，每天 100~200 克分在两次加餐时食用弥补正餐的不足。

（4）**植物油多样化**：油摄入过多以致身体脂肪过多会降低胰岛素敏感性。油吃得不对同样不利于血糖控制。不应选择富含饱和脂肪酸的动物油脂、棕榈油等，而应选择富含维生素 E、单不饱和脂肪酸（油酸）、α-亚麻酸和亚油酸的橄榄油、亚麻油、葵花籽油、玉米胚芽油等，多备几种，每天交替使用，总量控制在每天 25~30 克。

（5）**注意烹调方法**：推荐简单的低温烹调，如汆、蒸、烩、炖，不用油炸、烤、烙等高温方式，更不要用添加淀粉（勾芡、挂糊、上浆）、糖的调味方法，有些调味料含有糖、糊精或淀粉成分，如某些醋、老抽、酱料，会干扰餐后血糖，要特别留意规避。

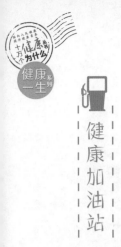

运动是控制血糖的另一重要措施。妊娠期糖尿病的患者一定要适当增加身体活动。

每次正餐后宜进行 30 分钟左右的步行（走2 500~3 000 步），或相当强度的运动（孕妇体操、走椭圆机等）。

每周最好有 3~5 次抗阻锻炼，每次持续 15 分钟，然后休息 5~10 分钟，再继续下一个 15 分钟，总计45 分钟。运动强度按孕妇的身体承受能力来定，达到可耐受最大心率［通常是 200– 年龄（岁）］的 60%，100~120 次 / 分，该强度能够起到增强心肺功能、促进能量物质代谢、提高基础代谢率、改善宫内血供和营养的作用。

如果条件允许，还可以去健身房或瑜伽馆，在教练的指导下做一些肌肉练习，肌肉强健之后，血糖也会比较容易控制。

需要注意的是，不宜空腹长时间运动，运动中感到疲乏或宫缩频繁，应稍作休息。

（刘燕萍　张玉萍）

# 12. **分娩前**可以准备哪些**食物**

自然分娩过程会极大消耗体力，必须满足能量的供应。为分娩做准备时，应挑选一些营养丰富、能量高、少渣、半流质的适口食物。

**专家说**

孕妇分娩前几日可以开始服用复合 B 族维生素，以帮助能量转化。同时，食用消化慢的淀粉类食物以充实肝糖原和肌糖原。多吃些富含钙的食物，比如酸奶、豆制品、绿叶蔬菜等，能避免神经和肌肉过度紧张。

分娩当天要准备的食物包括能够随时放进嘴里的早餐谷物脆片、脂肪含量较低的面包、罐装八宝粥、蔬菜粥，或芝麻糊、藕粉之类可以随时冲调进食的淀粉类食物，再准备些可以吸的稠果汁、酸奶和含电解质的运动饮料，可补充流汗导致的体液丢失。最好带一个有吸管的广口杯。在阵痛间隙吃几口，喝几口，不要一次吃得太多，要避免直接进食大块、颗粒状、粉状的食物，这样做的好处是一旦产程不顺利，临时改为剖宫产需要接受麻醉时，不至于因为胃内尚未排空的大量食物引起反流和误吸的风险。

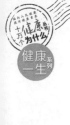

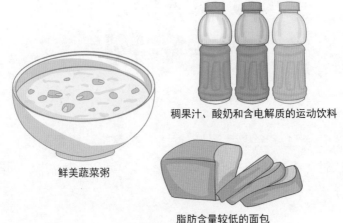

鲜美蔬菜粥

稠果汁、酸奶和含电解质的运动饮料

脂肪含量较低的面包

分娩前可以准备的食物

（刘燕萍　张玉萍）

# 13. **月子餐**如何兼顾 **体重与营养**

　　与孕期相比，产妇月子期间少了胎儿生长发育的消耗，但多了产后各器官、系统功能恢复和泌乳的需求，整体的营养需求基本与孕晚期持平。中国传统习俗中的月子餐往往结构不合理，容易使产妇摄入过多动物性食物，蔬菜水果和膳食纤维等摄入不足，以致能量、脂肪过剩，产后体重滞留。实际上，对大部分产妇来说，月子餐的能量并不需要很高，重点在蛋白质和微量营养素供应。合理膳食和适宜身体活动联合体重管理，使产妇在产后 1~2 个月内体重每周下降 0.5 千克左右，并于产后 6 个月至 1 年逐步恢复至孕前水平。

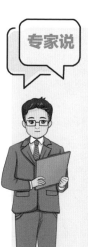

专家说

（1）考虑产妇的基础体重和健康状况：一般孕期体重增长的 1/4~1/3（2~3 千克）为储备的脂肪，若孕期体重增加过多则在保证维生素和矿物质供应的前提下，适当下调能量供应，尤其是减少脂肪和精制碳水化合物摄入。若孕期增重不足，应增加能量和蛋白质的供应，提高维生素和矿物质的摄入量，以补充耗竭的身体营养素储备。

（2）考虑产后的泌乳需求：母乳喂养有助于储存脂肪的消耗和体重恢复。若产妇不进行母乳喂养，则不需要在膳食中增加哺乳所需的部分营养成分。泌乳所需的营养成分，如蛋白质、钙、维生素 A、叶酸、锌和碘等，常常供不应求，故应积极提高食物的营养密度。至于泌乳所需的 500~600 千卡 / 天的能量，其中 1/3 可由孕期储备的脂肪动员产生，乳母仅需适当提高能量供应，能量密度高的高脂高糖食物多吃无益。

（3）考虑产后的身体活动：月子期间身体活动通常以低强度活动为主，包括日常生活活动、步行、盆底运动和伸展运动等，这往往远低于正常情况下的身体活动能量消耗，为此要注意做到能量消耗和食物供应相平衡，促进产妇体型恢复，避免产后体重滞留。

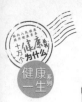

表1　妊娠期适宜体重增长值及增长速率

| 妊娠前体重指数(BMI)/(千克·米 $^{-2}$) | 总增长值范围/千克 | 妊娠早期增长值/千克 | 妊娠中晚期每周体重增重/千克 |
| --- | --- | --- | --- |
| 低体重(BMI<18.5) | 11.0~16.0 | 0~2.0 | 0.46(0.37~0.56) |
| 正常体重(18.5 ≤ BMI<24.0) | 8.0~14.0 | 0~2.0 | 0.37(0.26~0.48) |
| 超重(24.0 ≤ BMI<28.0) | 7.0~11.0 | 0~2.0 | 0.30(0.22~0.37) |
| 肥胖(BMI ≥ 28.0) | 5.0~9.0 | 0~2.0 | 0.22(0.15~0.30) |

数据来源：WS/T 801—2022《妊娠期妇女体重增长推荐值标准》。

（刘燕萍　张玉萍）

# 14. 哺乳期妈妈饮食
## 该如何安排

哺乳期妈妈应坚持营养均衡，食物多样不过量，适量增加富含优质蛋白质及维生素 A 的动物性食物和海产品的摄入，选用碘盐，合理补充维生素 D，多喝汤和水，限制浓茶和咖啡，忌烟酒。

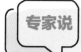

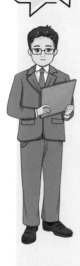

哺乳期妈妈在营养安排上要做到食物多样，以满足整个哺乳期的营养需求，保证乳汁营养和母乳喂养的持续性。不建议乳母单独进食，既会失去阖家进餐的氛围，也不利于扩大食物选择范围。乳母每天的膳食应包括谷薯类、蔬菜水果类、畜禽鱼蛋奶类、大豆坚果类食物，通过选择小份量食物、同类食物互换、粗细搭配、荤素双拼、色彩多样的方法，达到食物多样。

动物性食物可提供丰富的优质蛋白质和一些重要的矿物质及维生素，建议哺乳期妈妈每天摄入200~250克鱼、禽、蛋和精瘦肉（其中包括蛋类50克）。为满足蛋白质和钙的需要，乳母还要每天摄入25克大豆（或相当量的大豆制品）或10克坚果、300~500毫升牛奶，同时多晒太阳和补充维生素D制剂，增加钙的吸收和利用。为保证乳汁中碘和维生素A的含量，应选用碘盐烹调食物，适当摄入海带、紫菜、鱼、贝类等海产品和动物肝脏、蛋黄等动物性食物。每天应比孕前增加1100毫升水的摄入，可以多吃流质食物，如去油鸡汤、鲜鱼汤、豆腐汤、菜汤等，每餐保证适量补水。

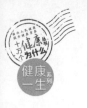

# 中国哺乳期妇女平衡膳食宝塔

依据《中国居民膳食指南（2022）》绘制

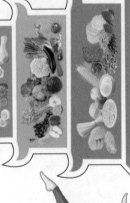

中国营养学会妇幼营养分会

MCNC-CNS
中国营养学会
妇幼营养分会

| 加碘食盐 | 5克 |
|---|---|
| 油 | 25克 |
| 奶类 | 300~500克 |
| 大豆/坚果 | 25克/10克 |
| 鱼禽蛋肉类 | 175~225克 |
| 瘦畜禽肉 | 50~75克 |
| 每周吃1~2次动物肝脏，总量达85g猪肝或40g鸡肝 |  |
| 鱼虾类 | 75~100克 |
| 蛋类 | 50克 |
| 蔬菜类 | 400~500克 |
| 每周至少一次海藻类 |  |
| 水果类 | 200~350克 |
| 谷类 | 225~275克 |
| ——全谷物和杂豆 | 75~125克 |
| 薯类 | 75克 |
| 水 | 2 100毫升 |

中国营养学会指导
中国营养学会妇幼营养分会编制

中国营养学会
Chinese Nutrition Society

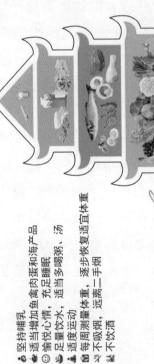

- ♨ 坚持哺乳
- 🍲 适当增加鱼禽蛋肉类和海产品
- ☺ 愉悦心情，充足睡眠
- 💧 足量饮水，适当多喝粥、汤
- 🚶 适度运动
- ⚖ 每周测量体重，逐步恢复适宜体重
- 🚭 不吸烟，远离二手烟
- 🚫 不饮酒

注：月子膳食亦适用

（刘燕萍　张玉萍）

## 15. 宝宝过敏了，哺乳妈妈该如何调整饮食

牛奶过敏是婴幼儿最常见的食物过敏问题，纯母乳喂养的婴幼儿也可能发生过敏。婴儿的肠道屏障功能尚不完善，母亲在哺乳期摄入的牛奶及其制品，或其他致敏成分有可能存在于母乳中导致婴儿过敏。另外，孕期过敏性疾病发作史，被动吸烟，出生6个月内添加鸡蛋、豆类、麦类食物，都是婴幼儿发生过敏的常见危险因素。如果婴幼儿出现过敏，需要明确可能的致敏原，采用回避饮食，观察是否可以继续母乳喂养。

**专家说**

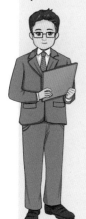

婴幼儿常见母乳过敏表现为烦躁哭闹、睡觉不安稳、呕吐、呛奶、腹泻、便秘、便血、湿疹、生长发育迟缓、腹胀、脐疝、过敏性结肠炎、鼻塞等。

哺乳妈妈因为食用牛奶、大豆、花生、海产品等致婴幼儿出现过敏，不是中断母乳喂养的充分理由，可以尝试让乳母严格回避可能的致敏食物至少2周，并补充钙剂（800~1 000毫克/天），部分过敏性结肠炎患儿的母亲需持续回避4周。若采取饮食回避措施后婴幼儿症状明显改善，母亲可逐渐加入牛奶等制品，如症状未再出现，可恢复正常饮食；如症状再出现，则在哺乳期间均应进行饮食回避，并在婴幼儿断离母

婴幼儿过敏 母乳喂养 饮食

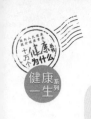
乳后给予低敏奶粉替代。若母亲饮食回避后婴幼儿症状无缓解，建议前往专科咨询治疗。

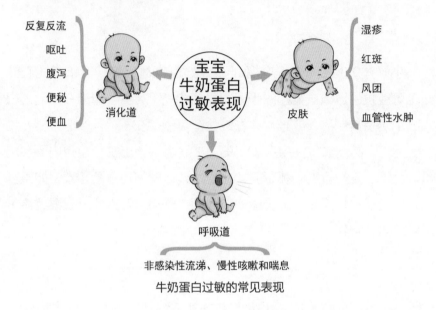

牛奶蛋白过敏的常见表现

（刘燕萍　张玉萍）

# 16. 为什么说**母乳**是 **6月龄内婴儿**最好的食物

0~6月龄是人一生中生长发育的第一个高峰期，对能量和营养素的需要高于其他任何时候，母乳既可提供优质、全面、充足和比例适宜的营养素，满足婴儿生长发育的需要，又能完美地适应婴儿尚未成熟的消化能力，并促进其器官发育和功能成熟。研究证实，母乳喂养的婴儿可以获得健康的体格生长，有更好的智力发育水平；母乳喂养不但可以降低婴儿感染性疾病的发生风险，而且可以降低婴儿过敏性疾病的发生风险，还有助于降低成年后患慢性病的风险；母乳喂养有助于母婴情感交流，促进婴儿行为和心理健康。此外，6月龄内婴儿需要完成从宫内依赖母体营养到宫外依赖食物营养的过渡，母乳是完成这一过渡最好的食物，任何其他食物或喂养方式都不能与母乳喂养相媲美。

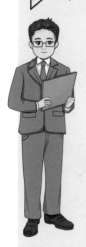

母乳中含有丰富的乳糖和低聚糖，乳糖是主要的能量来源，其中低聚糖可抑制流感嗜血杆菌、肺炎球菌附着到呼吸道上皮。

母乳中含有酪蛋白、乳铁蛋白、血清白蛋白、糖蛋白、黏蛋白等，其中糖蛋白可以防止霍乱弧菌的结合，黏蛋白可以防止大肠杆菌的结合。

母乳中还含有胆固醇、磷脂、长链多不饱和脂肪酸、游离脂肪酸、单不饱和脂肪酸与多不饱和脂肪酸等，游离脂肪酸具有抗感染的作用，长链多不饱和脂肪酸能促进婴儿大脑和视网膜的发育。母乳富含维生素 C、维生素 $B_{12}$、维生素 $B_6$、烟酸、维生素 A 等，具有抗感染、抗炎、清除自由基的作用。

母乳喂养需早吸吮，早开奶。

（1）分娩后母婴即应开始不间断地肌肤接触，新生儿自然会有觅食表现，特别是吸吮乳头和乳晕，会刺激初乳分泌。

（2）出生体重下降只要不超过出生体重的 7% 就应该坚持纯母乳喂养。

（3）婴儿吸吮前无须过分擦拭和消毒乳房，这有利于婴儿机体微生态环境的建立。

（4）通过精神鼓励、专业指导、温馨环境、愉悦心情等方式辅助开奶。

（刘燕萍　张玉萍）

# 17. 如何科学添加辅食

从开始添加辅食到幼儿能够完全自主进食普通食物，约历时 1 年半，是一个极其重要且十分复杂的过程。对于 7~24 月龄婴幼儿，母乳仍然是重要的营养来源，但单一的母乳喂养已不能完全满足婴幼儿对能量和营养素的需求，必须引入辅食，更重要的是添加辅食可以培养婴幼儿自主进食、动作协调、社会行为的发展，为全面健康成长打好基础。一般认为，婴幼儿辅食添加应按照月龄，由少到多，逐渐增加品种和营养密度，同时培养婴幼儿对各类食物的兴趣，训练手眼口配合、咀嚼和吞咽的能力。

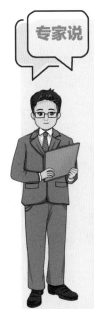

专家说

表2　辅食添加进程

| 年龄阶段 | | 7月龄 | 8~9月龄 | 10~12月龄 | 13~24月龄 |
|---|---|---|---|---|---|
| 食物质地 | | 泥糊状 | 泥状、碎末状 | 碎块状、指状 | 条状、球块状 |
| 辅食餐次 | | 每天1~2次 | 每天2次每次2/3碗 | 每天2~3次每次3/4碗 | 每天3次每次1碗 |
| 食物种类及数量(每天) | 奶类 | 4~6次，共800~1 000毫升 | 3~4次，共700~800毫升 | 2~4次，共600~700毫升 | 2次，共400~600毫升 |
| | 谷薯类 | 含铁米粉1~2勺 | 含铁米粉、粥、烂面、米饭等3~8勺 | 面条、米饭、小馒头、面包等1/2~3/4碗 | 各种家常谷类食物3/4~1碗 |
| | 蔬菜类 | 菜泥1~2勺 | 烂菜、细碎菜1/3碗 | 碎菜1/2碗 | 各种蔬菜1/2~2/3碗 |
| | 水果类 | 水果泥1~2勺 | 水果泥、细碎块1/3碗 | 水果小块、条1/2碗 | 各种水果1/2~2/3碗 |
| | 动物性食物、豆类 | — | 蛋黄、肉、禽、鱼、豆腐等,3~4勺 | 蛋黄、肉、禽、鱼、豆腐等,4~6勺 | 鸡蛋、肉、禽、鱼、豆制品等,6~8勺 |
| | 植物油 | — | 0~10克 | 0~10克 | 5~15克 |
| | 盐 | 不加 | 不加 | 不加 | <1.5克 |

注：1勺=10毫升；1碗=250毫升（小饭碗：口径10厘米，高5厘米）。

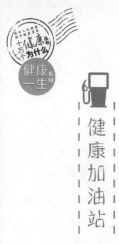

辅食添加的基本原则：

（1）辅食添加的适宜年龄：大多数婴幼儿满6月龄是开始添加辅食的适宜年龄。

（2）继续母乳喂养：母乳是营养素和某些保护因子的重要来源。

（3）由一种到多种：一种食物一般需要试用5~7天后再考虑添加另一种新的食物。

（4）由少量到多量：可先从每天1次开始，之后逐渐增加到2~3次。每餐食物的数量也由少到多，逐步增加。

（5）由细到粗：应与婴幼儿的咀嚼、吞咽能力相适应。

（6）单独制作：婴幼儿辅食宜单独制作，不加盐（13~24月龄<1.5克）、糖和其他调味料。

（7）按需喂养：了解婴幼儿膳食需求和进食状态，适时调整喂养节奏，个体化地满足婴幼儿膳食需要。

（8）营造轻松环境，促进辅食喂养成功。

（刘燕萍　张玉萍）

二

# 儿童健康成长
# 营养来保障

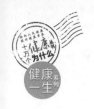

# 18. 为什么**儿童**
# 要多吃**蔬菜**

　　蔬菜是日常膳食非常重要的组成部分。各种蔬菜虽然颜色不同、形态各异，但总体都含有丰富的维生素、矿物质和膳食纤维。蔬菜对儿童的身体有很多方面的好处，多吃蔬菜有助于儿童胃肠道蠕动，减少便秘，也有助于儿童控制体重，减少成年后胃肠道肿瘤的发生风险。家长平时要鼓励儿童多吃新鲜的蔬菜，达到每天 3 种以上，少吃腌菜或咸菜。

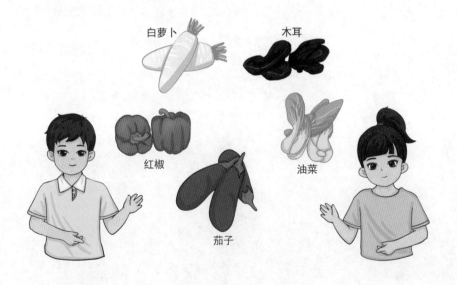

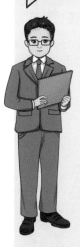

专家说 儿童多吃蔬菜的好处有很多：

（1）**增强儿童自身免疫力**：蔬菜能增强人体的抗病能力和体质，降低儿童患各种疾病的风险。儿童经常吃蔬菜能让身体更强壮，少生病。

（2）**增进儿童食欲**：很多蔬菜都具有开胃助消化的作用，能增进儿童的食欲，其中含有的粗纤维还能促进肠道蠕动，缩短儿童排便的时间，有效预防便秘。

（3）**为儿童补充身体需要的钙**：缺钙会影响儿童骨骼发育，有些绿叶的蔬菜钙含量较高，多吃有利于儿童骨骼的发育。

（4）**有利于牙齿健康**：蔬菜中含有的粗纤维能锻炼儿童的咀嚼功能，有利于牙齿健康，同时还具有清洁牙齿的作用，降低儿童口腔疾病的发病率。

吃蔬菜也有几点注意事项：①餐餐有蔬菜；②由于不同种类的蔬菜营养特点相差很大，要选择不同种类、不同颜色蔬菜进行合理搭配，每天保证 3 种以上蔬菜；③一定要选择新鲜的蔬菜，避免选择放置时间过长的蔬菜。

健康加油站

蔬菜是膳食的重要组成部分，不同种类的蔬菜食用部分不同。常见的蔬菜可以根据食用部位分为叶菜类（如小白菜、大白菜、芥菜、芹菜等），根茎类（食用部分主要生长在土壤中，如萝卜等），瓜茄类（如茄子、甜椒、番茄、辣椒等），鲜豆类（如毛豆、四季

豆、扁豆等）和菌藻类（如香菇、木耳、草菇、金针菇等）等等。每种蔬菜的营养特点有所不同，但都有较高的营养价值，比如含有丰富的维生素、矿物质、水、膳食纤维等营养物质，这些都是人体必需的营养成分。

（张　倩）

关键词

鱼
禽
肉
蛋

# 19. 为什么不建议**儿童**吃很多的**鱼、禽、肉、蛋**

儿童不可以吃很多的鱼、禽、肉、蛋。鱼、禽、肉、蛋含有丰富的优质蛋白质，可以满足儿童生长发育的需要，但鱼、禽、肉、蛋的脂肪含量相对比较高，过多摄入容易导致儿童超重、肥胖。因此，适量吃鱼、禽、肉、蛋，才能有助于儿童身体健康。

**专家说**

鱼、禽、蛋和瘦肉都属于动物性食物，富含丰富的优质蛋白质、脂肪、维生素和矿物质等，是平衡膳食的重要组成部分。该类食物蛋白质的含量普遍较高且利用率高，符合人体需要，具有较高的营养价值，适量摄入有利于身体健康。不爱吃肉、长期蛋白质摄入不足会造成儿童蛋白质营养不良和微量营养素缺乏，

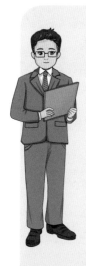

从而影响儿童正常的生长发育，例如会导致儿童身体瘦弱、个子矮，免疫力低、容易生病。但同时，该类食物也含有丰富的脂肪，长期不节制地摄入，则会导致儿童超重、肥胖，成年后更易发生高脂血症、高血压等心脑血管疾病，严重危害健康。所以，应适量摄入鱼、禽、肉、蛋。

如何适量吃鸡蛋？《中国学龄儿童膳食指南（2022）》建议 6~10 岁儿童平均每天摄入蛋类 25~40 克，11~13 岁的儿童每天 40~50 克，14~17 岁的儿童每天 50 克。儿童生长发育迅速，对能量和营养素的需要量相对高于成人，尤其是营养不良的儿童，要在保证能量摄入充足的基础上，适当增加蛋类等富含优质蛋白质的食物的摄入。

如何适量吃肉？《中国学龄儿童膳食指南（2022）》建议 6~10 岁的儿童平均每天摄入畜禽肉 40 克，11~13 岁的儿童每天 50 克，14~17 岁的儿童每天 50~75 克。应把每天要吃的肉分散在三餐，最好每顿饭都吃肉，不要集中在一顿饭内吃大量的肉，也不要长时间只吃一种肉，应常常更换肉的品种。目前我国居民摄入猪肉、牛肉等畜肉较多，禽肉和鱼肉较少，对儿童身体健康不利，应适当调整比例。要让儿童多吃鱼虾，鱼虾类脂肪含量较低，且含有较多的不饱和脂肪酸，有助于保护心血管，可作为首选。

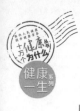

健康加油站

鱼、禽、肉、蛋的摄入需要注意以下几点：①畜肉类的瘦肉中脂肪含量较低，因此吃畜肉应当优选瘦肉，少吃肥肉；②蛋类要多蒸煮、少油炸、少加工；③烹制肉类食物时，应以蒸、煮、炖的方式为主，不仅可以减少油、盐的摄入，还能更好地保留营养成分，是更为健康的烹调方式；④小块食用，小份量是食物多样和控制总量的好办法。

健康云课堂

*儿童青少年为何更要平衡膳食*

（张　倩）

# 20. 为什么**儿童**要**多喝奶**

牛奶是膳食钙的良好来源，每天喝牛奶，有利于儿童的骨骼健康。《中国居民膳食指南（2022）》建议每天奶及奶制品的摄入量在300毫升以上，可以选择各种各样的奶制品，如鲜奶、酸奶、奶粉或奶酪等。儿童时期坚持喝奶，有利于骨骼健康和生长发育，并且将受益终身。

牛奶可以提供优质蛋白质和钙，是一种营养素种类较齐全、营养价值高、容易消化的食物。每 100 克的牛奶，含钙量基本在 100 毫克左右。经常喝牛奶，有利于儿童骨骼健康。

《中国学龄儿童膳食指南（2022）》指出学龄儿童每天应摄入 300 毫升及以上的液态奶或相当量的奶制品。儿童可以这样安排一天的饮奶量：通过早餐或上午加餐饮用一袋牛奶（200~250 克），午餐或晚餐后加一杯酸奶（100~125 克）。

奶和奶制品的种类多样，主要有以下几种：①纯牛奶：以生牛乳为原料；②酸奶：生牛乳加入乳酸菌等菌种后发酵形成，含有丰富的益生菌，300 克纯牛奶可以与 300 克酸奶等量替换；③奶粉：以生鲜牛乳为原料制成的粉状产品，300 克纯牛奶相当于 37.5 克奶粉；④奶酪：由于水分减少，蛋白质和钙含量比纯牛奶更高，300 克牛奶相当于 30 克奶酪。

值得注意的是：①酸奶在制作过程中，为了调节口味往往会加入糖，因此在购买酸奶时，要注意看酸奶的配料表，注意糖的添加量；②奶酪的脂肪含量较高，含盐量也较高，不宜过多食用。

另外，还要注意这些问题：①乳饮料不等于奶：乳饮料中加入了糖和其他添加剂，注意看配料表时会发现排在首位的是水，

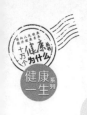
营养价值远低于奶制品；②奶茶不是奶：市面上流行的奶茶很多都是用奶粉（或者植脂末）、白砂糖、茶叶提取物等调制的，营养价值低，同时奶茶中的茶叶提取物或茶粉中含有咖啡因，儿童要少喝奶茶；③奶片营养价值远不及鲜牛奶：奶片在加工过程中破坏了一些营养成分，同时还含有一定量的食品添加剂；④奶油不可以代替牛奶：奶油脂肪含量较高，营养价值较低，儿童在食用时要控制量，过多食用可能会造成肥胖。

家长们要注意，如果儿童乳糖不耐受，可以选择酸奶或奶酪等来代替纯牛奶。另外，不要空腹喝牛奶，可以在吃饭时或饭后1~2小时喝牛奶，搭配一些馒头、面包或饼干等食物一起食用。

（张　倩）

# 21. 为什么**儿童**要不喝或少喝**含糖饮料**

儿童要不喝或少喝含糖饮料，更不能用含糖饮料来代替白水。过多饮用含糖饮料的儿童容易发生龋齿、超重、肥胖等疾病，严重危害儿童的健康成长。儿童应尽量多喝白水，少量多次，足量饮用。

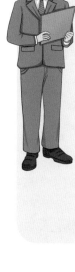

为了儿童的健康，家长应该为儿童选择健康的饮品。《中国学龄儿童膳食指南（2022）》指出，学龄儿童应该少喝或不喝含糖饮料，每天应摄入300毫升及以上的液态奶或相当量的奶制品，同时每天应足量饮用清洁卫生的白水，每天饮水量为800~1400毫升。

含糖饮料是指含糖量达到5%以上的饮品。含糖饮料包括含糖的碳酸饮料、果蔬汁饮料、运动饮料、茶饮料和含乳饮料等。比如，果蔬汁饮料就是在水中加入一些果蔬汁，同时还加入了添加糖和各种食品添加剂，营养价值远远低于鲜榨果蔬汁。过多地饮用含糖饮料，会增加儿童龋齿、超重、肥胖的发生风险，还会影响儿童的骨骼健康。

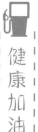

健康加油站

选购、饮用饮料应注意以下几点：①在购买饮料时要看包装上的营养成分表，选择碳水化合物和糖含量低的饮料。②儿童喝完含糖饮料后要注意口腔卫生，用清水漱口。③可通过运动来消耗含糖饮料提供的能量，避免其在体内转化成脂肪蓄积：以一听含糖饮料（330毫升）为例，其所含能量约为150千卡，一个体重50千克的青少年，需要跑步约30分钟，或快走75分钟，才能消耗掉这些能量。但需要注意的是，运动并不能完全消除含糖饮料带来的健康危害。④尽量不选功能饮料；同时，12岁以下儿童不喝浓茶、咖啡等含咖啡因

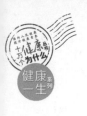
的饮料。最后要提醒家长们，尽量不购买或少购买含糖饮料，家长也要以身作则，不喝或少喝含糖饮料。

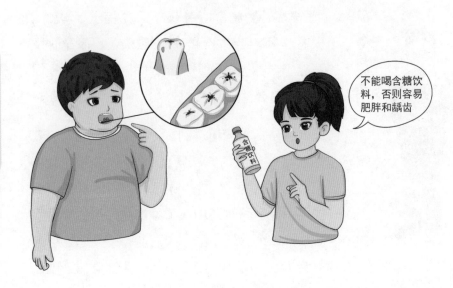

（张 倩）

# 22. 儿童该养成哪些良好的饮食习惯

良好的饮食习惯有利于儿童健康成长。家长要关注儿童的饮食行为，言传身教，培养儿童良好的饮食习惯，包括不偏食挑食，不暴饮暴食，三餐定时定量，积极身体活动等。儿童要做到吃动平衡，在注重食物摄入的同时也要积极运动，保持健康体重。

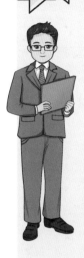

儿童正处于生长发育的重要阶段，家长应该多花心思，合理搭配儿童的饮食，注重吃动平衡，逐步培养儿童良好的饮食习惯，为其一生的健康奠定基础。

培养儿童良好的饮食习惯，要做到以下几点：①一日三餐，定时定量，食物多样化，鼓励儿童不挑食和偏食，加餐以奶类、水果为主，在两顿正餐之间，分量不应该过多，不要影响儿童三餐进食；②吃饭时间适当，每顿饭20~30分钟，让儿童做到细嚼慢咽但不拖延；③规律进餐，鼓励但不强迫进食，儿童在吃饭时不看手机、电视等，不边吃边玩儿，家长要以身作则，给儿童做好榜样；④对于儿童不喜欢的食物，家长可变换烹调方式，如儿童不喜欢吃蔬菜，家长可以将蔬菜榨汁，或将蔬菜切碎与瘦肉一起做成饺子或包子等，鼓励儿童勇于尝试并给予表扬；⑤限制儿童喝饮料，鼓励多喝白水，不要用含糖饮料来代替白水；⑥吃饭时与儿童友好交流，不要以食物作为奖励或者惩罚；⑦鼓励儿童参与家庭食物选择和制作过程，享受烹调食物过程中的乐趣，比如，家长可领着儿童去菜市场认识和挑选蔬菜，在做饭时让儿童干力所能及的家务，参与到这个过程中来；⑧烹调食物时要少盐、少油、少糖，使饮食尽量清淡，儿童味蕾敏感，可以品尝出食物天然的味道。

儿童在做到食不过量的同时，也要积极运动。儿童应该将运动列入每天的时间表，把天天运动变成习惯。家长可适当陪儿童一起运动，培养儿童的兴趣，这样更能坚持下去。同时家长要督促儿童，每天看手机、电视等视屏时间不超过2小时，越少越好。

（张　倩）

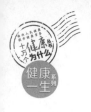

# 23. 幼儿食物应如何烹调

幼儿的消化系统尚未成熟，所以幼儿食物的烹调方式与成人有一定差异，要使食物更易于幼儿消化吸收。幼儿的食物要比较细小，去除皮、核、骨等，烹调多用蒸、煮、炖等方式，口味要清淡，烹调过程要少调料、少油炸。

**专家说**

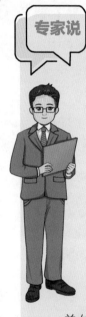

　　烹调是人类饮食活动中为了获得健康安全的食物所采取的对自然状态食物进行加工的技术。食物经烹调后会变得色、香、味、形、质俱佳，还会促进人体对食物中营养成分的吸收，更重要的是，烹调可以杀灭食物中有害的微生物来保障食品安全。日常生活中常见的烹调方式有煮、蒸、炖、炒、炸、煎、烤、烩、焖等。幼儿处于生长发育的关键时期，对各种营养素的需要量较高，消化系统尚未完全成熟，咀嚼能力较弱，因此，幼儿食物的加工烹调应与成人有一定差异。

　　总体上讲，幼儿的食物经过烹调后，要易于幼儿消化吸收。从烹调口味上来说，要口味清淡，烹调过程要少调料、少油炸，不应过咸、油腻和辛辣，尽可能少用或不用味精或鸡精、色素、糖精等调味品，有助于幼儿形成终身的健康饮食习惯。可选天然、新鲜香料（如葱、蒜、洋葱、柠檬、香草等）和新鲜蔬果汁（如番茄汁、南瓜菠菜汁等）进行调味。宜采用蒸、煮、炖、煨等烹调方式。特别注意要完全去除皮、骨、刺、核等，避免幼儿在进食过程中受伤。食物也要切得比较细小，便于幼儿咀嚼。大豆、花生等坚果类食物，应先磨碎，制成泥、糊、浆等状态再让幼儿进食。

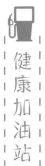

健康加油站

提醒注意两点：①要注意幼儿是否存在对某种食物过敏的情况，不要让幼儿误食过敏食物；②可鼓励幼儿参与家庭食物的选择和制作过程，以培养幼儿对各种食物的兴趣，增进对食物的认知与喜爱，鼓励幼儿体验和认识各种食物的天然味道和质地，了解食物特性。

（张 倩）

# 24. 儿童**偏食**、**挑食**怎么办

儿童不应该偏食和挑食，偏食和挑食可能导致儿童营养不良。家长可以引导儿童吃各种各样的食物，做到食物多样，逐步纠正儿童偏食、挑食的习惯，做到均衡膳食摄入，保证儿童的健康成长。

关键词

偏食 挑食

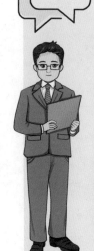

**专家说**

挑食指对某些食物挑剔，讨厌或拒绝进食某一种或某几种食物的行为。偏食指对食物的明显偏好行为，偏好选择和摄取某些食物，而不接受某一种或某些食物。

儿童各类食物都要适量摄入，因为每种食物的营养特点不同，只有每类食物都吃，才能做到营养均衡，健康成长。比如，谷薯类富含碳水化合物，人体的能量有一半以上来自谷薯类食物；蔬菜水果含有丰富的维生素、矿物质和膳食纤维；奶类提供优质蛋白质、维生素 $B_2$ 和钙。

儿童要做到不偏食、不挑食、食物多样，家长可引导儿童从小尝试各种各样的食物。①什么都吃：儿童不能因为喜爱就偏食某些食物，也不能因为讨厌就挑食甚至拒绝某些食物，对没有吃过的食物要勇于尝试，家长可以更换烹调方法让儿童再尝试以前不喜欢的某种食物；②五颜六色：不同颜色的食物有各自的营养特点，如橙色的胡萝卜、杧果中的维生素 A 可以保护视觉功能，帮助在处于黑暗中时看得更清晰，红色的番茄中的番茄红素具有抗肿瘤的功效等；③每类都有：平均每天的食物种类要达到12 种以上，每周至少达到 25 种，早餐摄入 4~5 种，午餐摄入5~6 种，晚餐摄入 4~5 种；④同类互换：一段时间内可以将同类别食物进行互换，如中午吃米饭，晚上可以吃面条，第二天可选择小米粥，今天吃猪肉，明天吃鸡肉，后天吃鱼虾，各种蔬菜搭配吃，牛奶与酸奶互换，每天尽可能选择不同水果。

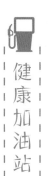

儿童挑食或偏食，会导致某类食物和营养素（也可能包括能量）摄入不足或过量，从而影响生长发育和健康，例如如果只吃蔬菜水果，不爱吃肉，会造成蛋白质摄入不足，导致营养不良、贫血等，出现身材矮小、容易生病；如果只爱吃肉，容易能量摄入超标，有可能导致超重、肥胖。

（张　倩）

# 25. 儿童**食欲不振**怎么办

生活中导致儿童食欲不振的原因比较多，包括疾病、进食环境差、饮食习惯不良等。要先确定儿童食欲不振的原因，再进行处理。要为儿童提供五颜六色、搭配合理、清淡好消化的食物，保证就餐环境温馨舒适。如果儿童患有某些疾病，需要先治疗疾病。

**专家说**

儿童食欲不振通常指进食的欲望降低，表现为食欲不佳，可能与疾病因素、进食环境差、不良进食习惯等有关。当儿童出现食欲不振的情况时，家长首先应该明确造成儿童食欲不振的原因，针对不同原因采取不同的处理方式，改善儿童的食欲，有利于儿童健康成长。

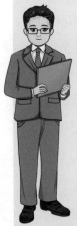

首先，如果是疾病引起的食欲不振，则应先治疗疾病。儿童在患病过程中，如感冒、腹泻、消化不良等，胃肠功能减弱，会表现为食欲不振，这种情况下不要强迫儿童进食。在胃肠功能减弱的情况下强迫儿童进食会导致消化不良，这个时候饮食应清淡，建议家长选择软烂、易消化的食物给儿童吃，如鱼肉、粥类等，之后随着疾病的恢复，儿童的食欲也会逐渐恢复正常。

其次，进食环境也会对儿童的食欲产生影响，要保证儿童在良好环境中进食，如不在特别热、吵闹的环境。儿童在吃饭的时候要保持安静，不要让儿童观看电视剧、动画片，玩手机等，这些都可能转移儿童的注意力，使儿童不好好吃饭。还有部分儿童吃饭时可能是由家长追着喂或陪着玩，儿童一边玩一边吃，这样也会使儿童食欲降低。

再次，儿童食欲不振可能与长期不良饮食习惯有关，比如长期挑食偏食、暴饮暴食、吃比较多的零食等，这些都会影响儿童食欲，表现为正餐时食欲下降。因此，应积极纠正儿童不良的饮食习惯，如尽量让儿童在相对固定的时间、地点进餐，三餐要规律，进餐时间也要适当控制，可鼓励儿童自主进餐，家长不要强迫喂食，不要让儿童在饭前吃太多的零食。

最后，儿童食欲不振时要注意调整饮食，吃一些清淡、易消化的食物。注意食物的搭配，可以在平时多吃些新鲜的蔬菜水果，含有丰富的纤维素、微量元素，可以满足儿童身体发育所需。同时也要少吃高能量和高脂肪的食物，因为这些食物会抑制儿童食欲，不利于进食。还可以吃一些富含锌元素和赖氨酸的食物，如大白菜、瘦牛肉、核桃、芝麻、绿豆、虾仁、扇贝等。儿童食欲不振也可以适当补充益生菌，帮助儿童调理肠道菌群，促进消化，加强食欲。此外，鼓励儿童进行适当的身体活动，也能间接起到提高儿童食欲的作用。

（张 倩）

# 26. 家有**胖孩**如何安排**饮食**

　　肥胖会影响儿童体格和智力发育。家长应合理安排儿童的膳食，控制膳食总能量和脂肪的摄入，鼓励儿童多吃蔬菜水果、全谷物、奶类和豆类，适当吃瘦肉或鱼虾等水产品，少吃高油、高盐和高糖的食品。督促儿童养成良好的饮食习惯，一日三餐规律就餐，吃好早餐，少吃零食，不喝或少喝含糖饮料，吃饭做到细嚼慢咽。同时，要鼓励儿童多运动，逐步增加身体活动水平。

**专家说**

　　肥胖是指由多种因素引起，因能量摄入超过能量消耗，导致体内脂肪积聚过多达到危害健康程度的一种慢性代谢性疾病。儿童肥胖不仅严重影响儿童的身体和心理健康，而且与成年期慢性病的发生密切相关。养成良好的饮食习惯是肥胖儿童控制体重的关键，家长应及时调整儿童的饮食结构，培养儿童良好的饮食习惯。必要时，可寻求营养专业人员和机构的帮助。

　　肥胖儿童的饮食控制不能靠过度节食，要在满足儿童生长发育的前提下，适当减少膳食能量的摄入，限制精制碳水化合物和脂肪的摄入，保证优质蛋白质摄入，适当增加维生素、矿物质和膳食纤维的摄入。肥胖儿童的膳食应营养均衡，食物多样，保证平均每天摄入 12 种以上食物，每周 25 种以上。

　　两餐间饥饿时，优先选择能量密度低、饱腹感强的食物，如低脂奶制品、新鲜蔬果等，少吃或不吃富含添加糖的糖果、糕点、饮料等以及含大量饱和脂肪酸和反式脂肪酸的油炸食品和膨化食品等。同时，鼓励儿童足量饮水，不喝或少喝含糖饮料。

　　培养儿童良好的饮食习惯也十分重要。家长应鼓励儿童定时定量进食。提醒儿童在咀嚼食物时细嚼慢咽，每餐时间建议控制在 20~30 分钟，减少非饥饿状态下进食，并避免边看电视或边做作业边进食，控制零食摄入，减少吃快餐次数。

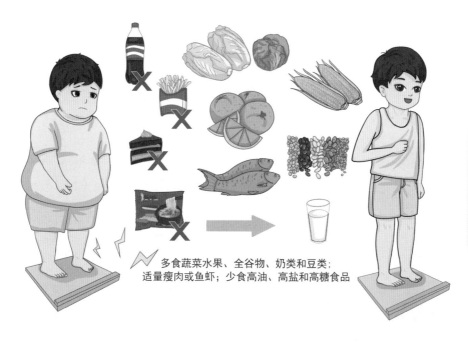

多食蔬菜水果、全谷物、奶类和豆类；
适量瘦肉或鱼虾；少食高油、高盐和高糖食品

（张 倩）

# 27. 吃**哪些食物** 对**保护视力**有帮助

　　保护眼睛，维护视力，除了注意劳逸结合、避免眼疲劳、坚持做眼保健操外，吃对食物也很关键。预防儿童近视，可以给儿童补充一些对保护视力有帮助的食物，如动物肝脏、胡萝卜、牛奶、豆制品、橙子等富含维生素 A、维生素 C、钙和花青素的食物。

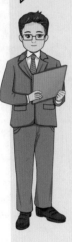

对于正在发育的儿童来说，眼球发育和身体发育一样，都需要均衡的营养。近年来儿童接触电子产品的年龄越来越小，儿童近视率居高不下，应该给儿童补充哪些食物来帮助儿童保护视力呢？

维生素 A 被称为"眼睛的守护神"，具有维持视觉的功能。维生素 A 缺乏容易引起眼睛干涩、疲劳、充血，同时还会导致适应黑暗环境的能力减弱，严重时还会导致患夜盲症。动物肝脏中的维生素 A 可以直接被人体吸收和利用，因此儿童可以吃一些动物肝脏来补充维生素 A。另外，β - 胡萝卜素可以在体内转变成维生素 A，也是补充维生素 A 的良好来源。保护儿童视力，可以给儿童补充富含 β - 胡萝卜素的食物，如胡萝卜、红薯、杞果、豌豆苗等。

钙不仅是构成骨骼的重要元素，而且还参与调节神经肌肉的兴奋性，可以消除眼肌的紧张。严重缺乏钙元素可导致眼球转动不灵活，眼肌调节能力差，促进近视的发生或使近视度数加深。因此，要给儿童吃含钙丰富的食物如奶类及其制品、豆类及其制品等。

维生素 C 是生命存在的基础，缺乏维生素 C 会减弱眼部对外来刺激的抵抗力，尤其是在遇到风和强光的时候。因此，可以给儿童多吃一些富含维生素 C 的食物，如猕猴桃、樱桃、柿子、草莓、橘子、橙子等。

花青素可促进视网膜中视紫质的生成，稳定眼部的微血管，并增强它们的血液循环。花青素还是一种强抗氧化剂，可以减少自由基对眼睛的损害，能起到预防白内障的作用。富含花青素的食物有蓝莓、黑莓、樱桃、茄子、红石榴、紫米等。

除此之外，粗粮中含有丰富的维生素 $B_2$，对角膜有很好的保护作用。

要注意的是，食物虽然有保护视力的功能，但儿童要想保护自己的视力，除了多吃有助于视力的食物，还要注意日常的用眼卫生和用眼习惯，多进行户外运动，不用脏手揉眼睛，用眼久了就休息休息，缓解眼睛疲劳。

（张　倩）

# 28. 缺钙影响长个子吗

关键词

钙　身高　维生素D

是的。钙是一种重要的矿物质，对儿童骨骼及牙齿的正常生长发育具有重要作用。儿童处在生长发育的关键时期，需要较多的钙摄入，钙缺乏会影响儿童期身高增长，长时间缺钙还会影响儿童发育。此外，儿童期缺钙还有可能增加成人期甚至老年期骨质疏松和骨折的发生风险。因此，儿童青少年在生长发育的重要时期，要保证充足的钙摄入。

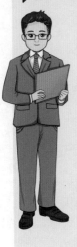

儿童处于生长发育的快速期，尤其是骨骼的发育。不同年龄段膳食钙的每日推荐摄入量有所不同，基本在 800~1 200 毫克／天。儿童在日常生活中一定要多吃富含钙的食物，牛奶及奶制品是含钙较为丰富的食物，且钙与磷比例适当，有助于人体钙吸收，《中国学龄儿童膳食指南（2022）》建议儿童每天摄入 300 毫升以上的奶制品。豆腐、腐竹等豆类制品，芥菜、小白菜等深色蔬菜，虾皮、紫菜等海产品，芝麻、花生等坚果也都含有丰富的钙，儿童在日常膳食中应该经常吃这些食物。

维生素 D 可以促进人体对钙的吸收，因此增加钙摄入的同时也要注意补充维生素 D。但维生素 D 比较特殊，食物中的含量比较少，需要人体通过日光紫外线照射合成，因此建议儿童多晒太阳，多参加户外运动。

身高还受基因、睡眠、气候、运动等因素的影响，所以儿童青少年还需要养成良好的生活习惯，保证充足的睡眠、运动，保持积极乐观的心态。

（张　倩）

# 29. **不吃早餐**
## 会影响儿童的**学习成绩**吗

经常不吃早餐会妨碍儿童的生长发育，影响儿童认知能力。儿童学习过程中，大脑所消耗的能量相对较多，如早餐质量不高，上午的学习或活动就得不到充足的能量补充，儿童会出现头晕、乏力、反应迟钝、注意力分散等现象，影响学习效率。因此，父母一定要重视儿童的早餐，要让儿童吃饱、吃好。

**专家说**

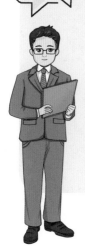

长期不吃早餐容易引起身体代谢紊乱，使内环境发生改变，同时胃酸会刺激胃壁，损伤胃黏膜，引发一系列的胃肠疾病。

早餐是一天之中不可或缺的一餐，可为身体补充充足的能量和营养素，对于儿童的生长发育尤为重要，也是保障学习效率的基础。因此，家长应该对儿童的早餐给予重视，保证早餐的营养充足。

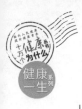
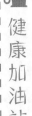
一份营养充足的早餐应该是搭配合理、营养全面均衡的。营养充足的早餐应包括以下食物中的 3 类及以上，各类食物的摄入量可以因人而异：①谷薯类：谷类及薯类食物，如馒头、花卷、面包、米饭、米线、杂粮粥等；②肉蛋类：鱼、禽、肉、蛋等食物，如鸡蛋、猪肉、牛肉、鸡肉等；③奶豆类：奶及奶制品、大豆类及其制品，如牛奶、酸奶、豆浆、豆腐脑等；④蔬果类：新鲜蔬菜水果，如菠菜、番茄、黄瓜、苹果、梨、香蕉等。需要注意的是，早餐需要摄入足够的碳水化合物，所以，儿童早餐一定要吃主食（谷薯类）。

（张　倩）

# 30. 复习、考试期间的饮食要注意什么

临近考试，儿童的压力很大，作业也很多，在为儿童提供营养均衡的食物时，可以参考以下几点：

**（1）每餐做到粗细搭配、荤素搭配：** 充足的碳水化合物和优质蛋白质对保证神经系统的正常运转非常重要。保证充足的谷薯

类，其中要有适量的小米、玉米等粗杂粮；也要有品种丰富的鱼、禽、肉、蛋等动物性食物，尤其可以适当多吃鱼虾等水产品。鱼虾等新鲜的水产品富含不饱和脂肪酸，对大脑的高速运转有一定的帮助。

（2）**每天食用足量的新鲜蔬菜和水果：** 新鲜蔬菜水果中含有丰富的维生素、矿物质和膳食纤维。维生素 C 既可促进铁在体内的吸收，还可增加脑组织对氧的利用。蔬菜水果还可帮助消化，增加食欲，防止便秘。

（3）**合理安排一日三餐：** 众所周知，早餐对儿童的健康和学习十分重要，可以为身体补充充足的能量和营养素，吃早餐的儿童注意力更集中。有研究显示，同样的食物，用餐量大的人会感觉更为困倦。因此，建议儿童在考试期间午餐、晚餐吃七八成饱，肉类不过多，烹调不油腻，避免影响饭后的学习和睡眠。

（4）**健康选择零食让儿童充满活力：** 在复习期间，选择营养价值高的零食可以帮助儿童在两餐之间补充重要的营养。比如在两餐之间食用一份水果或一杯酸奶、牛奶等，这些都是简单而营养丰富的零食，很容易搭配。

（5）**保证儿童充足的饮水：** 保证充足的饮水，以促进营养物质的消化、吸收、转运和代谢；要不喝或少喝含糖饮料。

（6）**注意饮食卫生：** 考试期间，还有很重要的一点，就是要注意饮食卫生，最好父母亲自选购食物，为儿童制作三餐，严格预防食物过敏和食物中毒，不吃来源可疑和以前没吃过的食物。

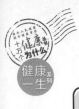

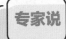

人在集中精力思考或精神压力巨大时，自主神经的功能受到抑制，消化道的血液供应也会减少，消化吸收功能可能受到影响。也就是说，压力越大，越需要吃清淡简单的食物，不应在考前一味地给儿童补充高蛋白、高能量的食物。

（张　倩）

**关键词**

**青春期　食物**

# 31. 青春期饮食
## 需要注意什么

青春期是由儿童发育到成人的过渡时期，膳食结构要以谷类为主，适当增加粗杂粮的摄入。青春期饮食要特别注意以下几个方面：

（1）**吃富含优质蛋白质的食物：**每天吃 1~2 个鸡蛋，125~175 克鱼禽畜肉，40 克大豆（相当于 120 克北豆腐、800 毫升豆浆、80 克豆腐干）。

（2）**以谷类为主食，要吃饱：**由于青春期学生所需的能量比成年人要高（以体重计），而谷类是人体最理想和最经济的能量来源，所以，青春期学生应将谷类作为主食，每天吃米、面 400~500 克，同时也要适当添加一些粗杂粮。

（3）**每天喝牛奶，多吃奶制品，预防缺钙：**青春期是生长发育的关键时期，钙的需要量很大，每天钙的摄入量应达到 1 000~1 200 毫克。牛奶是补充钙最好的天然食物，《中国学龄儿童膳食指南（2022）》建议儿童每天摄入 300 毫升以上的液态奶或奶制品，以保证钙的充足摄入。

（4）**每周吃 1 次动物肝脏：**进入青春期以后，身体对各种营养素的需求有所增加，铁也不例外。特别是女生，由于月经初潮后每月都有一定量铁的丢失，所以青春期女生更容易出现缺铁性贫血。动物肝脏中含有十分丰富的铁，每周吃 1 次，1 次吃 25~50 克即可预防缺铁性贫血。同时也要吃适量的鱼禽肉蛋等富含优质蛋白质的食物。

（5）**每顿吃新鲜蔬菜，每天吃水果：**蔬菜水果中含有大量的水溶性维生素、矿物质和膳食纤维，对人体健康有益，推荐每天吃新鲜蔬菜约 500 克，其中绿叶蔬菜类不少于 300 克。

（6）**不喝或少喝含糖饮料，更不能饮酒：**含糖饮料中含有大量的添加糖，过量摄入含糖饮料会导致超重、肥胖，建议不喝或少喝含糖饮料，更不能用含糖饮料代替水。此外，青春期儿童、青少年脑组织尚未发育完全，酒精会影响其神经组织发育，因此禁止青春期儿童、青少年饮酒和喝含酒精的饮料。

青春期是由儿童发育到成人的过渡时期，是从第二性征出现（如男生开始长胡须、阴毛、腋毛，女生开始乳房发育，长阴毛和腋毛）到生殖器官基本发育成熟、身高停止增长的时期。在青春期，儿童、青少年身体生长发育迅速，生殖器官和性功能逐渐成熟，精神心理变化较大，青春期是除婴儿时期外一生中发

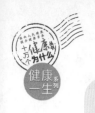

育最快的阶段，也是决定体格和智力水平的关键时期，因此应格外重视该阶段人群营养，根据其生长发育特征制订饮食计划。

（张 倩）

# 32. 如何判断
# 儿童的身高是否正常

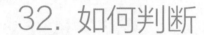

儿童身高是否正常要根据儿童的性别和年龄来确定。儿童的身高受到多种因素影响，如遗传、环境、膳食等，某些疾病也会影响儿童的身高。中华人民共和国卫生行业标准《7 岁以下儿童生长标准》（WS/T 423—2022）可以帮助家长了解学龄前儿童的身高水平，《学龄儿童青少年营养不良筛查》（WS/T 456—2014）可以帮助家长了解学龄儿童的身高是否过低。同时要对儿童的身高进行动态观察，客观进行判断。

很多家庭都会有一面身高墙，家长经常让儿童贴墙站着量一量。如何才能知道儿童的身高有没有达标呢？

学龄前儿童的身高可以对照 2022 年颁布的卫生行业标准《7 岁以下儿童生长标准》（WS/T 423—

2022）来判断。该标准明确规定了 7 岁以下儿童生长发育的各项指标，包含不同年龄男童、女童身高、体重、头围等五个指标的百分位数和标准差数值，同时还说明了儿童生长水平与营养状况的评价指标和方法。

学龄儿童可以参考卫生行业标准《学龄儿童青少年营养不良筛查》（WS/T 456—2014）来了解身高是否达标。如果儿童的身高小于或等于标准中相应年龄组、相应性别的身高界值，即身高没有达标，也被称为生长迟缓。

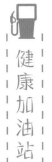

健康加油站

2022 年颁布的《7 岁以下儿童生长标准》（WS/T 423—2022）中有百分位和标准差两种表述方法。对于家长来讲，百分位更容易理解。百分位就是 100 个同年龄儿童从矮到高排队，排在第 50 位的被视为平均水平，第 3~97 位之间被视为正常范围，低于第 3 位的，就属于身材矮小了。因此，家长在给儿童测量完身高后，可以对照儿童的年龄、性别去查看对应的百分位数值，来判断儿童的生长发育状况。

只要儿童身高处在 $P_{25}$~$P_{75}$，即使稍微比别人家的儿童矮一点点，也是正常的身高。值得注意的是，儿童的身高会有个体差异，不可能整齐划一，父母也不要过于焦虑。只有 $<P_3$ 才有过矮的可能性。如果 $<P_{25}$，特别是 $<P_3$，建议去医院进行综合评估。

（张　倩）

# 老年快乐
# 营养来助力

# 33. 老年人饮食
## 该如何安排

老年人在营养方面有更高的要求，安排老年人的饮食，应在平衡膳食的基础上提供更加丰富多样的食物，特别是易于消化、吸收、利用，且富含优质蛋白质的动物性食物（总量 120~150 克 / 天）、奶类（300~400 毫升 / 天）及大豆类制品，避免蛋白质、微量营养素摄入不足。老年人体重指数（BMI）宜保持在 20.0~26.9 千克 / 米$^2$，略高于成年人标准。

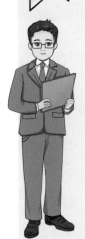

（1）**主食多样化：** 选择米饭、馒头、花卷、小米、玉米、燕麦、土豆、红薯等多样化的谷薯类作为主食。

（2）**努力做到餐餐有蔬菜：** 尽可能换着吃不同种类的蔬菜，特别注意多选油菜、小白菜、菠菜、紫甘蓝等深色叶菜，以及菌藻类蔬菜。

（3）**尽可能选择不同种类的水果：** 不宜在一段时期内只吃一种水果，水果种类多一些，每种吃的量少一些，总摄入量为 200~300 克 / 天。

（4）**动物性食物换着吃：** 老年人的食物选择容易固化、单调，也容易偏素。饮食应尽可能包括猪肉、羊肉、牛肉等畜肉，鸡、鸭等禽肉，鱼虾类以及蛋类，多用新鲜食材，少吃加工肉制品。

（5）吃不同种类的奶类和大豆类食物：我国老年人的奶制品摄入普遍不足，鼓励老年人每天饮用 1~2 杯牛奶或酸奶。大豆类食物是老年人的好选择，富含蛋白质、豆固醇和矿物质。

（6）选择恰当的烹调方式：烹调做到少盐少油，少煎炸，多蒸煮，清淡不刺激。

（刘燕萍 张玉萍）

# 34. 为什么说

# "千金难买老来瘦"

## 是不科学的

体重是反映人体健康的敏感指标，对老年人尤其如此。研究发现，老年人"稍胖者"寿命更长，死亡率更低。瘦弱的老年人皮下脂肪少，耐寒能力低，对环境的适应能力差，抵抗力弱，当流行性感冒、上呼吸道感染、肺炎等传染病流行时，老年人的发病风险较高，预后也差。在临床上也常见到当需要进行外科手术、化疗或放疗时，皮下脂肪多的老年人比瘦弱的老年人更能坚持。另外，如果发现没有原因的体重突然下降或持续缓慢下降，应及时检查是否患有某种消耗性疾病，如肿瘤、甲状腺功能亢进、糖尿病等，及时进行治疗。

**专家说**

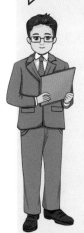

　　保持健康体重对老年人非常重要。要想保持健康体重，首先应该知道自己的体重是否在正常范围内。可以用体重指数［公式为：体重指数（BMI）= 体重（千克）/身高（米）$^2$］评判体重状况。考虑到很多老年人因为驼背、骨关节炎等原因，身高比年轻的时候明显变矮，导致 BMI 偏高，推荐我国 65 岁以上老年人 BMI 的适宜范围在 20.0~26.9 千克 / 米 $^2$。如果 BMI 小于正常范围低限，应该增重；如果大于正常范围高限，就要减重。其次，最好每周，至少每月测量一次体重。

　　健康体重主要取决于能量摄入和能量消耗的平衡，进食量和身体活动量是保持健康体重的两大关键。建议老年人经常了解自己的体重，审视自己的饮食和身体活动量，适时调整饮食和活动量，努力使体重保持在健康范围内。

　　对于肥胖老年人，荤食、甜食别贪吃，油脂摄入不要过量，清淡饮食，坚持运动；对于消瘦老年人，可以增加餐次，适当吃营养价值高的零食，同时适量运动，保持心情愉悦。

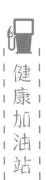

健康加油站

　　满足老年人的营养需求应注意以下几点：

　　（1）对膳食总能量的需求减少：比青壮年时期要降低 10%~15%。

　　（2）保证蛋白质摄入：有利于延缓肌肉减少的发生。

　　（3）矿物质的供给必须充足：适当增加钙、磷、

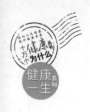

铁、锌、硒等矿物质的摄入。

（4）**维生素的需求要满足：** 注意维生素 E、维生素 C、维生素 A，以及维生素 D 的摄入。

（5）**适量摄入膳食纤维：** 适当吃粗杂粮及蔬菜水果等富含膳食纤维的食物可促进排便，延缓食物的吸收，降低餐后血糖峰值。

（丁彩翠）

# 35. 老年人**牙口不好**
## 该怎么吃

对牙口不好的老年人来说吃饭并非易事，有些老年人甚至只能吃大米粥、软面条等为数不多的软烂食物。长此以往，食物种类、质和量受到限制，发生营养不良的风险大大增加。想让牙口不好的老年人获取充足营养，关键在于合理选择和烹制食物，必要时搭配营养素补充剂来补足膳食营养的欠缺。

（1）**合理补充优质蛋白质：** 牙口不好的老年人蛋白质摄入量往往不够，选对肉类很重要。以鱼肉和鸡肉为代表的白肉，肌纤维细，肉质软嫩，脂肪含量也

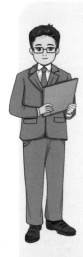

相对低于猪肉、羊肉等红肉，很适合牙口不好的老年人。鱼类，尤其是深海鱼的脂肪中富含多不饱和脂肪酸，有益于心脑血管健康，适合以清蒸、炖煮等少油少盐的方式烹调。大豆类和奶制品中富含优质蛋白质，同时奶制品的钙含量高，牙口不好的老年人更需要经常食用。每天1个全蛋，蒸蛋羹、炒蛋、蛋花汤都很适合。

（2）杂粮粗粮预处理：牙口不好的老年人常因粗杂粮的口感粗糙、难煮难嚼难咽而放弃选择，以致所吃的主食过于精细，无法获得充足的 B 族维生素、膳食纤维和矿物质等。可以将糙米、燕麦米、赤小豆、芸豆等提前用清水浸泡，后用压力锅煮至软糯，若不能适应可以先食用杂粮糊糊、杂粮粥，逐步过渡到杂粮软饭。红薯、山药、芋头等薯类上锅蒸制时间充分，也是适口的选择。

（3）蔬菜水果也要吃：新鲜蔬果作为维生素、矿物质和膳食纤维的主要来源，饮食中必不可少。嫩叶、瓜茄类蔬菜粗纤维不多、水分含量高，口感或软绵或爽脆，切细丝或碎末，烹熟后食用难度不高。尽量选择蒸、煮、炖、焖、烩等以水为加热媒介的烹调方式，连汤汁带食材一起享用，营养获取会更充分。水果，如香蕉、草莓、杧果、樱桃等口感绵软、营养丰富，适口性强，适合牙口不好的老年人食用；也可将水果切成小块，蒸或煮熟。日常可以使用料理器，将蔬果食材里的粗纤维打碎，制成菜馅、菜泥、果泥、蔬果汁等，供老年人食用。

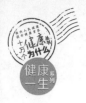

关键词

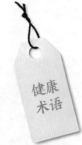

老年人　素食

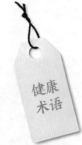

## 杂粮

杂粮通常指水稻、小麦、玉米、大豆和薯类五大作物以外的粮豆作物。主要有小米、高粱、荞麦、燕麦、大麦、薏苡仁、绿豆、红豆、蚕豆、豌豆等。

## 粗粮

相对于精米白面等细粮而言，粗粮是指未经精细加工的粮谷，一般指大米和面粉以外的粮食。

（刘燕萍　张玉萍）

# 36. 为什么
# 不建议老年人吃素

　　老年人易出现蛋白质、微量营养素摄入不足，产生消瘦、肌肉减少、贫血、骨质疏松等问题。长期素食由于膳食中缺乏动物性食物，如果膳食搭配不合理，较容易导致蛋白质、ω-3 脂肪酸、维生素 $B_{12}$、磷、钙、铁和锌等摄入不足，更易增加相关营养缺乏病的发生风险。因此，不建议老年人吃素。

专家说

　　人体衰老过程中将出现负氮平衡，摄入蛋白质的质和量若达不到要求则影响细胞代谢和更新，进一步

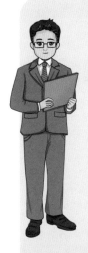

影响其功能，因此，老年人应有足量的蛋白质供应，老年男性每日 65 克，女性每日 55 克，且优质蛋白质摄入量占 50%，瘦肉、鱼、禽、奶、蛋等动物性食物是优质蛋白质的重要来源。相对而言，素食者则要面临更高的蛋白质摄入不足的风险。

不少老年人由于担心动物性食物中含有较多的饱和脂肪酸和胆固醇，会增加慢性病的发生风险，减少甚至拒绝食用动物性食物。除罹患肝胆疾病，老年人对脂肪的消化和吸收能力一般不低于中青年，过多摄入脂肪固然不妥，确保优质脂肪酸摄入，同时只要确保饱和脂肪酸摄入不超过总脂肪的 1/3、总能量的 10% 即可。因此，需要控制动物脂肪不是素食的理由，老年人完全可以选择畜禽的瘦肉、低脂的水产品、脱脂奶，不用黄油、奶油。

老年人胃肠功能下降，如果户外活动减少、缺乏日照，会使维生素 D 的来源减少，加之往往钙摄入不足，老年人更易出现骨钙的负平衡。当然，身体活动的减少也会增加骨钙的流失，造成增龄性骨质疏松，素食习惯同样不利于这一问题的防治。奶类、蛋黄、海鱼海虾等富含骨健康相关营养素的动物性食物是不可替代的。

总之，老年人生理功能显著改变，这些变化会影响老年人摄取、消化食物和吸收营养物质的能力。虽然老年人对能量的需求随着年龄的增长而减少，但对大多数营养素的需求并没有减少，对某些重要营养素的需求反而是增加的。吃素更易增加蛋白质、不饱和脂肪酸、钙、铁、维生素 D 等营养素缺乏的风险。

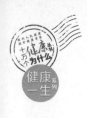

关键词

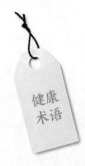

健康<br>术语

饮食　预防　老年性痴呆

### 素食人群

素食人群是指以不食畜禽肉、水产品等动物性食物为饮食方式的人群，主要包括全素人群和蛋奶素食人群。

### 全素

也称为"严格素食"，是指饮食中只有植物性食物，没有任何动物性食物，甚至不包括蜂蜜。

### 蛋奶素食

也称为"不严格素食"，是指饮食中有奶类和蛋类制品及植物性食物的素食，如只接受奶类及其制品称为奶素，只接受蛋类及其制品则称蛋素。

（刘燕萍　张玉萍）

# 37. 为什么说**饮食**对<br>**预防老年性痴呆**不可或缺

　　老年性痴呆的病因复杂，起病时往往不被察觉，而且会不断进展。因此，预防老年性痴呆更应当在平时加以重视。膳食模式和食物中的多种营养素与老年性痴呆有密切联系，所以健康饮食对预防老年性痴呆不可或缺。

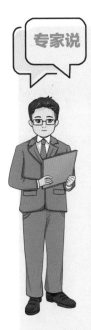

专家说

目前研究表明，健康饮食模式对预防老年性痴呆具有一定作用。健康饮食模式的特点为：富含不饱和脂肪酸、膳食纤维、抗氧化营养素、植物化学物，严格限制添加糖及饱和脂肪酸，健康饮食模式其实也是一种强调营养均衡的膳食模式。除膳食外，积极的身体活动可以降低患老年性痴呆的风险。

哪些食物中富含不饱和脂肪酸、抗氧化营养素和植物化学物呢？

不饱和脂肪酸是以 DHA 为代表的 ω-3 脂肪酸，不仅有益于神经系统的健康，还具有抗炎症反应的作用。

许多食物中都含有抗氧化成分和植物化学物，例如维生素 E、类胡萝卜素、叶酸、黄酮类化合物、植物固醇、β - 葡聚糖等，有延缓大脑衰老的作用。这类物质多存在于坚果、蔬菜、水果中，特别是深色蔬果。

近些年研究发现，益生菌与神经系统健康有密切联系，如肠道菌群的变化与神经系统疾病有关，肠道菌群失衡可能增加患老年性痴呆的风险。

有利于预防老年性痴呆的食物包括：

（1）坚果类：如杏仁、核桃、松子、花生等，不仅属于低 GI 食物，也富含 ω-3 脂肪酸，同时还富含维生素 E、硒等抗氧化营养素，保护脑细胞不受自由基损害。

（2）鱼类（特别是深海鱼）：吃鱼是获得DHA直接有效的方式，研究表明经常吃鱼的人患老年性痴呆的风险更低。摄入富含ω-3脂肪酸（如DHA）的食物可维持细胞膜的弹性，使神经细胞的功能达到较佳状态。

（3）蔬菜和水果：富含多种具有抗氧化活性的维生素，如维生素C、B族维生素等，以及其他一些具有生物活性的物质，如多酚类化合物等，有助于改善认知功能、预防老年性痴呆。

（4）谷类（尤其是全谷物）：富含B族维生素及钾、锌等矿物质，有助于改善记忆力及认知。

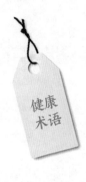

**老年性痴呆**

又称阿尔茨海默病，是一种起病隐匿，进行性发展的神经退行性疾病。临床上以记忆障碍、失语、失用、失认、视空间技能损害、执行功能障碍以及人格和行为改变等全面性痴呆表现为特征，病因复杂且迄今不明确。

（王京钟）

四

# 家庭饮食
# 巧安排

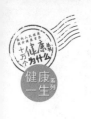

# 38. 哪些人群需要多吃含铁丰富的食物

孕妇和儿童需要多吃含铁丰富的食物，他们更容易出现缺铁性贫血，不仅影响身体健康，也影响运动能力和工作学习效率。

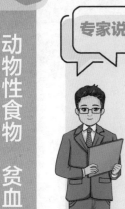

**专家说**

缺铁性贫血起病缓慢，常见的症状有烦躁不安，不爱活动，食欲减退，精神不振，体力下降，容易感染，皮肤黏膜苍白等，患者常表现为乏力，对事物和环境不感兴趣，注意力不集中等。

铁是身体必需的营养元素，日常充足的铁摄入可以有效预防缺铁性贫血。预防缺铁性贫血，应适当补充含铁丰富的动物性食物，如猪肝、瘦肉、动物全血等。食用铁营养强化食品如铁强化酱油、铁强化面粉也是改善铁营养状况的一种有效措施，在烹饪食物时，可有意选择铁强化食品。当日常膳食无法为身体补充足够的铁时，可以服用含铁的营养补充剂或药物来补充。

新鲜的蔬菜水果富含维生素 C，可以提高膳食中铁的消化吸收率，因此预防缺铁性贫血还要纠正偏食和挑食等不良习惯，适当多进食富含维生素 C 的新鲜蔬果，如樱桃、猕猴桃、西蓝花等，以促进肠道内铁的吸收。植物性食物中含草酸、磷酸等易与铁结合而不易吸收，因此很多富含草酸的蔬菜如菠菜、苋菜等一定要焯水后再烹饪；另外，茶和咖啡也会阻碍铁的吸收，应注意控制这些饮品的摄入。

（张　倩）

# 39. 如何**合理**选择**零食**

零食吃什么、什么时候吃、吃多少这些问题都很重要。可以选择天然、新鲜的食物作为零食，如水果、奶制品或坚果等。吃零食的量一定要少，一点点就可以。早、中、晚三餐中间可以吃一点儿零食。吃零食的时间适宜才能配合一日三餐，促进健康。

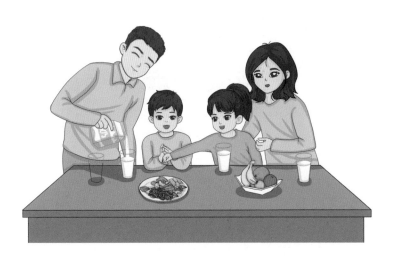

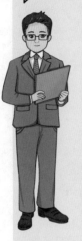

**专家说**

《中国居民膳食指南（2022）》和《中国学龄儿童膳食指南（2022）》指出，零食是一日三餐以外吃的各种食物和饮料，但不包括白水。所以零食是相对早、中、晚餐等正餐而言，而不特指某些食物。大家常说的薯片、糖果、辣条等，应该称为休闲食品。这类食物通常油、盐、糖含量比较高。如果经常吃，容易导致体重增加。不推荐将这些食物作为零食。

推荐大家选择水果、坚果和奶及奶制品作为零食。这些食物新鲜天然，营养价值高，有时候却容易被三餐忽略。在两餐中间，可以吃一个苹果、香蕉或橘子等水果，补充维生素和矿物质；或吃一小把瓜子、花生、核桃等坚果，增加不饱和脂肪酸摄入；或喝一杯牛奶、酸奶，补充钙和优质蛋白质。选择这些健康的食物作为零食，补充一日三餐的不足，有利于健康。

日常生活中可以稍微吃一点点零食，全天吃各种零食的量应不超过总食量的 1/10。同时，掌握好吃零食的时间很重要，适宜的时间应该是两餐之间。比如，早上 8 点吃早饭，上午 10 点半可以吃一个苹果；接着，中午 12 点吃午饭，下午 3 点左右可以吃几颗花生之类的坚果；然后，晚上 5 点半吃晚饭，8 点半可以喝一小杯温热的牛奶或可口的酸奶。最后，记得刷牙漱口。

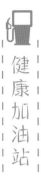

有些时候不适合吃零食：①饭前饭后半小时，或者 1 小时之内，不要吃零食；②运动或玩耍的时候不要吃零食；③看电视或电脑的时候不要吃零食；④睡觉前半小时也不要吃零食。

（张　倩）

# 40. 家庭如何避免食物浪费

生活中会有各种各样的原因造成食物的浪费。为了减少家庭中食物的浪费，我们应该了解一些生活中与食物有关的小技巧：不要一次买太多东西，买来的食物要正确存放，注意食物的保质期；日常食物要适量烹调，落实光盘行动。

第一，不要一次买太多东西，少买东西是避免食物浪费最简单的方法之一。去超市或菜市场之前可以先大致做好购买计划，列购物清单，控制在超市或菜市场买东西的品种和数量。虽然一个装满食物的冰箱会让人很开心，但是如果不能在食物保质期内吃完所

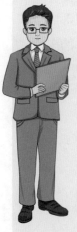

有的食物，就会导致一些过期食物被扔掉，造成食物浪费。所以，增加去超市或菜市场买东西的次数，减少每次买东西的量，是避免浪费的有效方法之一。

第二，正确存放食物。将冰箱的温度调到合适区间，有助于延长许多食物的保鲜期。不同食物的最佳储存方式不同，有的食物不可以一起储存，例如像苹果之类的食物会释放出一些天然物质，从而使附近的食物变质得更快，所以要将苹果与其他易腐烂食品分开存放，有助于保持新鲜。

第三，养成定期整理食物的好习惯。定期整理冰箱和食品储藏柜可以帮助我们了解家里的食物，确定哪些食物需要先吃、哪些食物可以后吃。存放食物时，将新购买的食物放在柜子或冰箱的后部，将之前购买的食物放在前面，既能确保食物新鲜度也能减少食物浪费。此外，可以利用一些简单的便利贴或标签记录食物放入冰箱的时间，提醒我们尽快食用。

第四，确认食物的保质期。生活中人们扔掉食物的主要原因是食物过期了。食品上标记"此日期前最佳"和"最好在此日期之前食用"的日期是为了指导食用。虽然并不是超过该日期食物就不能吃了，但新鲜程度或口味可能会有降低。

第五，合理确定烹调食物量。要根据一起就餐的家人具体情况，合理选择烹调食物的量，可以丰富食物的品种，但每种食物的量要比较少，既能品尝美味又能践行光盘行动，减少食物浪费。

（张　倩）

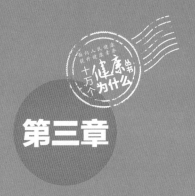

# 第三章

# 预防营养不良

# 营养不良
# 会判断

# 1. **营养不良**包括哪**三种类型**

营养不良是全球最大的健康挑战之一，主要包括三种类型：一是营养不足（消瘦、生长迟缓、体重不足），二是微量营养素缺乏，三是超重、肥胖和与饮食相关的非传染性疾病。

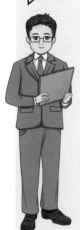

　　长期以来，大家都有一个误区，认为"营养不良"的人一定偏瘦，实则不然，消瘦只是营养不良的其中一种，超重、肥胖也属于营养不良。营养不良通常包括以下三种类型：

　　**（1）营养不足：**营养不足是儿童易受到疾病和死亡威胁的主要原因，主要包括消瘦（体重与身高比例较低）、生长迟缓（身高与年龄比例较低）和体重不足（体重与年龄比例较低）三种亚型。消瘦指体重低于身高对应的标准体重，通常表示新近出现的严重体重不足，因为没有足够的食物和 / 或患传染病（如传染病导致的腹泻），表现为体重下降、脂肪减少、肌肉萎缩等症状，中度或重度消瘦可使儿童死亡风险增加。生长迟缓指相对年龄来说身高不足，通常是长期营养不良造成的结果，与社会经济条件差、孕产妇营养不良、经常生病和 / 或生命早期不适当的婴幼儿喂养和护理有关。生长迟缓使儿童身体和认知能力达不到

营养不足　微量营养素缺乏　超重　肥胖

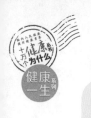

正常水平。体重不足指相对年龄来说体重不足，可能会有生长迟缓、消瘦或两者都有。

（2）微量营养素缺乏：与微量营养素有关的营养不良也叫"隐性饥饿"，是指身体缺乏微量营养素（即维生素和矿物质）。微量营养素对人体的生长发育、疾病预防和健康状态至关重要。维生素A、碘和铁摄入不足是全球重要的公共卫生问题，对全球人口的健康和发展特别是低收入国家的儿童和孕妇构成了重大威胁。

（3）超重、肥胖和与饮食相关的非传染性疾病：超重和肥胖指体重相对身高过高，体内脂肪堆积过多和／或分布异常并达到危害健康的程度，其根本原因是摄入能量（过高）与消耗能量（过少）之间不平衡。通常用体重指数来对超重和肥胖进行分级。不健康的饮食和营养不良是一些非传染性疾病的重要危险因素，包括心脑血管疾病（如心脏病和脑卒中，并常与高血压相关），某些癌症和糖尿病。

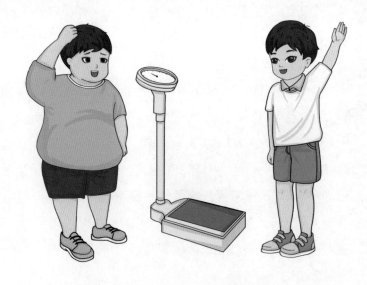

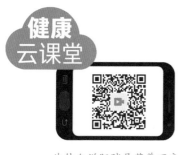

健康
云课堂

为什么说肥胖是营养不良

（赵　勇）

关键词

体重指数　腰围　腰臀比

# 2. 怎么知道自己
# 是**胖**还是**瘦**

可以通过计算体重指数（body mass index，BMI）来判断体型是否正常，也可以通过测量腰围和臀围，并与腰围或腰臀比的标准对比进行判断。

专家说

体型胖和瘦都是不健康的表现，都会导致易患多种疾病。体型正常者应保持健康体重，超重、肥胖者和消瘦者均应给予重视，进行科学干预。判断体型是否正常的方法主要有以下几种：

（1）**体重指数法：**体重指数是目前评价人体营

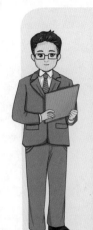

养状况最常用的方法之一。体重指数（BMI）= 体重（千克）/ [ 身高（米）]$^2$。根据我国成年人体重指数判定标准，BMI<18.5 千克 / 米$^2$ 为消瘦，18.5~23.9 千克 / 米$^2$ 为正常，24.0~27.9 千克 / 米$^2$ 为超重，≥ 28.0 千克 / 米$^2$ 为肥胖。老年人适宜的 BMI 范围为 20.0~26.9 千克 / 米$^2$。例如，某成年男性身高 1.70 米，体重 65 千克，其体重指数的计算方式为：65/（1.70×1.70）=22.5（千克 / 米$^2$），根据判定标准，该男性体型正常。

（2）**腰围和腰臀比：** 腹部脂肪分布的测定指标，世界卫生组织建议采用腰围和腰臀比。腰围为腋中线肋弓下缘和髂嵴连线中点的水平位置处的体围周长。测量臀围时，软尺贴着身体，在胯骨凸起的水平位置围上一圈。我国将 85 厘米 ≤ 成年男性腰围 <90 厘米、80 厘米 ≤ 成年女性腰围 <85 厘米定义为中心性肥胖前期，将成年男性腰围 ≥ 90 厘米、成年女性腰围 ≥ 85 厘米定义为中心性肥胖。腰臀比 = 腰围 / 臀围，成年男性腰臀比 ≥ 0.9、成年女性腰臀比 ≥ 0.8 为上身性肥胖。例如，某成年女性测量腰围为 70 厘米，臀围为 90 厘米，其腰臀比 =70/90=0.78，根据标准，该女性腰围和腰臀比均在正常范围内，体型正常。

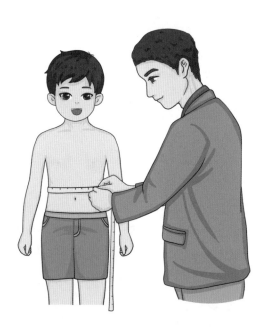

健康加油站

　　孕妇的体重指数判断标准与普通人群不同。孕期体重适宜增长有利于保证母婴的营养并获得良好的妊娠结局。妊娠期妇女体重增长推荐值见第二章"月子餐如何兼顾体重与营养"相关内容。

（赵　勇）

二

健康体重
会保持

# 3. 为什么会**消瘦**

导致消瘦的原因有很多，不同人群消瘦的原因往往不同，主要原因有能量摄入不足、营养吸收不良、代谢增加、能量需求增加等。如果出现消瘦，要明确消瘦的原因，针对具体原因进行个性化干预，适当增重。

**专家说**

消瘦指人体因疾病或其他因素出现体重低于标准的 10% 以上或人体的肌肉、脂肪含量过低，体重指数（BMI）<18.5 千克/米$^2$，或在排除有意控制饮食、减少摄入的情况下在此前的 6~12 个月中，体重减少 5% 及以上。常见的原因如下：

（1）**自愿性体重减轻：**通过健身、运动、节食等方法使自身体重减轻，导致消瘦。

（2）**疾病因素：**如果患糖尿病、慢性肠胃疾病、甲状腺功能亢进、慢性肝病、神经性厌食症、恶性肿瘤等疾病，会因为疾病导致能量摄入量不足、消耗量增加、消化吸收不良等而出现消瘦。

（3）**精神因素：**如果长时间处于难过、焦虑、压抑、烦躁等状态，负面情绪会导致食欲下降，长期摄入量少，甚至禁食，进而导致体重下降。

消瘦 营养不足 体重减轻

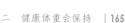

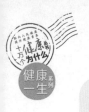

（4）**饮食不均衡：**如果存在挑食、偏食行为，很容易导致体内蛋白质、微量元素等营养素缺乏，总能量摄入长期不足，引起营养不良，进而导致消瘦。

（5）**药物因素：**某些药物，如甲状腺素制剂（常用于甲状腺功能减退）和苯丙胺（中枢神经系统兴奋剂和抗抑郁药）等可以使机体代谢明显增加，从而引起消瘦。长期服用导泻药，可造成肠道菌群失调，影响肠道吸收功能，可引起消瘦。另外，一些化疗药物、非甾体抗炎药等可引起食欲减退和上腹部不适等，进而导致饮食和吸收障碍，造成消瘦。

（6）**其他因素：**例如遗传因素，部分人群由于遗传，长期处于消瘦状态。

需要注意的是，不同人群消瘦的原因存在差异，尤其是儿童和老年人。儿童消瘦通常是因为不良饮食行为（挑食偏食、盲目节食减肥）和 / 或疾病，如腹泻、反复感染等，另外，部分地区或家庭由于经济水平较低影响儿童食物供给也是造成儿童消瘦的重要原因。老年人消瘦主要是因为食物或蛋白质摄入不足、社会及精神心理因素（心理问题或"千金难买老来瘦"的观念）、消化系统退化、药物不良反应（胃肠道反应）及疾病等因素。

（赵　勇）

# 4. **消瘦**的人如何**增重**

先要明确消瘦的原因：如果是胃及十二指肠溃疡、甲状腺功能亢进、糖尿病、肝病等疾病引起的消瘦，首先要做的是寻求专业医生的帮助，消除引起消瘦的原发性疾病，再采取增重措施；如果不是疾病引起的消瘦，则要增加能量和各类营养素的摄入，配合适量运动，造成能量盈余，循序渐进地增重。

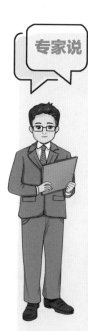

**专家说**

如果是由遗传因素（消化吸收不好）、心理因素（以瘦为美）、饮食因素（进食量不大、偏食、厌食）和运动习惯（运动生活不规律）等原因导致的消瘦，则可以采取以下方法增重：

（1）改变观念，建立健康的身体自我认知：积极的心态对于改善消瘦至关重要。要学会接受自己的身体，知道自己的身体是独一无二的，而不追求过度消瘦的身材。这是所有增重方法的前提。

（2）适当增加食量，调整膳食结构：消瘦人群要适量增加主食、肉类和油的摄入量。食欲不佳者可以从每顿饭多吃"一两口"做起，日积月累，逐步增重。谷薯类食物所提供的能量应占膳食总能量的一半以上。此外，增加优质蛋白质的摄入，如鱼、禽、蛋、瘦肉、奶制品、大豆等。

消瘦 膳食结构 体重监测

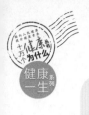
（3）定时定量进餐，鼓励加餐：健康的饮食行为有助于营养均衡。三餐按时吃，进餐时间适宜，早餐所用时间以 15~20 分钟为宜，午餐、晚餐以 30 分钟左右为宜。另外，零食可以补充人体所需的能量和营养素，但须注意适当食用。

（4）适量活动，调节身体功能：适量活动可以刺激食欲，还能增加人体肌肉含量，做到健康增重。消瘦人群应该选择适合自己的运动强度天天运动。可以将身体活动融入日常生活和工作中，例如尽量减少久坐时间，充分利用上下班途中、做家务等机会进行锻炼。

（5）监测体重，逐渐增至健康体重：经常监测体重，推荐 1 周不低于 1 次，根据体重的变化及时调整食量和运动强度。条件允许的情况下可定期通过体脂秤或脂肪分析仪测量身体成分，也鼓励主动寻求专业机构医生的健康服务。

（赵 勇）

# 5. 为什么说"腰带长一长，寿命短一短"

腰带的长短代表了腰围的大小。腰围是评价肥胖程度的重要指标之一，体重的过度增长与寿命的折损关系密切。所以"腰带长一长，寿命短一短"这句俗语还是有一定道理的。

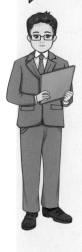

肥胖症大幅缩短预期寿命，使过早死亡的风险上升 2~4 倍。肥胖程度的评价指标除了体重（体内脂肪重量）之外，腰围也是重要的内容。腰围的大小能够反映腹部脂肪的多少，腹部是人体内脂肪重要的存储部位。

根据《中国成人超重和肥胖预防控制指南（2021）》，男性腰围 ≥ 90 厘米、女性腰围 ≥ 85 厘米，是判定成年人中心性肥胖的独立指标。腰围不仅反映了体内脂肪的多少，还反映了体内脂肪的分布。研究表明，腰围超过标准时，患高血压的风险增加 3.5 倍，患糖尿病的风险增加 2.5 倍。2020 年中国慢性病前瞻性队列研究中，我国成年人腰围超过 90 厘米时，死亡风险随腰围增加显著上升。所以说，腰围过度增加对寿命存在不良影响。

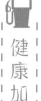

肥胖是心血管疾病的一个独立危险因素。近年来的研究揭示了内脏脂肪与冠心病、高血压、糖尿病和总死亡率的相关性更密切。预防和控制超重、肥胖，特别是减少内脏脂肪的含量，对于预防肥胖相关的慢性病具有重要作用。

腰围及其测量方法：腰围是指腰部周径的长度。腰围是衡量脂肪在腹部蓄积程度的简单且实用的指标。

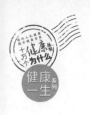

腰围的测量参考中华人民共和国卫生行业标准《人群健康监测人体测量方法》（WS/T 424—2013）。以双侧腋中线肋弓下缘和髂嵴连线中点位置为测量平面，12 岁以下儿童以脐上 2 厘米为测量平面，测量时被测者取站立位，在双侧腋中线肋弓下缘和髂嵴连线中点处做标记，将软尺轻轻贴住皮肤，经过双侧标记点，围绕身体一周，平静呼气末读数。

（王京钟）

# 6. 生命的**哪些阶段**<br>**控制肥胖**最关键

随着经济的快速发展，各年龄阶段人群超重和肥胖的流行状况呈现大幅上升趋势。在全生命周期中，孕期、婴幼儿、儿童青少年阶段的肥胖对于成年后的肥胖有重要影响，也是控制肥胖的关键阶段。

超重和肥胖在全球范围内的流行程度日趋严重。据世界卫生组织统计，1975—2016 年全球肥胖人数增长近 3 倍，2016 年全球有 19 亿超重成年人，6.5 亿肥胖成年人。《中国居民营养与慢性病状况报告（2020 年）》显示，我国 18 岁及以上居民超重率和肥

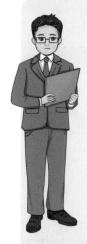

胖率分别为 34.3% 和 16.4%，与 2002 年的 22.8% 和 7.1% 相比显著上升。

若母亲孕前超重，其分娩大于胎龄儿的风险增加 53%；超重孕妇患妊娠糖尿病的风险增加 2 倍；孕前和孕期超重均可增加巨大胎儿（出生体重 >4 千克）的发生风险。因此，预防孕前和孕期妇女超重和肥胖成为全生命周期防控肥胖的重要环节。

有资料表明，生命早期发生肥胖会使某些健康风险（尤其是 2 型糖尿病）成倍增加。2015—2017 年中国居民营养与健康状况监测结果显示，0~1 岁婴儿超重和肥胖率分别为 9.6% 和 4.9%，5~6 岁幼儿分别为 12.9% 和 7.1%，在婴幼儿阶段中这两个年龄段的超重和肥胖表现最为严重。儿童青少年处于生长发育的快速时期，身高和体重的变化存在时间差异，所以发生超重和肥胖的时期也会不同。

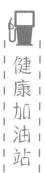

健康加油站

孕妇预防超重和肥胖要在孕前和孕期进行体重控制。育龄女性的体重干预策略是在备孕期通过平衡膳食和增加身体活动的方式控制体重，超重和肥胖者应减轻体重；孕期要及时监测体重增长，在保证均衡营养的前提下适宜增重，避免体重增长速度过快。

儿童青少年时期大部分肥胖是由不良生活方式导致的，比如能量摄入过多（含糖饮料和高能量食物）、

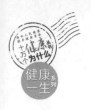

身体活动减少（静态生活方式，长时间看电视、手机、电脑等电子屏）。

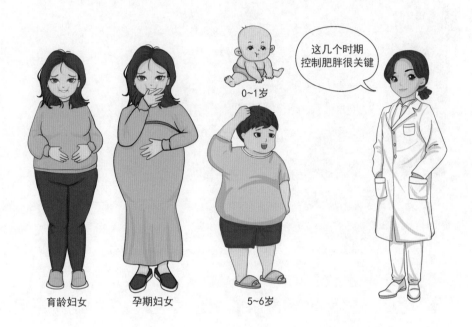

0~1岁

这几个时期
控制肥胖很关键

育龄妇女　　　孕期妇女　　　　5~6岁

为什么我们要强调儿童时期是
全生命周期肥胖防控的关键时期

（王京钟）

# 7. 为什么有些人**容易发胖**

肥胖的原因包括遗传因素和环境因素。暴露在相同环境因素下，携带与肥胖相关基因的个体更容易发胖。

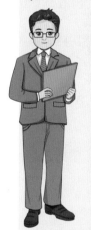

遗传易感性是指由遗传基因决定，在相同环境条件下，呈现出易患某种疾病的倾向。人类存在多种导致肥胖的基因。关于肥胖遗传易感性的研究表明，肥胖的发生取决于多基因，单独某一个基因的作用是有限的。人体脂肪细胞的早期分化，体内脂肪代谢、存储和转运过程，以及食物摄取和能量消耗均受到基因的调控。例如，肥胖的父母，其子女发生肥胖的风险高于体重正常父母的子女。

另外，双生子研究结果表明，子女与父母之间的基因高度相似，但当双生子分别生活在不同环境时，发生肥胖的可能性也存在差异。说明有利于肥胖基因表达的环境因素也是造成肥胖的重要因素。例如膳食中脂肪摄入量处于较高水平，静态行为时间增加，造成能量消耗减少等，可导致身体长期处于能量过剩的状态。

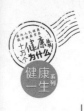

关键词

健康加油站

肥胖 饮食习惯

随着人们生活水平的提高，一些环境因素和个人生活习惯都有利于肥胖基因的表达，从而表现为肥胖的发生和发展。即使身体中可能存在与肥胖相关的基因，也可以通过控制促进肥胖发生的环境，从而推迟、减缓、减轻肥胖的发生，同时采取有利于控制体重的健康生活方式对抗肥胖的发生。

促进肥胖发生的环境因素包括膳食摄入量过多，暴饮暴食，选择高能量食物，偏爱重油、高糖食品，出行偏爱乘坐或驾驶汽车，静态行为时间过长等。采取有利于体重控制的健康生活方式，包括控制每日膳食能量的摄入，保证每日生活处于活跃状态，增加身体活动等。

（王京钟）

# 8. 怎么吃才不会胖

"既要能吃，又不肥胖"是大多数人的追求，所以如何"吃"是有学问的。科学选择食物，合理进食是保证身体不发胖的先决条件。

**专家说**

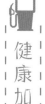

"吃"在这里指每天的饮食，是影响肥胖发生和发展的重要因素，控制"吃"也是防治肥胖的首要措施。控制饮食摄入的总能量和营养素水平，既要满足人体对营养素的需求，又要维持身体的能量平衡，这样才能有效预防肥胖的发生和发展，才能达到不胖的目的。例如食物多样化，多摄入能量密度低的食物，食物小份化，七八分饱即可，控制烹调用油等。

**健康加油站**

关于"怎么吃"，必须要知道如何安排每天的饮食。日常饮食的安排包括很多方面，而且与个人的生活习惯密切相关。日常饮食最基本的内容包括食物和饮料的种类、数量以及进食的时间。从控制体重、维持健康的角度来说，首先，每天进食食物的数量既要满足日常活动所需的能量，同时又要避免进食过量造成能量摄入过多，从而引起超重和肥胖；其次，要摄入足够满足正常生理活动所需的各种营养素，营养素摄入的不平衡也会对身体的代谢过程产生不良影响，可能会加速或加重肥胖的发展过程，比如，从食物和饮料中摄入过多饱和脂肪酸和糖，就是发生肥胖的危险因素。

人们每天进食的时间和频率是在生活中逐渐养成的一种习惯。不良的进食习惯对肥胖的发生也有一定影响。例如不吃早餐，习惯吃夜宵，进食速度过快，

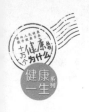
频繁参加聚餐，或在餐馆进餐，依赖外卖餐食等习惯对控制体重都是不利的。

实际上，控制膳食能量和营养素摄入水平是防治肥胖的关键。那么，如何确定每天应该吃多少食物，或者更具体到应该摄入多少能量和营养素呢？中国营养学会发布的《中国居民膳食指南（2022）》，为不同年龄人群推荐了合理的膳食原则，从食物种类和数量的角度，为我国居民提供了一份详细的"吃饭"指南。同时，这份指南还对健康的饮食习惯提出了建议，并且绘制了更为形象的"膳食宝塔"，便于大家直观了解每日膳食摄入的食物种类和数量。

（王京钟）

# 9. 为什么说常喝**含糖饮料**会增加**肥胖**风险

大量科学研究结果表明，经常大量饮用含糖饮料的确会增加肥胖风险。含糖饮料中的糖可以为人体提供能量。过多饮用含糖饮料时，人体摄入能量增加，是造成肥胖的重要危险因素。

饮料中糖的含量在 10% 左右时口感最佳。喝含糖饮料可以给我们带来轻松愉快的感觉。我们在享用含糖饮料的同时，也摄入了大量的糖。糖是身体中最主要的能量物质，当人体处于能量消耗较低的情况时，不能完全代谢摄入的糖，这些含有能量的糖会直接转化成脂肪，被人体储存起来，久而久之形成肥胖。

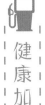

健康加油站

根据《中国居民膳食指南（2022）》的建议，每日添加糖的总量要控制在 50 克以下，最好控制在 25 克以下。根据一般含糖饮料中添加糖的含量，可以计算出每次饮用含糖饮料时摄入的添加糖含量。如果每 100 毫升含糖饮料中含有 10 克添加糖，一瓶 500 毫升的饮料就含有 50 克左右的添加糖。除此之外，我们日常摄入的食物中不可避免还有一些添加糖。所以，如果每天饮用一瓶 500 毫升的含糖饮料就可能超过添加糖的控制水平。

《"健康中国 2030"规划纲要》中要求积极推进全民健康生活方式行动。在其行动中建议广泛开展"三减三健"为重点的专项行动。其中就包括减少糖的摄入量，其最终目的是控制肥胖的发生和发展。

控制或减少含糖饮料的摄入，最好的方法是以白水替代含糖饮料，这对处于生长发育阶段的儿童青少年更具有重要意义。经常饮用白水，既能保证人体对水的需求，同时又减少了由含糖饮料带入体内的过多

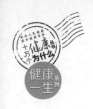

能量。其次，要控制饮用含糖饮料的频率，偶尔饮用或者在身体能量消耗较多时补充适量的含糖饮料是可以的，但绝不能把含糖饮料作为唯一的饮水来源。此外，还要控制每次饮用含糖饮料的数量，即使选用一些含糖量低的饮料，当饮用量增加时摄入的糖一样会增加。某些人对糖具有一定的偏好，饮用含糖饮料已经成为一种习惯。这类人群应该用其他不含糖的饮料，如茶水等含有芳香气味的饮料，逐渐替代含糖饮料，减少对含糖饮料的依赖。

（王京钟）

# 10. 为什么**不能**做餐桌上的"**清道夫**"

餐桌上的"清道夫"是指在就餐结束时把最终剩余的食物全部吃掉的人。摄入过多的食物会对身体健康产生不良影响，也是造成肥胖的不良饮食习惯。

进餐结束时，往往会剩余一些食物。餐桌上的"清道夫"在吃饱的情况下，摄入本来不需要的食物。这种行为可能仅仅是为了减少浪费，每次"打扫"的食物也不是很多，但是日积月累，这些额外摄入的食物也会增加身体的负担，增加了每餐的食物摄入量，同时也增加了能量摄入。这样的行为属于不良的饮食习惯，会增加肥胖的发生风险。

健康加油站

首先要说明的是，"清道夫"在此与"光盘行动""勤俭节约"不是同一个概念，二者对于处理"剩余食物"的理念完全不同。"光盘行动""勤俭节约"的初衷是避免浪费，要求在准备食物时就控制好数量，尽量减少剩余食物。"清道夫"则是把本来可以剩余的食物统统吃掉，可能给身体健康带来负面影响。餐桌上的"清道夫"往往有过量进食的习惯，增加每餐的进食量。要特别说明的是，剩余食物中会有较多的菜汤。根据中餐的烹饪习惯，菜汤中会有较多脂肪，有摄入菜汤习惯的人也会增加脂肪的摄入量，同样增加每餐的能量摄入，从而增加肥胖的发生风险。

为了避免成为餐桌上的"清道夫"，在制作食物时要根据食物的种类，控制食物总量，避免造成食物剩余；合理安排膳食结构，有意选择含有不同营养素的食物；如有剩余食物应尽量采用安全的形式储存食物，而不是全部吃掉。在进餐过程中，适当减缓进食速度，因为人类大脑产生饱腹感的时间一般要比实际情况推迟一些，所以细嚼慢咽有利于控制进食量。

（王京钟）

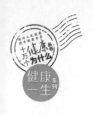

# 11. 为什么**不建议**
## 边看电视边吃饭

用餐习惯是饮食习惯的一个重要内容，边吃饭边看电视是一种不良的习惯，除了严重影响人体对食物的消化吸收之外，还会明显增加摄入食物的分量，是肥胖的危险因素。

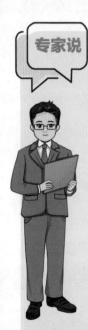

**专家说**

吃饭以及食物的消化吸收过程包括咀嚼、唾液分泌、消化道蠕动、消化酶分泌等复杂的生理活动。这些复杂的生理活动都需要神经系统的辅助和支配。同样，各种精神和心理因素对摄食过程也具有一定的影响。

看电视过程中，过度关注电视内容会对人体的情绪产生持续影响。如果吃饭和看电视两个活动同时进行，生理、精神和心理因素相互作用，会产生更复杂的影响。

首先，对消化吸收过程的影响。精彩、刺激和突发事件等电视内容，可以强烈刺激观众的精神和心理，使进食者减少咀嚼活动，减少消化液的分泌，对消化道蠕动也可能产生复杂的影响。在这种状态下食物不能被充分磨碎，没有充足的消化酶参与食物的分解，消化和吸收将会受到不良影响。

其次，对摄食量的影响。欢快的电视内容可能刺激过度进食，使进食者增加摄食量；悲伤和刺激的电视内容又可能抑制摄食，使进食者减少进食量。同时，电视内容一般持续时间比较长，延长了吃饭的时间，会增加过度进食的风险。

再次，对食物关注度的影响。当进食者双眼紧盯电视屏幕时，无论是何种电视内容都会减少进食者对食物的关注度。当进食者不关注食物时，食物的视觉刺激降低，会导致消化液分泌减少，增加胃肠道的消化负担；胃肠道产生饱腹感的神经反馈被延迟或降低，导致进食过多或者零食的摄入量增加；增加进食量和加重消化负担都会增加肥胖风险。

健康加油站

建立健康的饮食习惯，首先要从进餐习惯开始。良好的进餐环境应该是温度适宜、安静、清洁的环境。进餐时轻柔舒缓的背景音乐，可以使进食者心情愉快，有利于食物的消化；对食物的关注可以使进食者充分享受食物的味道，产生愉悦的心情；在体会美食的过程中，细嚼慢咽也可以使进食者尽快地体会饱腹感，控制进食量。

（王京钟）

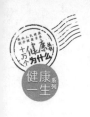

# 12. 为什么**不提倡**
## "过午不食"

"过午不食"即午餐后直到第二天早餐之间不再进餐。许多人将"过午不食"作为体重管理时控制饮食的方法，但这种改变每餐食物摄入量分配的方法，会对胃肠道生理功能和机体代谢产生不良影响，所以不提倡"过午不食"。

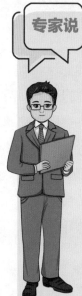

**专家说**

"过午不食"造成空腹时间延长，使机体的饥饿感比一日三餐时更为强烈，这必然增加早餐和午餐的食物分量，增加食物消化和吸收的负担。"过午不食"打乱了消化系统的自然节律，影响胃肠道蠕动和消化液的分泌。当胃肠道中没有食物时，胃肠道蠕动减慢，消化液分泌节律发生改变。胃肠道排空后消化液会对胃肠道产生不良的影响。例如，胃部分泌的胃酸是消化分解食物的消化液，当胃内没有食物时，胃酸会对胃和十二指肠黏膜造成损害，引起炎症反应。

增加早餐和午餐食物的摄入量，会使机体能量摄入集中，造成能量短时间摄入相对过剩，引起脂肪合成增加。另外，在晚餐时段胃肠道已经处于排空状态，如果不再进食，机体处于饥饿状态，需要通过分解脂肪提供能量。脂肪分解代谢产生的酮体和过氧化物等化合物增加，会对机体健康产生不良影响。

根据《中国居民膳食指南（2022）》的建议，平衡膳食要求合理安排一日三餐，定时定量，不漏餐。合理分配一日三餐的食物量，早餐提供的能量应占全天总能量的 25%~30%，午餐占 30%~40%，晚餐占 30%~35%；两餐间隔 4~6 小时为宜。进餐要规律，不暴饮暴食，不偏食挑食，不过度节食。这些健康的饮食习惯有利于充分消耗摄入的能量，避免能量过剩引起脂肪堆积。

规律进餐，不暴饮暴食，还对胃肠道功能具有保护作用，有利于胃肠道蠕动和消化液的分泌，可以降低与之相关的疾病风险。

（王京钟）

# 13. 为什么**不吃早餐**反而容易造成**肥胖**

早餐是一天饮食中重要的组成部分，不吃早餐会对身体健康产生许多不良影响。不吃早餐会使午餐时摄入过量的食物，进而使剩余的能量存储起来，更容易发生肥胖。

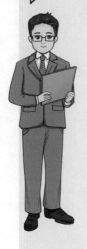

人体在早晨处于空腹状态，胃肠道内的食物基本被排空，同时早晨也是人体新陈代谢开始活跃的时间。为了满足一天工作生活的需要，机体须摄入充足的能量和营养物质。如果不吃早餐，机体不能从外界获得可利用的食物，只能消耗自身储存的物质。人体动员自身储存物质时需要更多的物质转化酶进行分解代谢，以提供机体所需的能量和营养素。相对机体代谢的完整性，机体动员自身物质时会受到各种制约因素的影响，造成营养素数量和种类的不均衡，这种状况对机体的健康是不利的。

不吃早餐时，机体由于长时间处于空腹状态，会产生强烈的饥饿感，自然会导致在午餐或晚餐时摄入更多的食物以弥补早餐的不足。过度饮食不仅会增加机体消化吸收的负担，而且会使能量摄入也随之增加，剩余的能量以脂肪形式存储就会造成肥胖。

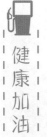

健康加油站

早餐不仅要吃，还要吃好。早晨开始一天的活动和工作，人体的能量和营养素需要量增加，早餐可以及时地提供充足的能量和营养素。所以，早餐的食物数量和种类都很重要。早餐最好包括谷薯类、蔬菜水果类、鱼禽肉蛋类和奶豆类 4 类食物，不少于 3 类。

很多人早餐以碳水化合物和蛋白质为主，可以快速提供能量，产生饱腹感，但往往忽视了维生素和矿物质的补充。早餐吃些新鲜的蔬菜和水果，不仅有助于食物的消化、吸收，而且可以实现营养素的均衡，有助于营养素的利用。

（王京钟）

关键词

减肥　食物

# 14. 哪些**食物**对**减肥**有帮助

健康饮食的关键在于选择食物的种类和确定食物的数量，特别是在减肥过程中，科学选择低能量、富含维生素和矿物质的食物对保持身体健康、提高减肥效果都有好处。

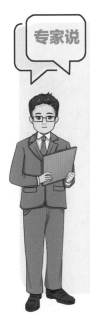

**专家说**

有利于减肥的食物有很多。一般来讲，除了膳食纤维含量较高的低能量食物外，某些食物中还含有有助于增加脂肪代谢的化合物或益生菌等，对于减肥也有帮助。

有利于减肥的食物：

（1）魔芋含有大量的膳食纤维和水分，其中一种叫作魔芋葡甘露聚糖的膳食纤维，不能被人体消化酶分解，不能作为能量被利用。

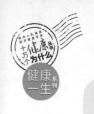

（2）水产品中，虾、章鱼、蛏子、海蜇、海参等蛋白质含量很高，而脂肪含量极低，一般不超过1%。

（3）蔬菜中芹菜大部分为水分及膳食纤维，含维生素A及维生素C。冬瓜不含脂肪，碳水化合物含量也很低，含有丰富的纤维素、钙、磷、铁、胡萝卜素等。另外，冬瓜含有丙醇二酸，可阻止体内脂肪堆积。萝卜能量低，富含纤维素，吃后易产生饱腹感，能使肠管紧张度增高、肠蠕动增强，缩短食物在肠道的存留时间，利于食物的代谢及废物的排出。

（4）香菇含有30多种酶和18种氨基酸，其中7种是人体必需氨基酸。其他菌菇类，如黑木耳、金针菇、蘑菇、草菇等纤维素含量极高，可以抑制胆固醇的增加。

（5）豆芽的脂肪含量和能量低，含水分和纤维素多。与干豆比较，豆芽的胡萝卜素含量增加3倍、维生素$B_{12}$含量增加4倍、维生素C含量增加4.5倍。常吃豆芽不仅可以减肥而且对健康非常有益。

（6）肠道菌群紊乱是肥胖者常见的症状。有大量实验证实，摄入益生菌有利于维持肠道正常功能。益生菌在肠道中参与胆固醇和脂肪的分解代谢，抑制胆固醇的吸收。富含益生菌的食物以发酵食品为主，如酸奶、腐乳、纳豆等。

不利于减肥的食物：

（1）油炸、糕点类食物，如薯条、炸鸡排、奶油蛋糕等，这些食物中不仅含有碳水化合物，而且脂肪含量也很高，单位重量所含能量高于其他类食物。

（2）奶茶和含糖饮料：奶茶是易引起肥胖的食物，一杯奶茶含有 400 千卡能量，脂肪含量也非常高。

无论摄入何种食物，关键是控制食物的摄入总量，避免短时间内集中摄入大量高能量食物。

（王京钟）

# 15. 蔬菜和水果对减肥有帮助吗

关键词

减肥 蔬菜 水果

蔬菜和水果富含膳食纤维、维生素和矿物质，能量密度小，有利于减肥。

**专家说**

从减肥的角度，减少外源性脂肪的摄入、消化和吸收，以及增加体内脂肪的分解利用，都可以达到减肥的目的。

膳食纤维是人体不能分解利用的物质，广泛存在于蔬菜和水果中。由于不被机体利用，所以不提供能量，富含膳食纤维的食物所含能量比其他食物低。膳

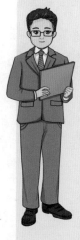

食纤维的体积较大，可以产生更多的饱腹感，因此可以减少每餐的食物摄入总量，降低总能量摄入水平，对减肥有一定帮助。膳食纤维还是很好的益生元，有利于肠道内益生菌的生存。膳食纤维还可以刺激胃肠道蠕动，减少食物在肠道内停留的时间，减少脂肪的吸收。一些粗粮食品、蔬菜和水果都含有丰富的膳食纤维。如果想通过增加膳食纤维的摄入达到减肥的目的，还必须注意同时控制脂肪的摄入量，最好采用蒸煮的方法烹饪食物，避免油炒或者使用很多沙拉酱作为调味品。

另外，人体脂肪的消化、吸收和利用都需要多种酶的参与。脂肪在肠道内必须通过胰脂肪酶的作用才可以进行水解，转化成利于吸收的小分子物质。抑制或降低酶的活性可以减少肠道吸收脂肪的数量。例如，一类被称为植物多酚的化合物，广泛存在于蔬菜和水果中。研究表明，这类化合物可以通过降低胰脂肪酶的活性，减少肠道对脂肪的水解和吸收，茶叶中的茶多酚、蓝莓中的花青素等都属于此类物质。

黄瓜、冬瓜含丙醇二酸，有抑制碳水化合物在人体内转化为脂肪的作用，也可以减少脂肪的合成。

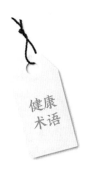
**植物多酚**

植物多酚是一类广泛存在于植物体内的具有多元酚结构的次生代谢物，主要存在于植物的皮、根、嫩叶、果中。植物多酚的含量仅次于纤维素、半纤维素和木质素。人类摄取的多酚类物质多来源于茶叶、蔬菜和水果。

（王京钟）

# 16. **不吃主食**能减肥吗

不吃主食减肥是指在同时控制其他食物摄入量的基础上，完全不吃主食的饮食方式。这种方式短期内可以起到减肥的效果，但并非长久之计，是一种不健康的饮食方式。

主食是饮食中的重要组成部分，以米面为首，主要成分是碳水化合物。碳水化合物可以被机体快速转化为葡萄糖提供能量，是人体能量的主要来源。由于主食占全天食物摄入总量的比重较大，所以，从控制能量摄入角度减少主食的摄入量的确可以快速减少能量摄入，同时减少葡萄糖转化成脂肪。但是，从机体

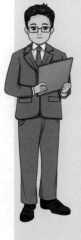

能量来源角度看，碳水化合物的代谢过程和代谢产物相对于脂肪和蛋白质更为简单，对于机体的不良影响也相对较少。可以认为碳水化合物是人体的一种"清洁"能源。如果长时间不吃主食，将脂肪作为人体的主要能量来源，其代谢产物相对增加，引起血液中酮体增加，将对机体健康产生长期的不良影响。

主食除了富含碳水化合物外，还是人体每日所需的 B 族维生素、矿物质、膳食纤维、蛋白质的重要来源，这些营养素一半来自主食。通过不吃主食减肥，同时也会影响许多其他重要营养素的摄入，造成营养素摄入不平衡，导致其他的健康问题。

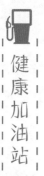

健康加油站

在减肥过程中，需要控制能量摄入时，可以适当控制食物的总体摄入量，使饮食中蛋白质、脂肪、碳水化合物三大营养素比例处于平衡状态，如蛋白质、脂肪、碳水化合物供能比例为 1：2.5：4，优质蛋白质应占蛋白质总量的 1/2~2/3，动物蛋白占 1/3。

控制能量摄入时，必须保证维生素和矿物质的摄入，以满足人体正常新陈代谢的需要。维生素和矿物质可以通过增加蔬菜和水果等低能量食物摄入量进行补充。在选择蔬菜时，深色蔬菜应占蔬菜总摄入量的1/2 以上。深色蔬菜包含深绿色蔬菜（西蓝花、菠菜、油菜、芹菜叶、韭菜等）、红色或黄色蔬菜（胡萝卜、番茄、南瓜、红辣椒等）、紫色蔬菜（红苋菜、紫甘蓝等）。深色蔬菜中 β - 胡萝卜素（可转化成维生素 A）和植物化学物（花青素、番茄红素等）的含量要高于浅色蔬菜。

（王京钟）

# 17. 为什么说**减肥**既要**管住嘴**又要**迈开腿**

减肥的各种干预措施都是基于能量平衡原理，通俗说减肥既要通过管住嘴来控制能量摄入，又需要迈开腿来增加能量消耗。只有能量消耗大于能量摄入才能实现减肥目标。

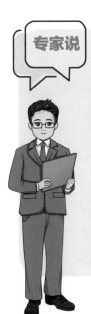

**专家说**

人体能量摄入来源于食物和饮料。能量消耗包括基础代谢、食物热效应和日常身体活动。当能量摄入与消耗处于同一水平时，体重应当处于稳定状态。减肥时要让人体处于能量负平衡状态，即摄入的能量小于消耗的能量。两种途径可以实现能量负平衡，一是减少能量摄入，二是增加能量消耗，同时运用两种方式可能使效果增加。所以，减肥最有效的方法是既要管住嘴，减少能量摄入，又要迈开腿，增加能量消耗。

减少能量摄入：为了保持正常的生理功能和活动，人体每天都要保证一定的能量摄入。低能量减肥膳食一般设计总能量摄入为女性 1 000~1 200 千卡 / 天，男性 1 200~1 600 千卡 / 天，或比原来习惯摄入的能量低 300~500 千卡。避免采用极低能量膳食（即总能量摄入低于 800 千卡 / 天的膳食），如有需要，应在医护人员的严密观察下进行。采用低能量饮食时，为了避免因食物减少引起维生素和矿物质摄入不足，应适量摄入含维生素 A、维生素 $B_2$、维生素 $B_6$、维生素 C 和锌、铁、钙等微量营养素的补充剂。

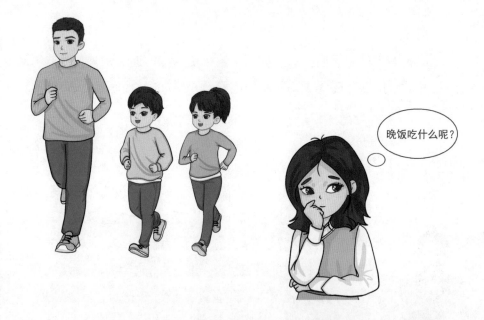

增加身体活动："动则有益、多动更好、适度量力、贵在坚持"，这是通过身体活动来促进健康的总体理念和基本原则。在减肥过程中需要适度增加运动强度、

运动时间和运动频次。就个体而言，要根据原来的身体活动状况，有选择性地增加活动种类、活动强度、活动时间和活动频率。基于维持健康体重的身体活动水平，一般成年人要坚持中等强度有氧运动，每周累计进行 150~300 分钟中等强度有氧活动，或 75~150 分钟高强度有氧活动，或等量的中等强度和高强度有氧活动组合，每周至少进行 2 天肌肉力量练习。

通过控制饮食减肥是最普遍的方法，但由于人体的接受能力和持续时间有限，过度限制饮食往往对身体造成不良影响。所以，采用增加身体活动与限制饮食相结合的减肥措施，总体效益优于单独限制饮食或单独增加身体活动，也就是既要管住嘴，又要迈开腿。

（王京钟）

# 18. 为什么说**快速减肥****不利于**健康

俗话说"一口吃不成个胖子"，"胖子"也不能在短时间内就能实现减肥，需要一定时间逐渐完成体重减轻。减肥的速度和程度都需要遵循科学原理。短时间内快速减肥会对健康产生不良影响。

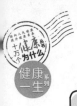

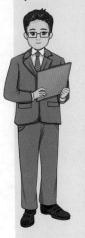

专家说

超重和肥胖者减肥不仅要减轻体重，更重要的是要减少体内脂肪含量。消耗体内脂肪产生能量的代谢过程比较复杂，简单说，脂肪首先需要分解为甘油和脂肪酸两部分，之后才能氧化分解提供能量。

脂肪酸在氧供充足的条件下，可分解为乙酰辅酶A，彻底氧化成二氧化碳和水，并释放出大量能量。大多数组织均能氧化脂肪酸，但脑组织是例外。快速减肥一般通过饥饿和超负荷无氧运动增加脂肪的消耗。饥饿、糖供应不足时，脂肪酸被大量动员，转化生成大量酮体，超过肝外组织利用的能力时，会引起血中酮体水平升高，严重时可致酮症酸中毒。长期酮体水平增高会对肝肾功能产生不利影响。

长期饥饿容易引起机体营养不良，造成维生素和矿物质缺乏，对维持正常生理功能产生严重影响。超负荷无氧运动容易造成运动损伤。

健康加油站

减肥的目的是获得健康的体重，因此需要采用健康科学的减肥方法进行体重控制。《中国成人超重和肥胖预防控制指南（2021）》建议适宜的减肥速度为 1 周减 0.5 千克，或者 1 个月约减 2 千克。严重肥胖患者 1 年内减轻原有体重的 5%~10%，对健康较为有利。

例如，1 个月减重 2 千克，那么每天需要 550 千卡的能量亏空。可以通过控制饮食减少能量摄入 250

千卡。控制饮食可以每天减少 10~20 克脂肪（植物油或动物脂肪）、50 克碳水化合物的摄入，保证蛋白质、维生素和矿物质摄入充足。同时，每日增加中等强度的身体活动 1~1.5 小时，可以多消耗能量 300 千卡，如游泳 30 分钟（消耗 250 千卡）、快步走 30 分钟（消耗 150 千卡）、打羽毛球 30 分钟（消耗 150 千卡）。

（王京钟）

关键词

减肥　反弹

# 19. 减肥后如何防止反弹

　　减肥后的体重反弹是减肥的一大难题。若想做到体重不反弹，就需要采取有效的干预措施，建立健康的生活方式，使体重保持在理想的健康水平。

专家说

　　很多人在实现减肥目标后，精神过度放松，把以前的各项干预措施放之脑后，饮食和身体活动都恢复到减重前的水平和模式，甚至出现报复性地进食，造成体重快速增长，而且增长的速度远远快于减肥的速度。这种体重的快速反弹往往以脂肪储存为主，对健康的危害更大。由此可见，防止减肥后的反弹比减肥过程更为重要。

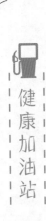

　　建立健康的饮食习惯和身体活动习惯是健康生活方式的重要组成部分。应明确自身的健康体重范围。合理制订体重控制计划，循序渐进，不断评价各种干预措施的效果，不断调整方式方法，以达到体重控制的最佳效果。

　　习惯是长时间形成的一种行为。如果在短时间内通过改善饮食和身体活动取得了减肥效果，说明这些改善对健康有益，更值得长时间坚持。

　　在饮食中减油、减糖和减盐是全民健康生活方式专项行动的重要内容之一，是全生命周期的关键，也是获得健康体重的关键。树立控制饮食的意识，选择食物时注意挑选低脂肪食物，减少饮用含糖饮料，清淡饮食，合理分配各餐食物，每餐不过饱，以蔬菜水果增加饱腹感，避免暴饮暴食，自我限制进食总量，每餐七分饱等这些行为都可以帮助维持减肥效果，有助于减少反弹。

　　日常生活中应以"动"替代"静"，保持活跃状态，创造更多的活动机会，克服懒惰情绪和思想；制订每日活动计划，自我监督；选择适合自己的运动项目，轮流替换，增加新鲜感和运动积极性；根据身体条件控制运动强度、时间和频率，减少运动损伤。把增加身体活动的意识融入对生活的安排，把身体活动看成是提高身体素质和保证健康的必要条件。

（王京钟）

# 隐性饥饿
# 会预防

# 20. **抽筋**就是**缺钙**吗

抽筋不一定就是缺钙，体内严重脱水或电解质（钙、钠、镁）失衡、过度疲劳、天气寒冷、局部压迫或某些疾病等都可能导致抽筋。

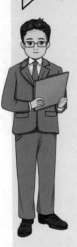

抽筋是肌肉痉挛的口语化表达，发生在小腿和脚趾的抽筋最常见。抽筋的原因有很多，主要包括以下几方面：

（1）**缺钙**：当血钙浓度过低时，肌肉受到轻微的刺激就会痉挛。引起缺钙的因素往往包括膳食中的钙和维生素 D 摄入不足，日晒不足；孕妇、青少年因为钙需要量增加，可能出现相对性缺钙；绝经后妇女、老年人对钙的吸收能力降低，也会缺钙。

（2）**严重脱水、体内电解质失衡**：例如运动后大量出汗，钙、钠、镁等电解质大量流失而没有得到及时补充，或者只补充纯净水，都容易引发抽筋。

（3）**过度疲劳或天气寒冷**：过度运动导致肌肉疲劳，产生大量肌酸、乳酸等代谢产物，这些代谢产物大量堆积会刺激肌肉收缩。同时温度过低也可能导致抽筋，如游泳时未热身就突然下水，容易引起腿部抽筋。

（4）**局部压迫**：长时间仰卧，让被子压在脚面，会使小腿某些肌肉长时间被压迫，引起抽筋和血供不足。长时间的单一动作也容易引起抽筋。

（5）**疾病因素**：某些疾病会引起继发性肌肉痉挛，如下肢动脉硬化、帕金森病、甲状腺疾病、尿毒症、糖尿病、慢性胃肠道疾病等；一些药物如糖皮质激素、西咪替丁（胃药）等也会引起抽筋。

值得注意的是，当发生抽筋时，可向肌肉收缩的反方向进行拉伸使抽筋缓解。牵拉时力度不要过大，避免造成肌肉损伤。以小腿为例，当发生抽筋时，可双手握住抽筋一侧脚掌往我们身体的方向拉伸，同时慢慢将膝关节伸直，持续约 20 秒，可重复多次。同时可以配合适当按摩使肌肉放松，用热敷的方式保持肢体温暖，促进血液循环。

健康加油站

预防抽筋的要点如下：

（1）**合理膳食**：注意营养均衡，如果是缺钙导致的抽筋，需要通过采取合理膳食等方式科学补钙，牛奶、豆制品等都是钙的良好来源。如通过合理膳食无法达到效果，建议在营养医师的指导下合理补钙。

（2）**科学锻炼**：平时在运动前要充分热身，运动后注意放松肌肉。此外，锻炼后如果大量出汗可饮用运动饮料、淡盐水等。

（3）**驱寒保暖**：做好保暖工作，避免局部肌肉受寒。睡前可按摩小腿肌肉，促进局部血液循环，老年人要穿透气、柔软、较宽松的纯棉袜子。

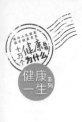

**（4）对症治疗：** 如果短期内抽筋频繁发生，需要及时到医疗机构请专业人员进行诊断治疗。

（赵　勇）

# 21. 如何科学**补钙**

根据补钙对象的年龄、性别、生理状态等个性化特点科学补钙，补钙的核心内容是多食用牛奶和奶制品、大豆及豆制品等钙含量高的食物结合适度运动，补钙的同时应注意补充维生素 D 和保证充足的日晒。若膳食不能满足所需，可考虑补充钙强化食品或在医生、营养师的指导下补充钙剂。

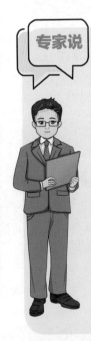

**专家说**

缺钙可能会导致佝偻病、骨质疏松等疾病，摄入充足的钙不仅可提高骨骼健康水平，而且可能有利于预防高血压、结肠癌、男性不育等疾病。因此，科学合理地补钙十分重要。补钙需要结合补钙对象的具体情况。

**（1）婴幼儿及乳母：** 婴幼儿要注意补钙，预防佝偻病。母乳喂养的婴幼儿在前 6 个月营养主要来源于母乳，因此要注意乳母的钙补充，防止乳母出现骨质软化；6 月龄后，需要为婴幼儿添加富含钙的辅食，可选用奶粉、蛋类等做成泥糊状食物。乳母的钙推荐摄入量为每日 1 000 毫克，如果哺乳期每天喝 500 毫升左右的牛奶（乳糖不耐受者也可以选择零乳糖牛奶或酸奶），再加上300~500克的深绿色蔬菜，以及大豆和豆制品等，比较容易达到推荐的钙摄入总量。

（2）学龄前儿童：学龄前儿童补钙须注意营养均衡全面，食物多样、易于消化吸收，纠正偏食。奶及奶制品是钙的最佳食物来源，不仅钙含量丰富而且吸收率高。为保证钙的适宜摄入水平，建议学龄前儿童每日奶摄入量在300~500毫升。

（3）学龄儿童：处在生长发育期的学龄儿童生长突增、骨量增加，对钙的需要量明显增加。学龄儿童补钙要注意膳食搭配，尽量均衡多样，多吃含钙丰富的食物。建议每日补充300~500毫升牛奶，多进行户外活动，促进骨骼发育。学龄儿童的钙推荐摄入量为7~10岁儿童每日1 000毫克，11~13岁儿童每日1 200毫克，14~17岁儿童每日1 000毫克。

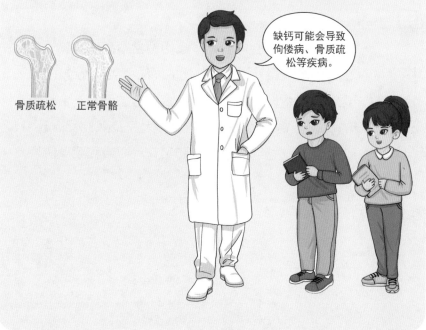

骨质疏松　　正常骨骼

缺钙可能会导致佝偻病、骨质疏松等疾病。

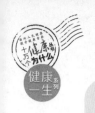

**（4）孕期妇女：** 孕早期钙的推荐摄入量与孕前一致，为每日 800 毫克，孕中、晚期增加至每日 1 000 毫克，因此，孕中、晚期需要补充更多钙，以预防妊娠骨质疏松和婴幼儿先天性佝偻病。孕中、晚期妇女每天饮奶量应达到 500 毫升。合理膳食基本能够满足孕期妇女每天所需钙质，若单纯通过膳食还不能满足身体所需，可考虑补充钙强化食品或在医生指导下服用补钙药物。

**（5）中老年人：** 中老年人应每日摄入钙 1 000 毫克，食物首选奶及奶制品，每 250 克牛奶可供给 250~300 毫克钙，酸奶钙含量亦较高，适合乳糖不耐受者食用。若通过膳食补充效果不佳，也可以采用钙强化食品补钙或在医生指导下服用补钙药物，但应严格掌握用量，防止过量导致其他元素不平衡。

健康加油站

补钙的核心内容是多食用钙含量高的食物，但应注意不要过量补钙，在补钙的同时还应补充维生素 D，建议多晒太阳促进人体自身合成维生素 D。含钙丰富的食物主要包括奶及奶制品、大豆及豆制品、芝麻、小虾皮、一些深绿色蔬菜和菜花、海带和紫菜等海产品、蛋黄、黑木耳、核桃等。

（赵　勇）

# 22. 为什么说**贫血不仅仅**是因为**缺铁**

贫血指人体单位容积循环血液内红细胞计数、红细胞总体积或血红蛋白的总含量低于正常人群的参考值。贫血的原因有很多，与造血相关的营养素摄入不足、红细胞破坏增多、体内血液流失、造血功能障碍等都可能是贫血的原因。

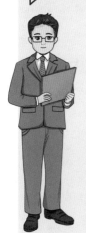

**专家说**

《中国居民营养与慢性病状况报告（2020年）》显示，我国18岁及以上居民贫血率为8.7%，6~17岁儿童青少年贫血率为6.1%，孕妇贫血率为13.6%。贫血的原因主要有以下几类：

**（1）营养性贫血：** 机体要源源不断地制造出红细胞，自然少不了各种营养素，比如铁、叶酸、维生素$B_{12}$等都是造血原料。因此，缺乏这些营养素就可能导致营养性贫血。营养性贫血分为缺铁性贫血和巨幼红细胞贫血。铁是合成红细胞的重要物质，当缺乏铁元素时，体内贮存铁耗竭，血红蛋白合成减少及红细胞生成受影响，就会引起贫血。生长期的儿童、青春期的少女、妊娠期或哺乳期的女性均是缺铁性贫血的高危人群。巨幼红细胞贫血主要是由体内缺乏维生素$B_{12}$和叶酸导致的，多见于婴儿、孕妇、长期营养不良和胃切除患者。

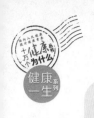

（2）**溶血性贫血：** 正常的红细胞寿命为 120 天左右，一些内在或外在的原因，如免疫系统出现问题，使得红细胞破坏增多，寿命缩短（只有 40~90 天），骨髓的造血代偿能力不足，红细胞缺乏，便会发生贫血。

（3）**失血性贫血：** 失血性贫血一般是体内血液大量流失导致的血液缺乏，简单来说就是损耗过多引起的贫血。

（4）**造血功能障碍：** 造血功能障碍可由多种原因引起，例如一些癌症患者在采用了大剂量放疗、化疗后，会出现骨髓功能严重抑制、造血功能不足、免疫力进一步下降，从而形成恶性循环。某些药物和化学毒物会影响甚至破坏骨髓造血功能，多种自身免疫性疾病也会引起骨髓造血细胞破坏，导致贫血。

**健康加油站**

营养性贫血分为缺铁性贫血和巨幼红细胞贫血，患者应在医生的指导下进行膳食改善和 / 或药物治疗，二者有不同的改善方法。

缺铁性贫血改善方法：

（1）**纠正不良饮食习惯：** 食物是机体内铁的主要来源，缺铁性贫血人群需要保持均衡饮食，避免偏食或挑食，养成良好的进食习惯。

（2）**增加含铁丰富食物的摄入：** 鼓励缺铁性贫血患者多吃含铁丰富且吸收率较高的食物，如瘦肉、动物肝脏、动物血、蛋黄、海带、木耳等。

（3）促进食物铁的吸收：不合理的饮食结构往往不利于铁的吸收，如食物中蔬菜类过多而肉、蛋类不足。维生素 C、果酸、氨基酸、半胱氨酸等可促进铁吸收。

（4）药物治疗：缺铁或者缺铁性贫血，除了可以通过膳食改善，还可以进行药物治疗，需要在医生的指导下服用铁剂。口服铁剂时应注意避免饮用咖啡、茶等饮品影响铁的吸收。

巨幼红细胞贫血改善方法：

（1）合理饮食，注意营养均衡：适当补充新鲜蔬菜水果及蛋白质，但不能过量食用久煮及腌制的食品，应忌烟酒、辛辣之物。

（2）多食用富含维生素 $B_{12}$ 和叶酸的食物：富含维生素 $B_{12}$ 的食物有香菇、大豆、鸡蛋、牛奶、动物肾脏及各种发酵的豆制品等；富含叶酸的食物有绿叶蔬菜、柑橘、番茄、菜花、西瓜、菌类、酵母、牛肉、动物肝脏和肾脏等。

（3）补充铁、维生素 C、葡萄糖和锌：巨幼红细胞贫血患者除了注意补充叶酸和维生素 $B_{12}$ 外，还应添加含铁丰富的食物，补充维生素 C 和葡萄糖。另外，锌对叶酸的吸收起重要作用。

（赵　勇）

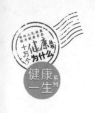

# 23. 为什么**锌**对儿童生长发育**很重要**

锌是人体必需的微量元素，锌在人体生长发育、生殖遗传、免疫、内分泌等重要生理过程中起极其重要的作用，锌缺乏症最典型的临床表现是食欲减退、异食癖、皮炎。锌缺乏持续时间较长的患儿细胞免疫功能降低，易出现感染、反复发作口腔溃疡和脂肪泻。锌缺乏还可影响儿童生长速度、智力及体格发育，导致发育延迟。

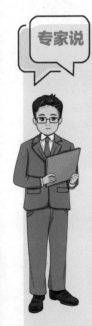

**专家说**

锌是人体必需微量元素之一，锌缺乏在人群中较为常见。锌在促进儿童健康成长方面发挥了重要作用，锌缺乏将对儿童产生以下几方面的影响：

（1）**影响儿童的生长发育：**儿童生长发育过程中，锌在体内会与很多酶发生作用，这些酶都是儿童生长发育所必需的。同时锌还参与蛋白质合成、细胞生长等过程。锌缺乏可引起 RNA、DNA 及蛋白质的合成障碍，细胞分裂减少，导致生长停滞。

（2）**影响儿童的智力：**锌具有促进脑发育与维持认知功能的作用，锌缺乏会使脑细胞数量减少，尤其是胎儿期到 3 岁，这一阶段锌缺乏将影响脑发育。

（3）**影响儿童的食欲：**锌可以让儿童有食欲。锌缺乏会使儿童出现味觉异常，影响食欲，造成消化功能不良，甚至引起异食癖。

（4）**影响儿童的免疫力：**锌具有促进机体免疫的功能，是对免疫力影响最明显的微量元素，除直接促进儿童胸腺、淋巴结等免疫器官发育外，还能直接抗击某些细菌、病毒，从而减少儿童患病的机会。因此，锌缺乏会影响儿童的免疫力。

（5）**影响创伤的愈合：**锌还具有维持细胞膜结构、促进创伤愈合等功能。锌缺乏可能会导致皮肤干燥、皮疹、伤口愈合不良、反复性口腔溃疡。

（6）**影响维生素 A 的代谢和正常视觉：**锌有促进维生素 A 吸收的作用，因此对眼睛有益。锌对维持正常的暗适应能力及改善视力低下有良好的作用。锌缺乏会影响儿童维生素 A 的代谢和正常视觉。

（7）**影响儿童的生殖功能：**锌对胎儿生长发育、性器官和性功能发育均具有重要调节作用，锌缺乏可以直接影响核酸、蛋白质的合成和细胞分裂，并妨碍儿童生长激素轴功能及性腺轴的成熟，因此锌缺乏还可能会影响性发育。

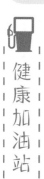

健康加油站

儿童补锌应针对造成锌缺乏的原因采取预防措施：

（1）预防原发性锌缺乏，主要从调整膳食入手，选择适宜的食物可以完全预防原发性锌缺乏。增加动物性食物摄入量，特别是红肉、动物内脏、贝类海产

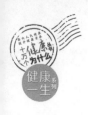

品（如牡蛎、扇贝）等。婴儿期要大力倡导母乳喂养，及时添加辅食。儿童期保证合理膳食，通过食物补锌。有些坚果锌含量比较高，如核桃、花生等。锌缺乏儿童临床治疗以口服锌剂为主，加强饮食管理，食用锌含量高的动物性食物。同时做好健康教育，纠正不良饮食习惯，减少被动吸烟，采取健康的生活方式。

（2）对于继发于其他疾病的锌缺乏，应结合原发疾病治疗方案，及时补充丢失的锌，或在原发疾病的治疗过程中注意锌的补充。

（赵　勇）

# 24. 为什么要关注**硒缺乏**

硒是人体细胞维持正常功能或结构完整所必需的微量元素。硒蛋白具有抗氧化、调节甲状腺激素、维持免疫功能、抗肿瘤等重要作用。硒无法在体内合成，而我国部分地区为低硒地带，当地居民由于缺硒容易罹患克山病和大骨节病，因此，硒缺乏问题值得关注。

硒在人体组织中含量虽少，但对人体健康却有着不可忽视的作用。要满足人体对硒的正常需求，就需要每天摄入一定量的硒。

**关键词**

硒　克山病　大骨节病

专家说

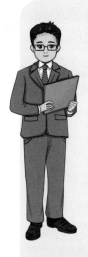

（1）**硒的生理功能**：硒的生理作用主要是通过硒蛋白发挥的，表现在抗氧化、提高免疫力和甲状腺激素调节等方面，进而在疾病防治中发挥一定的作用。硒参与构成很多酶类，特别是谷胱甘肽过氧化物酶，可以保护细胞和组织，维持其正常功能。硒具有解毒功效，因为和金属有很好的亲和性，同时有很强的抗氧化性，所以具有保护心血管和抗肿瘤的作用。硒还有维持正常免疫功能、抗艾滋病、维持正常生育功能与延缓衰老等作用。硒缺乏主要会导致克山病与大骨节病，同时硒缺乏还与男性生殖功能障碍有关。

（2）**硒分布的地域性**：硒在我国的分布存在显著的地域性，如陕西安康等地为我国著名的富硒地区，从我国的东北到西南有一条很宽的低硒地带，宁夏、甘肃、陕西交界处为典型的贫硒地区，这一地区的人群血浆硒水平低下，同时当地主要粮食的硒水平也低下，当地居民容易罹患克山病和大骨节病。

（3）**食物补硒**：食物补硒是最普遍和重要的手段。根据对食物含硒量的测定数据，动物性食物的含硒量相较植物性食物高，如各类海产品、动物肝脏、红肉等，所以补硒建议适量食用肉类，辅以适量新鲜蔬菜，如紫菜、海带、蘑菇、大蒜、白菜、番茄等。如果身体因缺硒出现症状，首先应及时就医，在医生指导下进行膳食改善和／或药物治疗，可以有针对性地食用补硒产品，补硒产品可以通过查看食品包装上是否有"富硒食品认证"来辨别。

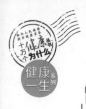

健康加油站

富硒食品认证，是根据《中华人民共和国认证认可条例》《中华人民共和国食品安全法》《中国居民膳食指南》建立的富硒食品认证形式，只有通过富硒食品认证的产品，才可以在包装、标签、广告、宣传、说明书等使用富硒食品认证标志。

（赵　勇）

# 25. 为什么会发生**夜盲症**

人体维生素A缺乏是导致夜盲症的主要原因。一般通过多吃猪肝、胡萝卜、鱼肝油等富含维生素A的食物，即可补充维生素A的不足，夜盲症就会痊愈。

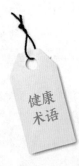

**暗适应**

暗适应是指眼睛经强光照射刺激后，当强光消失时，在黑暗中需要适应一段时间才能看到目标的生理现象。这段在黑暗中不能看到东西的时间称为暗适应时间。

夜盲症，俗称为"雀蒙眼""鸡盲眼"，主要原因是饮食中缺乏维生素 A 或因某些消化系统疾病影响维生素 A 的吸收，致使视网膜杆状细胞缺乏合成视紫红质的原料，表现为在夜晚或光线昏暗的环境里，视物能力低下或者基本没有视物能力，行动受到限制。在未发生夜盲症前，先有暗适应障碍，进一步发展为夜盲症。此外，维生素 A 缺乏还可导致眼干燥症（俗称"干眼病"）、免疫系统受损，并增加人群感染和死亡风险。

维生素 A 缺乏主要由饮食中的维生素 A 原和维生素 A 不足（原发性维生素 A 缺乏）或其利用障碍（继发性维生素 A 缺乏）导致。原发性维生素 A 缺乏发生于极少食用黄色和绿色蔬菜、水果和肝脏的儿童和成年人。婴幼儿过早断奶也可能增加原发性维生素 A 缺乏的风险。维生素 A 缺乏的主要原因包括：

（1）摄入不足：食物中维生素 A 和维生素 A 原供应不足，如长期供给淀粉类食物、脱脂乳类。

（2）吸收不良：维生素 A 属于脂溶性维生素，膳食中脂肪含量不足会影响维生素 A 原和维生素 A 的吸收，尤其是素食者；肝胆系统疾病也会影响小肠黏膜绒毛对游离维生素 A 的吸收。

（3）消耗过多：重体力劳动、急慢性消耗性疾病及各种传染病导致维生素 A 需要量增加，若不能及时补充，则易造成维生素 A 缺乏。

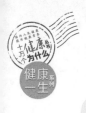

（4）**疾病因素**：疾病导致维生素 A 运送、贮存障碍是维生素 A 缺乏的重要原因。例如，发生肝脏疾病如肝硬化、肝炎、肝寄生虫病等会导致维生素 A 贮存和运送障碍，进而导致维生素 A 缺乏。

（5）**营养因素**：维生素 E 可增加维生素 A 的吸收，并避免维生素 A 在肠道内被氧化破坏。蛋白质的摄入水平也可影响维生素 A 的吸收利用，蛋白质摄入不足会导致维生素 A 吸收、贮存、运送发生障碍，而蛋白质摄入过多会引起维生素 A 消耗较多。

（赵　勇）

# 26. 如何通过**饮食**预防**维生素 A 缺乏**

　　合理膳食，不挑食偏食，多摄入富含维生素 A 的食物是预防维生素 A 缺乏的主要手段。当发生严重维生素 A 缺乏时，若膳食不能满足所需，可在专业医生或临床营养师的指导下，合理补充维生素 A 膳食补充剂和强化食品。

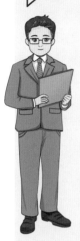

维生素 A 缺乏病是世界卫生组织确认的世界四大营养缺乏病之一，较为普遍，是许多发展中国家的主要公共卫生问题之一。儿童维生素 A 缺乏的发生率远高于成年人，我国属于儿童维生素 A 中度缺乏国家。

预防维生素 A 缺乏的主要手段是平时注意均衡饮食及合理膳食。经常吃富含维生素 A 的动物性食物和富含 β - 胡萝卜素的深色蔬菜的人群，一般不会发生维生素 A 缺乏。科学合理补充维生素 A，预防维生素 A 缺乏，主要从以下两方面出发：

（1）供给含维生素 A 丰富的食物：如鸡蛋、动物肝脏等动物性食物，深绿色蔬菜、胡萝卜、番茄、红薯等植物性食物，养成不偏食、不挑食的好习惯。科学安排营养，特别对婴儿和发育时期的青少年，应提倡食物多样化，除主食外，副食包括鱼、肉、蛋、豆类、奶制品、动物内脏及新鲜蔬菜等。

（2）定期补充维生素 A 制剂：包括针对临床眼干燥症、麻疹、营养不良患儿以及针对所有高危人群（新生儿、幼儿、孕妇、乳母等）的预防性补充维生素 A 制剂。在合理膳食的基础上可适时选用膳食补充剂和维生素 A 强化食品，以提高饮食中维生素 A 的摄入量，或补充维生素 A 营养素、胡萝卜素提取物，如维生素 A 强化奶制品、食用油等。

（赵　勇）

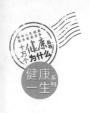

# 27. 佝偻病
## 就是维生素 D 缺乏吗

维生素 D 缺乏是导致佝偻病的主要原因之一。佝偻病是婴幼儿缺乏维生素 D 和 / 或钙，导致钙、磷代谢障碍引起的以骨钙沉积不良为特征的全身性骨病，可通过补充钙强化食物、维生素 D 和多晒太阳予以预防。

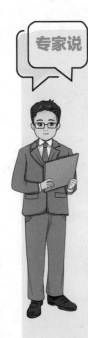

**专家说**

佝偻病是最早被认识的一种维生素 D 缺乏病，也就是我们常说的婴幼儿"缺钙"了，是由于婴幼儿、儿童、青少年围生期维生素 D 摄入不足、日照不足、生长速度快、食物中维生素 D 不足、疾病和药物影响导致体内维生素 D 不足，从而引起钙、磷代谢紊乱，产生的一种以骨骼病变为特征的全身慢性营养性疾病。其中维生素 D 缺乏性佝偻病最为常见，主要见于婴幼儿，发病缓慢，不易引起重视。佝偻病使小儿抵抗力降低，容易合并肺炎及腹泻等疾病，严重影响小儿生长发育。佝偻病可通过摄入富含维生素 D 和钙的食物来预防。

佝偻病临床表现以神经精神症状和骨骼改变为主，主要为生长最快部位的骨骼改变，年龄不同，临床表现不同。临床上根据病情分型：轻型以神经精神症状为主，骨骼变化不显著；中型患儿头部、胸部及四肢有较明显的骨骼变形，并有轻度的全身症状；重型佝偻病患儿骨骼变形及全身症状明显。

急性佝偻病的症状发展迅速，骨质变化以软化为主，多见于6月龄以内的婴儿，由于低钙血症，患儿可能出现惊厥和抽搐；亚急性佝偻病症状的出现比较缓慢，骨质变化以增生为主，多发生于年龄较大的儿童；复发性佝偻病症状的反复与季节、生活及喂养情况、其他疾病及过早停止治疗等因素有关。

佝偻病根据临床表现可分为4期：

（1）初期：多见于3月龄左右的婴儿，主要表现为易激惹、烦躁、睡眠不安、易惊、夜啼、多汗、枕秃等改变。

（2）活动期：除上述改变外，骨骼改变加重，出现颅骨软化，方颅，前囟增宽、闭合延迟，出牙延迟，牙釉质缺乏，手镯、足镯，"念珠肋"，鸡胸或漏斗胸，肋膈沟。常久坐者有脊柱后突或侧突畸形。下肢可见膝内翻（又称"O形腿"）或膝外翻（又称"X形腿"）。

（3）后遗症期：多见于2岁以后的儿童。因婴幼儿期严重佝偻病，残留不同程度的骨骼畸形，如膝内翻、膝外翻、鸡胸等。

（4）恢复期：经治疗或日光照射后，临床症状和体征逐渐减轻或消失。

（赵　勇）

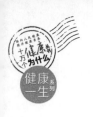

# 28. 为什么**补钙**和
# **补维生素 D** 不是一回事

　　补钙和补维生素 D 不是一回事。钙的主要作用是构成机体的骨骼和牙齿，维生素 D 则是作为维持钙在体内稳定的调节因子，对机体钙的吸收起促进作用。提倡补钙的同时注意维生素 D 的补充，结合适度运动，以提高钙的吸收率，促使钙被人体充分利用。

**专家说**

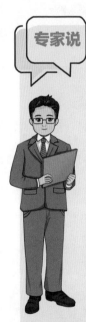

　　生活中把补钙和补维生素 D 当成一回事的人比比皆是，二者实则是两码事。维生素 D 作为维持钙在体内稳定的调节因子，可促进机体钙的吸收，增加肠钙吸收、促进骨骼矿化、保持肌力、改善平衡能力和降低跌倒风险，此外，维生素 D 还有促进皮肤细胞生长、分化及调节免疫功能的作用。当机体钙摄入不足时，会反馈性促进活性维生素 D 水平的升高，从而促进小肠黏膜对钙的吸收，增加肾小管对钙的吸收，有利于钙的沉积和骨骼钙化。若人体维生素 D 摄入不足，相应也会影响钙的吸收，也可能造成缺钙。

　　例如，对于婴幼儿来说，最佳的补钙途径就是喝奶。也就是说，一个每日喝奶量充足的孩子是不容易缺钙的。而由于母乳中缺乏维生素 D，从辅食中获得的维生素 D 也非常有限，因此国际上各大儿科组织机构建议婴幼儿每天补充适量维生素 D。《中国婴幼儿喂养指南（2022）》推荐，纯母乳喂养的婴儿出生数日后每天补充维生素 D 10 微克（即 400 国际单位）。配方奶中已经添加了维生素 D，所以婴幼儿每天喝足量的配方奶并不需要额外补充维生素 D，而纯母乳喂养的婴儿一般需要多晒太阳，并适度补充维生素 D。

健康加油站

维生素 D 除了通过食物补充外，还可以由皮肤合成，故经常晒太阳是人体获得充足有效的维生素 D 最经济的方案。一般来说，每天上午 9：00—10：00 和下午 4：00—5：00 在阳光下进行 10~20 分钟的阳光照射，就足以维持成年人对维生素 D 的需求（天气炎热时此法不适用，应避免晒伤）。日常饮食中可以多摄取一些富含维生素 D 的食物如鱼类、动物肝脏、蛋黄、鱼肝油等来达到促进钙吸收的目的。

可通过摄入富含钙的食物，如奶及奶制品、大豆及其制品、深绿色蔬菜来预防钙的缺乏。若发生缺钙，通过食物补钙不能满足需求的话，可在医生或临床营养师的指导下，适量服用钙和维生素 D 补充剂。

（赵　勇）

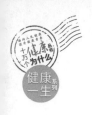

# 29. 为什么**新生儿**要补充**维生素 K**

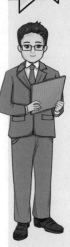

新生儿出血症　维生素 K 缺乏

新生儿体内帮助血液凝固的凝血因子含量很低，维生素 K 能帮助新生儿补充凝血因子，从而预防新生儿出血症的发生。

专家说

维生素 K 为脂溶性维生素，是凝血过程的重要参与因子。当人体血管受损或外部创伤导致血管破裂时，凝血机制便开始启动。在凝血因子的作用下，凝血酶原被激活为凝血酶，并将血液中可溶的纤维蛋白原转化为不溶的纤维蛋白，形成血凝块。维生素 K 与凝血酶原关系密切，有 4 种凝血因子的调节依赖于维生素 K。当人体内少量缺乏维生素 K 时，血浆中的凝血酶原会减少，凝血时间将延长，严重缺乏维生素 K 时就会出现凝血机制障碍，导致广泛出血。

由于新生儿肠道菌群不能及时建立，影响维生素 K 的合成，而母乳中的维生素 K 含量又少，因此新生儿容易发生维生素 K 缺乏引起的新生儿出血症。该病发病急，病死率和致残率高，严重危害婴儿健康。

一般情况下，纯母乳喂养的宝宝维生素 K 摄入量非常少，不能满足生长发育的需求。因此，新生儿出生后产科护理程序一般都会给予肌内注射维生素 K。这时候妈妈们也应该多吃一些绿色的新鲜蔬菜，尤其是菠菜、白菜、海带等，此外，动物肝脏、蛋黄、米糠、黄豆、板栗也富含维生素 K。妈妈们在孕期也可以适当补充维生素 K，预防新生儿出血症的发生。

健康加油站

凝血因子是血液中的一组蛋白质，参与血液凝固。当损伤导致出血时，各种凝血因子被一步步激活，形成纤维蛋白，与血小板一起封闭伤口。目前已知的凝血因子有 14 种。维生素 K 是形成活性凝血因子 II、凝血因子 VII、凝血因子 IX 和凝血因子 X 所必需的营养素。

（赵　勇）

# 30. 为什么会得**脚气病**

脚气病是一种维生素 B₁ 缺乏病。维生素 B₁ 主要从食物中获得，包括谷薯类、豆类、肉类、蛋类、坚果类等。维生素 B₁ 缺乏可能会影响神经系统的正常运作，从而导致脚气病。

专家说

脚气病是由维生素 B₁ 缺乏引起的全身性疾病。维生素 B₁ 又称硫胺素，因此，脚气病又被称为硫胺素缺乏症。脚气病主要损害神经 - 血管系统，表现为多发性

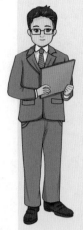

神经炎、肌肉萎缩、组织水肿、心脏扩大、循环失调和胃肠道症状。引起脚气病的主要原因包括以下几个方面：

（1）不恰当的烹调方式：造成食物中维生素 $B_1$ 损失，损失率甚至可高达 30%~40%。如用甑子煮饭，不喝米汤，就会导致维生素 $B_1$ 大量损失。

（2）疾病影响：长期腹泻、慢性消化系统功能紊乱、肝脏疾病以及酗酒都会影响维生素 $B_1$ 的吸收和利用。

（3）不良饮食方式：长期吃精白米面或者加工过细导致食物中的维生素 $B_1$ 损失或破坏较多，造成维生素 $B_1$ 摄入不足。

（4）需要量增加：如妊娠、哺乳、高温环境等应激状态，长期发热、感染、手术后或甲状腺功能亢进等病理状态，以及小儿生长发育，都会造成机体对维生素 $B_1$ 需要量增加，而摄入不足就容易出现维生素 $B_1$ 缺乏相关问题。

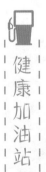

健康加油站

日常生活中，大部分人都会将"脚气"和"脚气病"混为一谈，这是不对的。"脚气"是"足癣"的俗称，是由真菌感染引起的真菌性皮肤疾病，多在足趾部及趾间，表现为两趾间的皮肤浸润、脱皮并伴有裂隙，有难闻的臭味，患者多伴有足部多汗，常常痒感难忍，故经常搔抓，可引起细菌感染，继而红肿、化脓，不易治愈。

（赵 勇）

# 31. 为什么会出现 "烂嘴角"

维生素 $B_2$（又称"核黄素"）是人体必需的营养素之一。维生素 $B_2$ 缺乏会引起多种不适，包括口腔、眼睛、皮肤和神经系统等一系列的疾病。其中，口角炎是一种比较常见的疾病，表现为口唇角的疼痛、干裂和溃烂，是导致"烂嘴角"的主要原因之一。

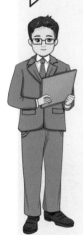

口角炎是一种常见的口腔炎症，表现为上下唇两侧联合处口角区出现裂纹、脱屑、糜烂、结痂等症状，通常被称为"烂嘴角"。口角炎不仅会影响儿童和老年人，也会影响其他年龄段的人群。维生素 $B_2$ 缺乏是导致口角炎的主要原因之一。维生素 $B_2$ 缺乏的早期症状包括疲劳、乏力、口腔疼痛、眼睛瘙痒和烧灼感，继而出现口腔和阴囊病变，称为"口腔生殖系统综合征"，包括唇炎、口角炎、舌炎、皮炎、阴囊皮炎以及角膜血管增生等。维生素 $B_2$ 缺乏的主要原因包括以下几点：

（1）食物摄入不足：维生素 $B_2$ 主要存在于奶类、肉、蛋、豆类、谷类、根茎类和绿叶蔬菜中，膳食搭配不合理或上述食物摄入减少可导致维生素 $B_2$ 缺乏。

关键词

口角炎　维生素 $B_2$　口腔生殖系统综合征

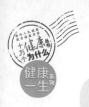

（2）烹调不当：例如过度淘洗大米、蔬菜切后浸泡等都会导致维生素 $B_2$ 流失。此外，在加热或暴露于阳光下的过程中，维生素 $B_2$ 也会被破坏。多次煮沸牛奶也会导致牛奶中的维生素 $B_2$ 被破坏。

（3）吸收障碍：长期腹泻、消化道或胆道梗阻、胃酸分泌减少、小肠切除等因素均可影响维生素 $B_2$ 的吸收。此外，嗜酒者肠道吸收能力减弱也会导致维生素 $B_2$ 摄入不足。

（4）特殊生理状态：例如妊娠、哺乳、寒冷、体力劳动、精神紧张等情况下，机体对维生素 $B_2$ 的需求量增加，或维生素 $B_2$ 消耗过多。

（5）药物影响：药物可干扰维生素 $B_2$ 的利用，如治疗精神疾病的药物和癌症化疗的某些药物能抑制维生素 $B_2$ 发挥其功能。

（赵　勇）

# 32. 为什么**吃饭**与**糙皮病**和**脂溢性皮炎**有关

合理搭配膳食可以补充烟酸和维生素 $B_6$，以此来预防由这两种维生素缺乏导致的糙皮病和脂溢性皮炎的发生。而挑食偏食容易引起

烟酸和维生素 $B_6$ 缺乏，从而增加糙皮病和脂溢性皮炎的发生风险。因此，吃饭与糙皮病和脂溢性皮炎有关。

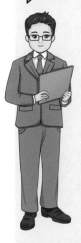

糙皮病又称癞皮病，主要由烟酸缺乏引起，前驱症状为体重减轻、疲劳乏力、记忆力差、失眠等，如不及时治疗，则可出现皮炎、腹泻和痴呆等典型症状。

脂溢性皮炎，也称脂溢性湿疹，维生素 $B_6$ 缺乏是主要病因之一。脂溢性皮炎的症状通常为头皮和鼻唇沟出现红斑和鳞屑。这种皮肤问题具有慢性、反复发作的特点，严重程度可以从轻微的头皮瘙痒、头皮屑、无症状的鳞片到明显的瘙痒不适。脂溢性皮炎多发生于青壮年和 3~4 月龄婴儿，男性比女性更容易罹患，并且常伴随寻常痤疮（俗称"青春痘"）和玫瑰痤疮（又称"酒渣性痤疮"）。

烟酸和维生素 $B_6$ 均为水溶性维生素，可以通过摄入常见的食物如动物肝脏、瘦肉、奶类、蛋类、豆类、酵母、蘑菇、谷类、贝壳类、坚果类、绿叶蔬菜和水果等补充。合理搭配膳食，均衡摄入各种 B 族维生素，可预防糙皮病和脂溢性皮炎的发生。

（赵　勇）

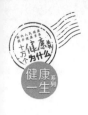

# 33. 为什么多吃**蔬菜水果**能预防**坏血病**

关键词

维生素C

坏血病

蔬菜水果

多吃蔬菜水果可以提供人体所需的多种维生素，特别是维生素C。维生素C可以促进血液循环、预防外伤感染、增强机体免疫力、减缓炎症的发展，从而预防维生素C缺乏病（又称"坏血病"）。

**专家说**

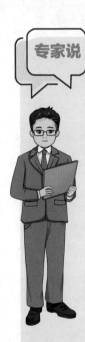

长期缺乏维生素C会导致坏血病。坏血病是一种营养素缺乏病，典型表现包括牙龈肿胀、出血，皮肤瘀点、瘀斑，以及全身广泛出血。早在16世纪前后，人们就观察到这种营养素缺乏病的流行。目前，大规模的坏血病已较为罕见，但在婴幼儿和老年人中仍有发生。虽然成年人中坏血病较为少见，但长期不吃新鲜水果和蔬菜的人患病风险增加。

为了预防坏血病，建议多食用新鲜的水果和绿叶蔬菜，以补充维生素C。在高温、寒冷和缺氧条件下工作或生活的人，经常接触铅、苯和汞等有毒物质的人，以及某些疾病患者、孕妇和乳母等，都应增加维生素C的摄入量。

　　不同蔬菜水果维生素 C 的含量不同，不同的烹调方式对维生素 C 补充的影响也有所不同。一般来说，叶菜类蔬菜维生素 C 含量比根茎类蔬菜高，酸味水果维生素 C 含量比无酸味水果高。辣椒、番茄、油菜、卷心菜、菜花和芥菜等蔬菜维生素 C 含量较高。樱桃、石榴、柑橘、柠檬、柚子和草莓等水果维生素 C 含量较高，而苹果和梨的含量较低。某些野菜野果中维生素 C 含量尤为丰富，如苋菜、苜蓿、刺梨、沙棘、猕猴桃和酸枣等，特别是枣、刺梨等水果含有生物类黄酮，有助于维持维生素 C 的稳定性。烹调方法也需要注意，建议采用急火快炒的方式烹调蔬菜，可以使用淀粉勾芡或加醋的方式减少维生素 C 的损失。

（赵　勇）

# 第四章

# 好营养防疾病

# 一

## 营养标签
## 要看懂

# 1. 为什么**选购食物**要先读**营养标签**

营养标签提供了必要的营养信息，可以帮助消费者选择符合健康需求的食物。

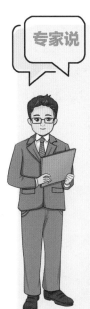

**专家说**

《食品安全国家标准 预包装食品营养标签通则》（GB 28050）要求所有预包装食品营养标签强制标识的内容包括能量、核心营养素的含量及其占营养素参考值（NRV）的百分比。食品营养标签包括营养成分表，以及适当的营养声称和健康声称。

随着生活水平的逐步提高，餐饮、外卖行业不断发展，居民饮食结构普遍呈现高油、高盐、高糖状态，营养标签可以帮助消费者在选购食物时了解食物的营养特点，作为是否有利于健康的参考，也可在无形中提高消费者的营养健康知识水平。

那么，在营养标签上，我们需要读懂哪些营养信息呢？

我们可以简单把营养标签上营养成分表强制标记的内容记成"1+4"，其中"1"表示能量，"4"表示4个核心营养素：蛋白质、脂肪、碳水化合物和钠。营养标签上除了标记"1+4"的含

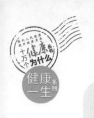

量，通常还会标识营养素参考值（NRV）。NRV 在我们日常选购食物时非常有用。如果健康人每天推荐摄入的某项营养素为百分之百，NRV 代表吃掉 100 克该种食物所占一天应摄入营养素的百分比，它可以帮助人们在选购食物时快速判断自己摄入的营养素是否足够或超标。读懂 NRV，就能让营养标签成为自己选购食物的"专业助手"。

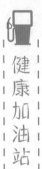

大多数人都希望能够控制好体重、预防"三高"，可以重点关注营养标签上的内容：钠和脂肪的含量越低越好，因为钠摄入过多会引起高血压等疾病，脂肪过多，能量增高，可能会引起肥胖，甚至引起高脂血症；添加糖含量越低越好；蛋白质、矿物质、维生素的含量则是越高越好，这说明营养素含量丰富；反式脂肪酸的数值越低越好，如果是"0"则更好。

（朱珍妮）

# 2. 为什么摄入过多
# 反式脂肪酸危害健康

摄入过多反式脂肪酸，会增加心血管疾病的患病风险。

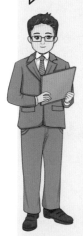

反式脂肪酸是植物油部分氢化过程的副产物。和其他从饮食中摄取的脂肪酸不同，反式脂肪酸对健康毫无益处，也不是人体所需的营养素。大部分的反式脂肪酸是在食品处理加工过程中形成的。西式糕点、巧克力派、咖啡伴侣、速食食品和油炸油煎食品中都含有反式脂肪酸。

研究显示，反式脂肪酸会增加心血管疾病（如动脉粥样硬化等）、癌症、肥胖、糖尿病等的发病风险。大量摄入反式脂肪酸会增加血浆中甘油三酯、低密度脂蛋白胆固醇（"坏"胆固醇）的含量，使高密度脂蛋白胆固醇（"好"胆固醇）含量大幅度降低，加速血栓形成，增加动脉硬化的速度。反式脂肪酸还会造成血清中炎症因子增多，C反应蛋白（机体受到感染或组织损伤时血浆中一些急剧增多的蛋白质）水平随之提升，影响胰岛素信号通路，造成代谢异常。

世界卫生组织建议，减少反式脂肪酸摄入，控制其摄入量不超过总能量的1%（成人每天2.2克以下）。然而，日常生活中

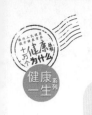

很多糕点和速食食品等都是美味的代表，我们不必因噎废食，只要控制好摄入量，也是可以既享受食物的美味，又维持身体健康的。

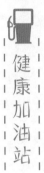

反式脂肪酸由植物油氢化产生，所以被归类为不饱和脂肪酸。既往研究认为，饱和脂肪酸会引起肥胖、心血管疾病等，不饱和脂肪酸对人体健康有益，反式脂肪酸作为不饱和脂肪酸，曾被认为是"健康"的油脂。并且，氢化油脂使食品外观更好看、口感更松软、价格更低廉，比传统固体油脂（猪油、牛脂）有更明显的商业优势。因此，反式脂肪酸在发现之初，被认为是可以代替饱和脂肪酸的"健康"食品原料。

但随着大家对反式脂肪酸的认识增加，很多国家强制要求在食物包装上列出反式脂肪酸的含量。我国也规定预包装食品外包装上必须标识食品的反式脂肪酸含量。因此，大家在选购食品时，要关注食品的反式脂肪酸含量。

（朱珍妮）

二

# 膳食模式
# 要健康

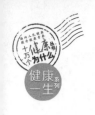

# 3. 为什么倡导**平衡膳食**

平衡膳食有利于维持健康状态，降低慢性病发生风险。《中国居民膳食指南（2022）》将平衡膳食作为推荐的健康饮食模式。平衡膳食以多蔬菜、水果，多鱼虾等水产品，经常吃奶类和大豆制品，适量的谷薯类和肉禽类，清淡少盐为主要特点。我国江南和一些沿海地区的饮食模式接近于平衡膳食模式。研究显示，具备这样膳食特点地区的人群，发生超重、肥胖，患 2 型糖尿病、代谢综合征和脑卒中等疾病的风险均较低。

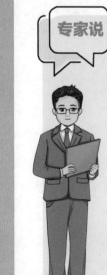

**专家说**

我国营养学家结合中式饮食特征，把平衡膳食的原则转化成各类食物重量的推荐，便于我们在日常生活中践行。中国居民平衡膳食宝塔（2022）形象化的组合，遵循了平衡膳食的原则，体现了营养上比较理想的基本食物构成。平衡膳食宝塔分为 5 层，包含成年人每天应吃的主要食物种类。宝塔各层位置和面积不同，在一定程度上反映出各类食物在膳食中的地位和应占的比重。

第一层：谷薯类，每人每天应该吃 200~300 克谷类和 50~100 克薯类。

第二层：蔬菜和水果，每人每天应吃 300~500 克蔬菜和 200~350 克水果。

第三层：动物性食物，每人每天应该吃 120~200 克，每周至少 2 次水产品，每天 1 个鸡蛋。

第四层：奶及奶制品、大豆及坚果类，每人每天应摄入相当于鲜奶 300~500 克的奶及奶制品，和相当于干豆 25~35 克的大豆及其制品。

第五层：塔顶是烹调油和食盐，每人每天烹调油摄入量为 25~30 克，食盐不超过 5 克。

 ## 中国居民平衡膳食宝塔(2022)
### Chinese Food Guide Pagoda(2022)

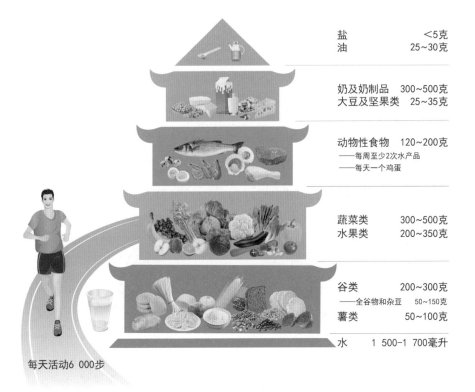

盐　　　　　　　　＜5克
油　　　　　　　　25~30克

奶及奶制品　300~500克
大豆及坚果类　25~35克

动物性食物　120~200克
——每周至少2次水产品
——每天一个鸡蛋

蔬菜类　　　　300~500克
水果类　　　　200~350克

谷类　　　　　200~300克
——全谷物和杂豆　50~150克
薯类　　　　　50~100克

水　　　1 500-1 700毫升

每天活动6 000步

（朱珍妮）

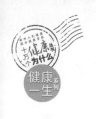

# 4. 为什么说**地中海饮食**
## 是好的膳食模式

地中海饮食　植物为主

遵从地中海饮食可以降低心脑血管疾病的发病风险。

**专家说**

地中海饮食是地中海沿岸南欧国家的传统饮食模式，以蔬菜水果、海产品、五谷杂粮、豆类和橄榄油为主。研究发现，地中海饮食可以降低患心脏病的风险，还可以保护大脑血管免受损伤，降低脑卒中和记忆力减退的风险。

地中海饮食代表健康饮食的原则，而不是具体的食谱。日常生活中应用时，重要的是遵循其理念和原则，不用拘泥于某种特定的食物或某个食谱。在我们习惯中式饮食的前提下，如果要实践地中海饮食，可以试试以下做法：

（1）多吃蔬菜、水果和全谷物，让这些植物性食物占饮食的大部分。尽量食用新鲜或轻度加工的食物，避免对食物进行深度加工。

（2）适量食用坚果。花生、核桃、板栗等坚果类食物含有丰富的膳食纤维、蛋白质和不饱和脂肪酸，可以作为零食。在选择这些食物时，尽量选择原味的，避免选择加盐、加糖、加油口味。

（3）少吃富含饱和脂肪酸的食物。猪油、牛油、黄油等是常见的饱和脂肪酸来源。地中海饮食中多用富含单不饱和脂肪酸的橄榄油。中式饮食中的茶油等植物油也富含单不饱和脂肪酸，可以代替橄榄油。

（4）多吃鱼类，每周至少 2 次。尽量采用清蒸、清炖等烹调方式，避免煎、炸等高温多油的烹调方式。

（5）限制食用红肉。减少猪肉、牛肉、羊肉等红肉的摄入。可以选择去皮禽肉，鱼、虾等水产品来代替红肉。避免食用深加工的香肠、腊肉、腌肉、罐头等。

（6）适当食用低脂奶制品，比如低脂的牛奶、酸奶、奶酪等。

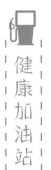

健康加油站

红肉是指在烹调前呈现红色的肉，比如猪肉、牛肉、羊肉等，其饱和脂肪酸含量高于白肉。

白肉是指肌肉纤维细腻，饱和脂肪酸含量低于红肉，不饱和脂肪酸含量较高的肉类，比如鱼肉、虾肉、贝类、鸡肉、鸭肉等。

（朱珍妮）

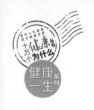

# 5. 为什么推荐
# 东方健康膳食模式

东方健康膳食模式可降低营养缺乏、肥胖和多种慢性病的发生风险，延长健康寿命。

**专家说**

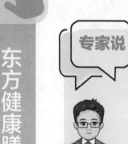

东方健康膳食模式 预防慢性病

东方健康膳食模式是我国东南沿海一带（上海、浙江、江苏、福建、广东）的膳食模式，具有蔬菜水果丰富，常吃鱼虾等水产品、大豆制品和奶类，烹调清淡少盐等特点。分析我国营养和健康监测的数据发现，这些地区的居民高血压等心血管疾病患病率和死亡率较低、预期寿命较高，营养学家总结归纳这些地区的常见膳食模式，称为"东方健康膳食模式"。

研究显示，多吃蔬菜水果可以降低肥胖、高血压、2 型糖尿病、癌症的发生风险；鱼、虾等水产品含有较多的不饱和脂肪酸和较少的饱和脂肪酸，有利于控制体重，降低肠道癌症的发生风险；盐摄入较少，可以维持健康血压以及降低高血压的发生风险；大豆制品可以提供丰富的优质蛋白和钙且不含胆固醇；奶类含有丰富的钙和蛋白质，可以弥补中式饮食钙摄入不足的缺点。

东方健康膳食模式既符合国人的饮食习惯，又具有降低营养缺乏、肥胖和慢性病发生风险的优点，因此，被我国营养学家所推荐。

国际上有多个以预防疾病、促进健康为目的的膳食模式。比如，DASH饮食，这是一种为预防高血压而设计的长期健康饮食方式，推荐多吃蔬菜水果、低脂奶制品、全谷物、禽肉、鱼类、大豆制品以及坚果，少食甜品、含糖饮料、红肉、动物脂肪及内脏，以植物油代替动物油。还有地中海饮食，是地中海沿岸南欧国家的传统饮食模式，特点是摄入充足的蔬菜水果、全谷物、植物种子及香料、豆类、鱼虾等海产品，吃适量的奶酪、酸奶等发酵奶制品，烹调以橄榄油为主，红肉、甜点和精制谷物的摄入较少。

健康膳食模式是一些健康饮食的原则，并不是具体的食谱，日常生活中掌握和运用它的理念和原则来选择和搭配食物即可。

（朱珍妮）

关键词

早餐　胆结石

# 6. 为什么经常**不吃早餐**会增加患**胆结石**的风险

不吃早餐，胆汁淤积在胆囊，容易形成胆固醇结晶，增加患胆结石的风险。

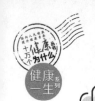

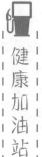

专家说

有人认为早餐可以简单对付，如果没有时间吃早餐就干脆不吃了，这种做法对健康是不利的。研究显示，每天规律吃早餐可以预防胆结石的发生。晚饭后胆汁重新开始在胆囊内储存，经过一个晚上，随着胆固醇饱和度的增高，胆囊内的胆汁变得浓稠。第二天吃早餐后，食物进入胃肠道，促进胆囊收缩，使部分胆汁流出，胆固醇随着胆汁一起排出，胆囊内胆汁的黏稠度会明显降低。如果经常不吃早餐，胆囊内浓稠的胆汁不能排出，久而久之容易形成胆固醇结晶，最终形成结石。

理想的早餐应该包括谷薯类、蔬菜水果、肉蛋类、奶豆坚果类四类食物中的三类或以上。在日常生活中，一半以上的人达不到这样的要求。传统的早餐通常以谷类作为唯一食材，奶豆坚果和蔬菜水果的摄入比例较低。

需要强调的是，早餐中应该包括含油脂的食物。因为进食含有油脂的食物会刺激胆囊收缩，将前一晚淤积在胆囊内的胆汁排出，有效降低胆汁的浓度，预防胆结石的形成。

健康加油站

每天一定要吃早餐，而且要吃得好。早餐需要包括含有油脂的食物，因为只有进食含有油脂的食物，胆囊才会收缩将胆汁排出，胆汁通过胆囊管到达胆总管，再通过壶腹部进入小肠，与食物混合后发挥促进食物分解代谢的作用，有利于食物在肠道内的吸收。

一份优质的早餐需要含有三类或以上的食物，建议把牛奶、坚果、鸡蛋作为早餐的选择，既营养丰富，又能够保证人体摄入适宜的油脂促进胆汁排出。

（朱珍妮）

# 7. 为什么**规律三餐**有助于**健康**

每天规律进食三餐有助于摄入合理的营养成分，保证机体发挥正常功能，预防营养不良和慢性疾病，提高免疫力、维持健康状态。

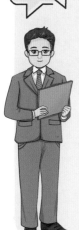

规律三餐是实现合理膳食的前提，一日三餐应该合理安排、定时定量、饮食有度。通常来说，两餐间隔 4~6 小时比较合适，上一餐的食物全部从胃中排空，使胃能够接纳新的食物。早餐可以安排 15~20 分钟享用，午、晚餐可以多一些时间，20~30 分钟。早餐摄入能量占全天能量摄入的 25%~30%，午餐占 30%~40%，晚餐占 30%~35%，是较为科学合理的分配。

规律三餐有利于摄取足够的营养。不吃或少吃某

一餐容易影响身体获取必需的营养成分。短期会因为能量不足造成体力降低，血糖过低影响大脑正常活动。长期缺少某一餐，可能造成某种或某几种营养素缺乏，影响组织器官的正常功能。规律三餐还有利于预防胃肠道疾病的发生。按时进三餐可以避免出现胃肠道蠕动缓慢，维持胃肠道功能健康，预防消化不良，还可以防止胃长时间处于饥饿状态，避免胃酸过多分泌造成的胃黏膜损伤，预防胃部炎症发生。另外，三餐不规律会造成人体生物钟紊乱，容易引发超重和肥胖。总而言之，三餐不规律或缺少某一餐，会对健康造成多重损害。

### 健康加油站

三餐不规律可能引起超重和肥胖。首先，没有在固定的时间进食三餐，可能会因为过度饥饿而吃下更多的食物，造成能量摄入过多。其次，机体会通过进食时间和光线修正生物钟，从而形成一天的生理节奏，三餐不规律会造成生物钟紊乱，进而导致肥胖。因此，规律饮食是维持身体健康节律的重要基础。

（朱珍妮）

# 8. 为什么说**肠健康**才能**常健康**

肠道的健康状态与肥胖、代谢综合征、糖尿病、心脑血管疾病、多种癌症及神经精神疾病均有关。

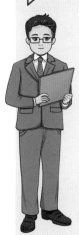

**专家说**

肠道通常指小肠、大肠两大部分，是人体最大的消化器官和免疫器官。越来越多的研究提示，肠道健康状态与大脑功能密切相关。95% 的 5- 羟色胺（能使人体感到愉悦的神经递质）在肠道产生，因此有学者提出了"脑 - 肠轴"的概念，即脑与肠道之间可以相互产生作用，肠道健康受损会影响情绪，肠道微环境还会对人的食欲产生影响。另外，肠道也被认为是人体最大的免疫器官，分布有 60%~70% 的淋巴组织。肠道微生物对人体的营养、代谢、情绪和免疫都起着至关重要的作用。科学家已将人体肠道微生物群落单独看作一个"器官"。

维持好肠道健康，才能让健康成为常态。首先，应保持平衡膳食，尤其提倡经常吃全谷物、杂豆、薯类，倡导"餐餐有蔬菜，天天吃水果"，坚持每天吃 300~500 克蔬菜、200~350 克水果。多项研究表明，多吃蔬菜水果，对保持健康体重，维护肠道功能，预防肠道癌症、慢性病等具有重要作用。全谷物和蔬菜

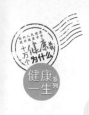

水果中含有丰富的膳食纤维，能够促进结肠内的益生菌发酵，有效缓解便秘，保护肠道健康。坚持每日饮水 1 500~1 700 毫升，可以预防便秘。其次，规律运动也能增加肠道蠕动，维持肠道健康。

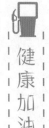

健康加油站

富含膳食纤维的食物有全谷物、杂粮杂豆、薯类、带皮水果、新鲜蔬菜，如全麦、燕麦、荞麦、糙米、玉米、红薯、小米等粗杂粮，绿叶蔬菜、根茎类蔬菜、黄瓜、猕猴桃、苹果、香蕉等蔬果。日常生活中要做到粗细搭配，即粗粮和细粮都选择，保证每日摄入充足的膳食纤维，促进肠道健康。

（朱珍妮）

# 9. 为什么**合理营养**<br>能提高**免疫力**

通过平衡膳食，合理摄入营养成分，可以供给机体构建免疫力所需的各种营养素。

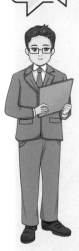

蛋白质是构建机体免疫力的重要营养素，既是生命的物质基础，也是免疫器官、免疫细胞和免疫分子的主要构成物质。疫苗可使机体产生消灭病原体的抗体，而抗体也是蛋白质。当摄入蛋白质充足时，免疫器官和免疫细胞能正常发挥功能，产生充足数量的活性抗体，从而提高机体的抵抗力。鸡蛋、奶制品、禽肉、瘦肉、鱼虾等水产品和大豆及其制品都是优质蛋白质的食物来源，建议正常成年人每天摄入鱼禽肉蛋 120~200 克，保证每天一个鸡蛋，相当于鲜奶 300~500 克的奶及奶制品，相当于干豆 25~35 克的大豆及其制品。

碳水化合物的代谢也参与激活免疫细胞和免疫功能。碳水化合物家族中的成员——多糖，具有抗病毒、调节免疫等多种生物活性，可以激活免疫细胞。谷薯类是碳水化合物的主要来源，建议正常成年人每天摄入 250~400 克谷薯类食物。

维生素 C 可以促进淋巴细胞生成，增强吞噬细胞的吞噬杀菌功能，促进免疫球蛋白的产生，从而增强机体免疫功能。补充维生素 C 能预防和治疗呼吸道感染和全身感染。新鲜蔬菜和水果是维生素 C 的主要食物来源，建议正常成年人每天摄入 300~500 克蔬菜和 200~350 克水果。

低盐饮食也可以提高免疫力。体内高盐环境会影响人体局部微环境，促进糖皮质激素分泌，从而抑制免疫反应，体内产生过多的糖皮质激素会抑制中性粒细胞抗击病原体感染的体液免疫功能。研究发现，一周的高盐饮食就足以使人体的中性粒细胞活力下降，杀菌能力大大降低。建议正常成年人每天摄入盐不超过 5 克。

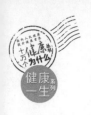

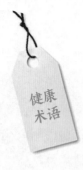

健康
术语

**多糖**

多糖是指由 10 个以上单糖分子通过糖苷键结合而成的高分子聚合物。植物多糖是植物性食物中的一类营养物质，可以通过增大巨噬细胞体积来提高机体免疫力，并通过调节 B 淋巴细胞和激活自然杀伤细胞（又称 NK 细胞）来提高免疫功能。

鸡汤可以治疗感冒吗

（朱珍妮）

# 营养防癌
# 要科学

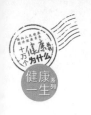

# 10. 为什么科学饮食能
# 预防癌症

科学合理的饮食，能够使人体摄入充足但不过剩的营养，有利于预防癌症。

**专家说**

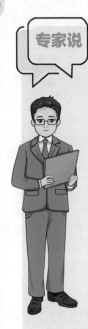

一项关于"全球与饮食营养有关的癌症预防和生存"的研究总结了癌症预防的饮食推荐，包括：保持健康体重，膳食中富含全谷物、蔬菜、水果和豆类，限制红肉和加工肉制品摄入，限制含糖饮料、酒精摄入。增加全谷物摄入可以降低结直肠癌患病风险，过多的红肉和加工肉制品可导致胃癌、结直肠癌，高脂、高糖饮食会造成超重与肥胖，继而增加多种癌症的发生风险，而多吃蔬菜和水果则可降低多种癌症的发生风险。

科学饮食是指各类食物均保持在一个科学合理的摄入范围，是最有利于健康的做法。食物吃得过少或过多，导致营养素不足或过量，都可能导致癌症的发生。科学合理的膳食模式，能够保证人体摄入充足但不过剩的营养成分，维持健康的良好状态。我国的营养专家团队，根据食物供给和居民营养健康需求，制定并定期更新我国居民膳食指南，最新版的《中国居民膳食指南（2022）》已于 2022 年 4 月 26 日发布。我们可以遵循《中国居民膳食指南（2022）》，科学选择食物。

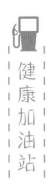

《中国居民膳食指南（2022）》给出了八条平衡膳食准则：

（1）食物多样，合理搭配。

（2）吃动平衡，健康体重。

（3）多吃蔬果、奶类、全谷、大豆。

（4）适量吃鱼、禽、蛋、瘦肉。

（5）少盐少油，控糖限酒。

（6）规律进餐，足量饮水。

（7）会烹会选，会看标签。

（8）公筷分餐，杜绝浪费。

（朱珍妮）

# 11. 为什么**癌症**患者**不需要**太忌口

过多忌口对癌症患者是有害的。忌口不可绝对，要学会科学合理忌口，建议癌症患者忌烟酒、忌暴饮暴食、忌油腻食物、忌盐腌和烟

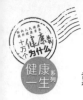

熏食物。适当的饮食禁忌是有必要的，癌症患者忌口应因病而异、因人而异、因治疗方法而异。

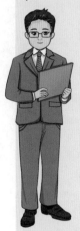

忌口问题是癌症患者在治疗中经常提出的问题，癌症并不属于需要严格忌口的疾病。饮食与癌症的发生、发展有密切关系，必要的忌口是需要的。癌症复发或转移的原因很多，包括身体抵抗力低下、原有的癌细胞没有被完全消灭等，并不是由吃了某种食物引起的。临床上常见有的癌症患者忌口很严，但癌症仍复发转移；有的患者饮食多样化，饮食节制有规律，却生活得很好。

在临床上并没有遇到因忌口不严而致癌症复发的肯定病例，将复发和转移完全归罪于忌口不严是没有科学根据的。饮食与癌症的发生发展有较为密切的关系，适当的忌口还是需要的，但坚决反对过分强调忌口行为，否则容易导致癌症患者的营养状况日趋恶化，这是十分有害的。

癌症患者由于体质虚弱、消瘦、食欲差，饮食上要吃营养丰富、易消化吸收的食物。癌症患者更需要优质蛋白质和维生素、矿物质的营养支持，需要饮食结构合理，食物种类多样均衡。因此，癌症患者的饮食应该保持食物多样性，不应该过分忌口，否则会造成营养素摄入失衡。很多医生都建议，癌症患者可根据自身情况选择食物，食谱不宜太窄，盲目忌口只会加重病情。

（高　键　姜　盼）

# 12. **癌症**患者
## 能不能吃**"发物"**

关键词

癌症

"发物"

癌症患者应以加强营养为主，如果患者没有过敏的食物，一般不需要忌食所谓的"发物"。

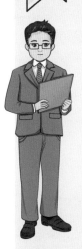

人们口中常说的"发物"，是指那些会加重病情或诱发其他疾病的食物。某些"发物"能引起过敏性疾病，如哮喘、荨麻疹等，还有些刺激性食物可能与炎症有关系。但这些所谓的"发物"并不会引起肿瘤复发和转移。从营养学的角度看，鸡蛋、牛奶、牛羊肉、公鸡、海鲜等所谓的"发物"多为富含优质蛋白质等多种营养成分的食物，这些食物不仅是营养素的优质来源，而且对提高机体免疫力、促进癌症患者康复具有积极作用。癌症患者的膳食结构应是在保证能量和优质蛋白质摄入基础上尽可能做到食物多样化。"发物"会促进病情发展、癌症患者应忌口的说法，缺乏科学依据。

癌症既非过敏性疾病，也非传统意义上的疮疡肿毒，所谓的"发物"并不会引起癌症的转移和复发。从营养学的角度看，被很多患者拒绝的"发物"，大多富含优质蛋白质和多种维生素、矿物质，是增加抵抗力的食物。癌症患者不应该严格限制动物性食物，鱼、禽、肉、蛋、奶都可以吃。尤其患者在手术、放化疗后，身体虚弱，应当多进食这些优质食物补养身体，增强体质和提高抗肿瘤能力。

不能盲目听从某一类食物不能吃、吃了会加重病情这样的话。癌症患者只会因为厌食、少食出现营养不良、预后不良，不会因为吃了某种食物而出现肿瘤复发。对癌症患者而言，膳食均衡、营养充足是排在首位的重要因素，在没有特殊治疗的前提下，不仅对食物没有限制，而且可以通过变换食物种类来增加营养素的摄入。

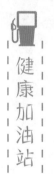

健康加油站

"发物"只是存在于民间的通俗说法，并没有得到现代营养学的认同，在权威的医学教科书和科学文献上均找不到其确切的定义。

（高　键　姜　盼）

# 13. 不吃饭可以 "饿死" 癌细胞吗

不吃饭不能"饿死"癌细胞。不吃饭人体就无法获得营养，免疫细胞和免疫分子缺乏营养就无法抵抗肿瘤的侵袭。癌细胞是饿不死的，即使不吃饭，癌细胞仍然会掠夺正常细胞的营养。不吃饭会导致营养不良，最终"饿死"的一定是患者本人！如果癌症患者不注意增强营养，盲目断食，只会给整体抗癌治疗带来负面影响，影响患者的生存。

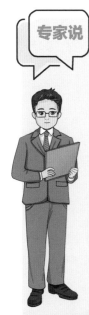

**专家说**

癌症的"饥饿疗法"和癌症患者少吃或不吃食物完全是两回事。保证足够的营养摄入，维持良好的营养状况，是癌症患者顺利进行治疗和康复的前提。癌细胞是由正常细胞经基因突变形成的，通过吞噬正常细胞或掠夺正常细胞所需要的营养来存活。如果癌症患者营养摄入减少，正常细胞既得不到营养，同时又被癌细胞抢走了本身的营养，功能就会受到影响，进而破坏人体正常的身体功能。癌症患者还会因为营养不良而出现贫血、低蛋白血症、恶病质等症状，甚至死亡。

实际上，癌细胞的增殖与患者摄入多少食物并无直接关系。癌细胞是一种恶性增殖的特殊细胞，无论患者吃不吃饭，癌细胞都能掠夺正常细胞的养分，即使患者已经出现营养不良甚至恶病质，癌细胞依然能正常增长。饥饿只会让癌症患者身体消耗得更快，加速疾病恶化。患者不摄入充足的营养，抵抗肿瘤的免疫细胞不能正常工作，而癌细胞仍然会掠夺正常细胞的营养，结果"饿死"的只能是患者本人，而非癌细胞。

癌症患者一旦出现营养不良，会导致治疗期间并发症更多、生活质量更低、临床预后更差、生存时间更短。临床上经常能看到营养状况差、消瘦的患者在抗癌治疗的耐受性、治疗效果和预后方面都明显差于营养状况好的患者。

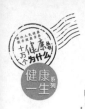

关键词

肿瘤『抗肿瘤食物』

健康加油站

针对癌症患者的真正的"饥饿疗法"是什么？肿瘤组织周边血管丰富，这些血管为癌细胞输送氧气，提供营养物质。癌症"饥饿疗法"的基本原理就是通过各种技术手段（如介入、栓塞等）阻断为肿瘤供血的血管，使癌细胞失去氧气和营养，最终达到"饿死"癌细胞的目的。

（高　键　姜　盼）

# 14. 食物中**哪些成分**具有**抗肿瘤**作用

天然食物中的某些成分，如抗氧化营养素、异硫氰酸盐、黄酮类、多糖类、皂苷，以及磷脂、萜类等，有辅助抗肿瘤作用。

**专家说**

所谓"抗肿瘤食物"，是指该食物中的某些成分在一定程度上具有抗肿瘤作用。这些食物中的某些成分可在癌症患者治疗恢复过程中发挥抗氧化、提高免疫力、促进伤口愈合等功效，如富含维生素 C、维生素 D、维生素 E、叶酸、膳食纤维、类胡萝卜素、花色苷

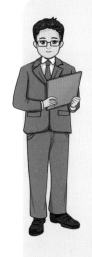

等成分的食物。

常见具有抗肿瘤作用的食物成分有：①抗氧化营养素：可增强人体免疫力，抑制肿瘤细胞生长，如维生素 A、维生素 C、维生素 D、维生素 E、β - 胡萝卜素、硒元素等，经常食用富含这些营养素的食物有助于防治肿瘤；②异硫氰酸盐：含异硫氰酸盐的食物有萝卜、菜花、西蓝花、芥蓝、白菜、油菜、卷心菜等十字花科蔬菜；③黄酮类：富含黄酮类植物化学物的食物有大豆、茶叶、蜂蜜、绿叶蔬菜、芦笋、葡萄、蓝莓、柑橘等，对多种恶性肿瘤细胞具有抑制生长作用；④多糖类：含量丰富的食物主要有菌菇、海藻、苦瓜、螺旋藻、枸杞等，很多类型多糖都具有调节免疫功能、抑制肿瘤细胞生长的功能；⑤皂苷：甾体皂苷主要存在于薯蓣科、百合科和玄参科等植物中，三萜皂苷主要存在于五加科、豆科、远志科及葫芦科等植物中，主要食物有人参、西洋参、大豆、百合、海参等，对癌细胞有杀灭作用；⑥其他抗肿瘤食物成分包括磷脂、萜类成分。

通过饮食进行防癌抗癌最受欢迎，想要降低肿瘤的患病风险，均衡膳食非常重要。千万不可一味相信"抗肿瘤食物"，盲目忌口或进补。单纯依靠食物来抗癌防癌也不现实，研究证实的某成分达到抗癌效果的量，若单纯通过食物来补充，或许需要吃非常大量的食物，日常生活中根本做不到。想要远离癌症，饮食上应尽量做到营养均衡全面，多吃全谷物、高膳食纤维食物，戒烟限酒，少吃油、盐、糖，少吃加工肉和红肉。健康生活方式最重要。

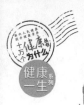

健康加油站

肿瘤患者膳食指导原则：

（1）合理膳食，适当运动。

（2）保持适宜的、相对稳定的体重。

（3）食物的选择应多样化。

（4）适当多摄入富含蛋白质的食物。

（5）多吃蔬菜、水果和其他植物性食物。

（6）多吃富含矿物质和维生素的食物。

（7）限制精制糖摄入。

（8）肿瘤患者抗肿瘤治疗期和康复期膳食摄入不足，在经膳食指导仍不能满足目标需要量时，建议给予肠内、肠外营养支持治疗。

（高　键　姜　盼）

# 15. 乳腺癌患者能吃豆制品吗

乳腺癌患者可以吃大豆及其制品，适量食用不会对人体造成不良影响，也不会加快乳腺癌的进程。

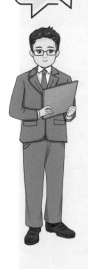

大豆及其制品富含蛋白质、钙、不饱和脂肪酸、磷脂、植物甾醇、大豆异黄酮等营养成分，适量食用可以为乳腺癌患者补充机体所需的营养素，有利于增强抵抗力。大豆中含有的植物雌激素大豆异黄酮，对雌激素具有双向调节作用，对乳腺癌患者的病情控制有一定帮助。国内外相关研究没有发现豆制品有促进乳腺增生或导致乳腺癌的作用。相反，在有豆制品摄入传统的亚洲国家进行的流行病学研究证实：豆腐、豆浆等大豆制品对于控制雌激素水平、预防乳腺癌发生有一定的益处。摄入豆制品量较高的人群，患乳腺癌的风险更低，特别是对于绝经前女性来说，预防效果更好。

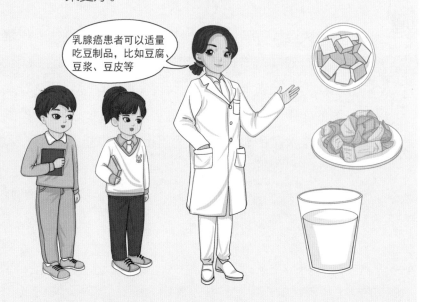

乳腺癌患者可以适量吃豆制品，比如豆腐、豆浆、豆皮等

大豆及其制品与大豆异黄酮对机体的影响并不相同。摄入大豆及其制品对于乳腺癌有预防作用，但提纯的大豆异黄酮对乳腺

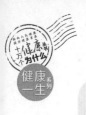

癌敏感人群可能会产生负面影响。因为大豆中的大豆异黄酮含量比较低，建议绝经期女性经常选择大豆及其制品，而非大豆异黄酮提取物来治疗更年期综合征。大豆蛋白属于优质蛋白，和谷类食物一起吃还可以通过蛋白质互补作用增加蛋白质的净利用率。用部分植物蛋白代替动物蛋白，不仅保证了机体对优质蛋白质的需要，还可以辅助降血脂，减少动物性食物中饱和脂肪酸对血脂的影响。

乳腺癌患者在平时生活中可以适量吃豆制品，比如每天食用25克大豆制成的豆制品，其富含的优质蛋白质、多种维生素和矿物质，可以提高人体抵抗力，有助于乳腺癌患者的康复。

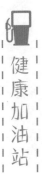

健康加油站

大豆异黄酮是一种植物雌激素，对女性体内的雌激素有双向调节作用，可以降低乳腺癌的发生风险。当体内雌激素水平低时，大豆异黄酮可起到补充雌激素的作用；而当体内雌激素水平过高时，大豆异黄酮可与雌激素受体结合，从而阻止雌激素的过量作用。

（高　键　姜　盼）

# 16. 为什么**不提倡**经常吃**过热食物**

关键词

吃过热的食物容易损害口腔黏膜、食管黏膜和胃黏膜，增加患溃疡和癌变的风险。

**专家说**

日常生活中有不少人喜欢吃过热的食物。长期吃过热的食物，会损害消化道黏膜。而且食物太烫，势必在口腔中存在时间偏短，咀嚼、刺激唾液分泌及与之混合的过程都不充分，也不利于食物的消化吸收。

吃过热食物的习惯很容易引起口腔、食管及胃肠道损伤。首先，可导致口腔黏膜溃疡、热过敏性牙痛等；其次，可导致舌头上的味蕾受到损害，使味觉敏感度下降，咀嚼食物时难以尝出香味。很多研究证实，长期进食过热食物与食管癌发病密切关联，同时食物过热还容易引发胃癌。很多人认为食物应该趁热吃，汤也要趁热喝，尤其是有些上了年纪的人，这种传统思想更是根深蒂固，或许这也是导致中国居民食管癌和胃癌发病率居高不下的原因之一。总是进食过热的食物，会导致胃黏膜被烫伤，出现破损、溃疡等问题，胃黏膜长期受损则容易发生癌变。胃黏膜受损也会引起胃炎、胃溃疡，从而发生癌变，增加胃癌的发病风险。

癌变 过热食物

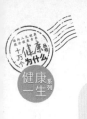

所以，食物并不是越热越好，千万不要贪图"趁热吃"。建议改变不良饮食习惯，不要食用过热的食物。饭菜出锅后，最好凉一会儿再吃；进食时，先将食物放在嘴唇上感受下，觉得不烫后再吃。吃火锅时，不要急着吃刚从锅里捞出的食物。喝水也应该喝温水，温度控制在 35~45 摄氏度，改变喝热汤和热饮料的习惯。总之，无论是从防癌角度，还是从饮食卫生角度，吃过热食物都属于不良的生活习惯，应予以纠正。

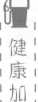

健康加油站

食物什么温度才算过热？人体口腔和食管的温度范围是 36.5~37.2 摄氏度，口腔和食管能承受的食物温度在 10~45 摄氏度，最高能承受的温度在 50~60 摄氏度。60 摄氏度属于一个最高保守分界线。一般来说，60 摄氏度以上的食物就算过热。

（高　键　姜　盼）

四

# 营养让心血管
# 更健康

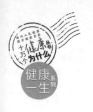
# 17. 心血管疾病患者如何选择肉类食物

心血管疾病患者可以适量吃鱼虾、去皮禽肉和瘦肉等，但应尽量避免采用烧烤、煎炸以及腌制等烹调方式。这些肉中的脂肪含量相对较低，不饱和脂肪酸含量较高，对预防血脂异常和心血管疾病等具有重要作用。

**专家说**

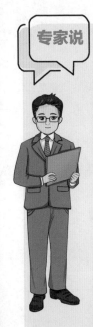

很多人认为，心血管疾病患者如果摄入大量肉类食物，会导致脂肪的摄入过多，不利于控制血脂、血压和血糖。鱼虾和去皮禽肉的脂肪含量比较低，对心血管疾病患者有益。心血管疾病患者如果长期不摄入肉类食物，可能会出现优质蛋白质、$\omega$-3 脂肪酸、维生素 A、维生素 $B_{12}$ 等营养素缺乏，甚至出现血中同型半胱氨酸增高，导致血压和血脂难以控制，危害身体健康。心血管疾病患者的饮食应该荤素搭配，肉类可多选白肉，少吃红肉。同时需要控制肉类摄入量，根据性别、体型和身体活动量，每天摄入鱼、禽、肉、蛋 120~200 克（食物生重并去除不可食用部分），并采用健康烹调方式。

鱼虾等水产品富含优质蛋白质和多不饱和脂肪酸，其中二十二碳六烯酸（DHA）能降低甘油三酯，增强血管的弹性。禽肉的脂肪多分布于腹腔内与皮肤中，肌肉中少见，尤其是胸肉中含量极少，所以去皮禽肉是较好的低脂肪高蛋白质食物；禽肉脂肪中含有较多的单不饱和脂肪酸，脂肪酸组成类似橄榄油，是心血管疾病患者肉类食物的良好选择。而猪、牛、羊肉的脂肪含量较高，且富含饱和脂肪酸，不利于心血管健康，不建议过多食用。

（高　键　姜　盼）

# 18. 心血管疾病患者如何选择食用油

心血管疾病患者一般合并高血压和／或高脂血症，提倡烹调时少用油，尽量采用植物油，避免使用动物油。可选择富含单不饱和脂肪酸的橄榄油、茶油，也可以选择富含多不饱和脂肪酸的菜籽油、大豆油、花生油、葵花籽油等。

专家说

心血管疾病患者应尽量少吃油，每日烹调油用量最好控制在 25 克以内。因为烹调油脂肪含量在 99% 以上，能量高，10 克油的能量相当于 25 克（半两）主食。动物油，比如牛油、羊油、猪油、黄油等，除

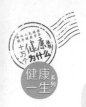

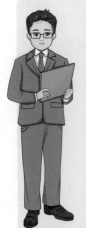

能量高之外，还含有较高的饱和脂肪酸和胆固醇，过多食用易诱发高胆固醇血症，不利于控制病情。

很多植物油除了富含不饱和脂肪酸，还含有维生素 E、角鲨烯、酚类化合物、植物甾醇等有益成分，具有辅助降低血中胆固醇的作用。橄榄油、茶籽油中含有丰富的单不饱和脂肪酸，能使血中好的胆固醇——高密度脂蛋白胆固醇增加，预防动脉粥样硬化。

每天烹调油摄入的原则：总量不超过 30 克，最好控制在 25 克以内，也就是 3 调羹的量。身体活动量较小者，烹调油摄入量还应酌情减少。值得注意的是，还必须关注许多食物中看不见的油脂，如全脂奶制品、肉类、动物内脏、蛋黄，以及核桃、腰果、榛子、松子、花生、瓜子等坚果种子和甜品等。烹调方法尽量以清蒸、水煮、炖煮、凉拌为主，不吃或少吃油炸、油煎食品，炒菜时油温不宜过高，以不冒烟为度。心血管疾病患者要从日常膳食的各个方面做好相关预防工作，防止病情恶化。

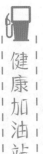

不饱和脂肪酸有什么健康作用？不饱和脂肪酸通过调节离子通道来稳定心肌细胞的电活动，从而保护心血管，有效降低心血管疾病的发病率，同时可以使胆固醇酯化，降低血中胆固醇和甘油三酯水平，降低心血管疾病的发病风险。

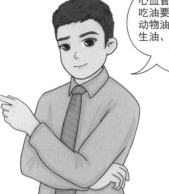

心血管疾病患者要少吃油，吃油要多吃植物油，少吃动物油，首选大豆油、花生油、葵花籽油、橄榄油、茶油、菜籽油

花生油

大豆油

菜籽油

（高 键 姜 盼）

# 19. 心血管疾病患者可以吃坚果吗

坚果营养丰富而全面，适量食用有助于预防心血管疾病的发生和发展。

专家说

坚果果皮坚硬，内含 1 粒或者多粒种子。常见的坚果包括核桃、榛子、腰果、巴旦木、开心果、花生、

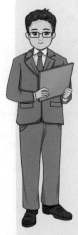

板栗、瓜子等。坚果含有丰富的蛋白质、膳食纤维、钾、镁、必需脂肪酸等对人体十分有益的营养成分。坚果的脂肪含量较高，摄入应适量。常食坚果可以降低胆固醇浓度，减少脂质过氧化和氧化应激，降低心血管疾病风险，所以心血管疾病患者经常食用坚果对身体有益。研究表明，适量吃坚果可以降低患心脏病的概率，减少冠心病和心肌梗死的发生。还有研究发现，心血管疾病患者每周吃几次坚果，有助于减少心房颤动以及心力衰竭的发生。

根据《中国居民膳食指南（2022）》推荐，成人平均每天应该摄入 25~35 克（净重）大豆和坚果类，除去每日的大豆摄入，平均每天摄入 10 克左右坚果。10 克左右坚果仁，相当于开心果 10~15 个，或榛子 5~8 个，或巴旦木 10~12 个，或松子 30~40 颗。每天少量摄入坚果，可以预防心脏病，延长寿命。多数坚果的脂肪含量在 50% 以上，虽然以不饱和脂肪酸为主，有益健康，但能量仍然很高，应适量食用。

心血管疾病患者每日食用油的摄入量应该控制在 20~25 克，脂肪的摄入量也要控制。如果食用坚果，则需控制当日饮食中的总能量，并减少脂肪摄入。目前市面上很多坚果是加工过的，在加工过程中添加了很多调味料，导致健康的坚果变得不健康。所以，买坚果应尽量选择原味不添加盐和糖的产品，仔细看清营养标签上的配料表、营养成分表和保质期。坚果虽好，但摄入要适量，不能盲目多吃，适量摄入才能发挥坚果的最大功效！

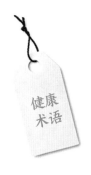

**必需脂肪酸**

必需脂肪酸是指维持机体功能不可缺少但机体不能合成，必须由食物提供的脂肪酸，包括亚油酸和 α- 亚麻酸，均为多不饱和脂肪酸。必需脂肪酸是人体维持正常新陈代谢必不可缺少的物质。必需脂肪酸主要包括两种，一种是 ω-3 系列的 α- 亚麻酸，另一种是 ω-6 系列的亚油酸。

（高 键 姜 盼）

# 20. 得了**冠心病**应**常吃哪些**食物

冠心病患者应保持饮食清淡，少吃油腻食物及甜品，多吃全谷物、杂粮、杂豆、薯类，多吃蔬菜水果，推荐吃鱼虾、去皮禽肉等白肉，少吃猪肉、牛肉、羊肉等红肉。注意严格限制钠盐摄入量，增加钾元素摄入量。

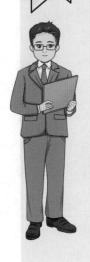

冠心病患者的日常饮食应把总能量控制放在第一位，以维持理想体重为宜，预防肥胖。每天脂肪摄入量应占总能量的 25% 以下，其中动物性脂肪供给量应小于每天总能量的 10%，植物性脂肪供给量占总能量的 10%~15%，每天胆固醇摄入量应控制在 300 毫克以下。多不饱和脂肪酸可降低血清胆固醇浓度和抑制血细胞凝集，防止动脉粥样硬化。控制膳食中的饱和脂肪酸和胆固醇，是防止血清胆固醇升高、预防冠心病发生的重要措施。膳食纤维可使血浆胆固醇水平降低，因此应适量增加富含膳食纤维的食物摄入，如全谷物、蔬菜、水果、菌菇、豆类、魔芋等。动物性蛋白质摄入过多会导致饱和脂肪酸和胆固醇摄入量相应增加，故提倡减少动物性食物的摄入量。大豆及其制品富含优质蛋白质并有降低血浆胆固醇和预防动脉粥样硬化的作用，提倡用大豆及其制品替代一部分动物性食物。

很多冠心病患者合并高血压，尤其是在并发心功能不全时，由于肾血管有效循环血量减少，肾小球滤过率下降，导致钠潴留，血容量增加，心脏负担加重。钠盐摄入每天应控制在 5 克以下。心功能不全患者应适当控制水的摄入量，每天水摄入量应控制在 800 毫升左右。多种具有抗氧化作用的维生素（如维生素 A、维生素 C、维生素 D、维生素 E 以及 B 族维生素）具有降低血浆胆固醇水平、抵抗自由基侵袭、抗凝血、增强免疫力、改善血管末梢循环等作用，可防止动脉粥样硬化，降低冠心病的发病风险，进而预防急性死亡事件的发生。

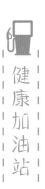

为什么膳食纤维可以降低血浆胆固醇水平？膳食纤维在肠道内可与胆固醇和胆固醇的代谢产物结合，随粪便排出体外，从而降低血浆胆固醇水平。同时，膳食纤维在肠道内可吸收水分，对肠内容物有稀释作用，使大便体积增加，起到预防便秘的作用。

（高 键 姜 盼）

# 21. 为什么**脑卒中**患者应注意**膳食营养**

脑卒中患者常常出现吞咽障碍、意识障碍、认知障碍、情感障碍等情况，这些功能障碍可能导致患者进食困难、营养摄入不足和营养消耗增加，从而引发卒中后营养不良或营养风险增加。

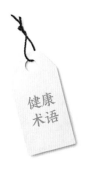

健康术语

## 脑卒中

脑卒中，俗称"中风"，包括缺血性脑卒中和出血性脑卒中，是由脑的供血动脉突然堵塞或破裂所致。其中以缺血性脑卒中（脑梗死）为主，出血性脑卒中就是人们常说的脑出血，蛛网膜下腔出血就属于这一类疾病。

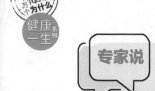

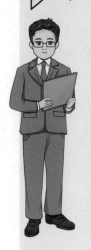

营养不良是脑卒中常见的并发症之一，也是导致脑卒中患者转归不良的重要危险因素。因此，对存在营养不良的脑卒中患者应及时给予合理的营养支持，对促进患者功能康复和预后具有重要意义。脑卒中患者要注意平衡膳食，尽量选择多种食物，保证充足的营养和保持适宜的体重。针对存在吞咽障碍的患者，须将固体食物改成泥状或糊状。固体食物经过机械处理变得柔软，质地更趋于一致，不容易松散，从而降低吞咽难度。由于稀液体食物容易使存在吞咽障碍的患者发生误吸，因此建议在稀液体食物内加入增稠剂以增加黏度，减少误吸，增加患者食物摄入量。有些食物打碎成泥状后，营养结构会发生改变，因此可能丢失部分营养成分。另外还需要留意改善打碎后食物的味道，以增加患者食欲。

脑卒中患者日常饮食中能量供给要充足，在保证总能量合理的基础上，膳食中的碳水化合物应占每日摄入总能量的50%~65%。如果患者血糖正常，每天可进食单糖及双糖类食物，如水果、蜂蜜等，以补充能量。同时，主食要粗细搭配，确保膳食纤维的摄入量（每天 25~30 克），这对调节血脂和改善便秘均有益处。此外，还需要补充足量优质蛋白质及充足的维生素、矿物质。充足的营养可以保障脑循环和脑组织的能量供应。脑卒中患者需要通过合适的膳食指导进行食物选择，从而预防营养不良，确保预后良好。

（高　键　姜　盼）

# 22. 为什么**心血管疾病**患者**晨起喝水**有益健康

晨起喝水有助于补充水分，降低血液黏滞度，从而降低心血管疾病患者晨起发病的风险。

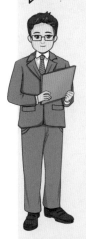

水是人体组织的重要组成成分并发挥着重要的生理作用，体内新陈代谢都需要水参与才能完成。人在夜间睡眠中因呼吸等会损失大量水分，使水的代谢入不敷出，可引起全身各组织器官供水不足，从而出现众多系统的功能失调。人在早晨处于相对缺水的状态，血液黏滞度也相对较高，使血栓形成的风险相对增加，因此，早晨是心血管疾病患者发病如心绞痛、心肌梗死、心源性猝死的危险时间段。起床后适量饮水，可以一定程度上纠正机体各器官组织的夜间失水。清晨饮水可以帮助排便，及时清理肠胃，使粪便不会淤积干结，预防习惯性便秘，有效避免心血管疾病患者因排便困难而导致脑血管破裂的情况。同时，如晚上摄入过多盐分会造成血液中钠含量过剩，钠盐会形成结晶，甚至破坏血管内壁，进而引起血压升高，血管壁肿胀，造成动脉粥样硬化等病变，增加脑梗死发病风险。早上及时喝水可以起到降低血钠浓度的作用。

心绞痛及心肌梗死多发生在凌晨及上午 9 时左右。因此，提倡老年人或心血管疾病患者在清晨起床后喝一杯水，达到及时补充水分、降低血液黏滞度和扩张血管的目的，从而降低心绞痛及心肌梗死的发生风险。饮水以温白开水为好，饮水量一般为 200~400 毫升，过多饮水对胃健康不利，也影响早餐进食，故饮水也要适量。

心血管疾病患者比普通人更容易缺水。缺水时，血管中的血脂水平相对较高，导致血液在血管中流动缓慢，容易引起心血管疾病的并发症。心血管疾病患者应养成多喝水的好习惯，预防病情加重。

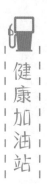

健康加油站

血液黏滞度是形成血流阻力的重要因素之一，当某些疾病使微循环处的血流速度显著减慢时，血细胞可发生叠连和聚集，血液黏滞度升高使血流阻力明显增大，从而影响血流的正常灌注，导致血管栓塞。

（高　键　姜　盼）

# 23. 为什么**自觉**饮食很健康还是得了**心血管疾病**

心血管疾病病因复杂，除不健康的饮食方式外，先天性疾病或基础疾病也可能诱发心血管疾病。同时，现代人经常熬夜、吸烟、饮酒，不健康的生活方式会加重心脏负担，过度的剧烈运动也会损伤身体功能而导致猝死。

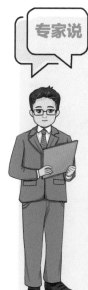

**专家说**

心血管疾病的直接病因或高危因素主要是不健康的生活方式，如膳食不均衡、缺乏身体活动、生活不规律、吸烟酗酒等造成肥胖、高血压、血脂异常、糖尿病等，除此之外，心血管疾病还与遗传、感染和空气污染等因素密切相关。多种因素并非独立存在，而是呈现聚集态势，互相影响，共同导致心血管疾病的发病和死亡。遗传因素是心血管疾病发病的独立危险因素，有家族史的个体心血管疾病发病风险增加。40岁以上人群发病率较高。高盐摄入、高脂肪摄入、过量饮酒、缺乏蔬菜水果摄入等不合理膳食方式，可能增加罹患心血管疾病的风险。

除了饮食诱因，精神紧张和不良生活习惯也可能诱发心血管疾病。吸烟会损伤血管内皮细胞功能，易导致动脉粥样硬化，使动脉血管腔变窄、动脉血流受阻，引发多种心血管疾病。高血

脂、高血糖等慢性病均有可能诱发心血管疾病。高血脂会导致血流不畅、斑块脱落，长期血糖过高，可损伤脏器，并使毛细血管脆性增加，诱发心血管疾病。

影响我国居民血管健康的因素主要有五个：吸烟、不合理膳食、缺乏身体活动、超重肥胖和心理不健康。因此，提高健康素养，做好预防，定期筛查，是降低心血管疾病发病和死亡风险的重要措施。

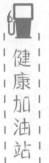

健康加油站

常见的心血管疾病三级预防措施主要包括三个方面：一级预防是指从儿童和青年时期起，采取有益健康的生活方式和行为，进行社会整体人群的预防；二级预防是指对患者采取药物或非药物干预措施，控制危险因素，以预防病情复发或加重；三级预防是指重症抢救，预防并发症发生和患者死亡，其中包括康复治疗。

（高 键 姜 盼）

# 24. **心血管疾病**患者是否应吃**鱼油**

鱼油有降低血清甘油三酯的效果，可以减慢动脉粥样硬化斑块的形成，轻微降低血压。但到目前为止，还没有确切的科学证据表明服用鱼油可以防治心血管疾病。

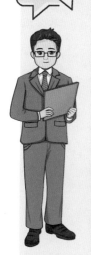

一些研究表明，补充鱼油确实可以降低血脂、抑制血栓形成、延缓动脉粥样硬化、改善血流动力等，可能有预防心血管疾病的效果。但鱼油并不是吃得越多越好，要注意摄入量。根据中国营养学会推荐，我国成年居民 ω-3 脂肪酸的摄入量应达到每天 0.25~2.0 克，约占每天能量摄入量的 0.2%~0.9%。虽然有研究表明高剂量的鱼油有一定降低甘油三酯的作用，但目前这类研究还存在不一致的结果，鱼油保健品是否对心血管疾病有防治效果还需要更多的研究证实。要注意的是，长期服用大剂量鱼油有副作用，可能会导致出血时间延长、免疫力下降等。

吃富含 ω-3 脂肪酸的食物对心血管健康有好处，但目前并没有足够证据显示吃 ω-3 鱼油保健品有同样的效果。从目前的研究证据来看，鱼油保健品预防心血管疾病的证据并不充分。值

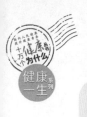

得注意的是，如果已经患有心血管疾病，不能用保健品替代药物来治疗。每个心血管疾病患者的病情不同，需要治疗的异常指标不同，同样的保健品并不能"一药解百病"。

对于没有心血管疾病的人，坚持合理饮食、戒烟限酒、规律运动、控制体重、心理平衡等良好的生活方式才是预防疾病的法宝。对于心血管疾病患者，除了健康的生活方式以外，规范的药物治疗才是可靠的保证。鱼油对人体健康有一定的好处，但我们的健康不能依靠鱼油，尤其是冠心病患者，更不能用鱼油来替代药物。

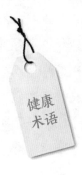

**鱼油**

　　鱼油是鱼身上所有脂肪类物质的总称，包括鱼体、肝脏和鱼脑等各部分的油脂，主要活性成分是 ω-3 脂肪酸，包括二十二碳六烯酸（DHA）和二十碳五烯酸（EPA）。

（高　键　姜　盼）

# 25. 为什么**心血管疾病**患者要**防便秘**

便秘患者在排便过程中会屏气用力，使全身肌肉紧张，从而使血管收缩导致血压骤升，同时由于憋气使胸腔和腹腔的压力增大，心脑血管承压过重，造成颅内压增高。心血管疾病患者便秘容易导致脑血管或外周血管破裂，造成脑出血、心肌梗死等心脑血管意外。

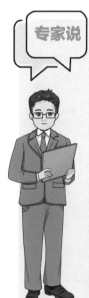

**专家说**

便秘是诱发心血管疾病的原因之一，是导致心血管疾病患者猝死的重要诱因。便秘时，排便会更用力，供血反应激烈，容易引发一些心血管异常事件。便秘作为各类心脑血管疾病的危险因素，会诱发短暂性脑缺血发作、脑卒中、心肌梗死等。便秘对于患心血管疾病的老年人来说，随时可能威胁生命。

便秘与肠道病变、不良生活习惯、精神心理因素有关，还与年龄等因素有关。老年人身体活动量较少，胃肠蠕动相对较慢，容易发生便秘。当冠心病、动脉硬化患者排便不畅，需要屏住呼吸、全身肌肉紧张、用力排便时，血管骤然收缩会使血压急剧上升，心血管负担过重，可能诱发心律失常，严重者可危及生命。

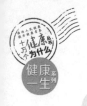

如何预防便秘呢？第一，饮食方面要保证多食富含膳食纤维的食物，肠胃功能较弱的中老年人，如果蔬菜食用量不够，可以额外补充膳食纤维粉；第二，坚持散步、慢跑、做操等身体活动，可以常做腹部通便操；第三，养成良好的排便习惯：定时、定点、专心；第四，补充益生菌，肠道菌群失调会引起便秘，便秘造成毒素堆积也会干扰肠道菌群的平衡，让有益菌减少，从而进一步引起菌群失调。改善便秘，一定要从养成良好的日常生活习惯入手。

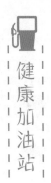

什么是便秘？出现难以排便、粪便干硬、排便频次减少等状况，就算是便秘了。其中排便频次减少是指每个星期的排便次数在 3 次以下，同时排便费力费时、难以排出、需辅助排便、有排便不尽感等。

（高 键 姜 盼）

# 26. 奶制品和蛋类食物
## 对心血管健康有**影响**吗

合理摄入奶制品和蛋类对防治心血管疾病有积极作用。

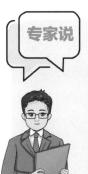

奶制品包括牛奶、羊奶、马奶等液体奶以及酸奶、奶粉和奶酪等。奶制品中的不饱和脂肪酸和钙对于辅助降低血脂可能起到积极的作用。我国居民随着奶制品消费量增加，骨密度相应增加并且患心血管疾病的风险有所下降，酸奶还有改善便秘的作用。因此，心血管疾病患者可以吃奶制品，但是不要过度摄入，推荐每天摄入相当于 300~500 毫升液态奶的奶制品。一般健康成人购买奶制品不需要专挑低脂奶，因为全脂奶制品与心血管疾病发生风险升高没有关联，反而还与心血管疾病发生风险降低有关。但千万不要因此大量摄取奶制品，奶制品的组成主要为蛋白质和脂肪，过度摄取会增加脂肪的摄入。奶制品中有一种名为"肉豆蔻酸"的饱和脂肪酸，过多摄入可能会升高血中低密度脂蛋白胆固醇。

蛋类（鸡蛋、鸭蛋、鹅蛋、鹌鹑蛋等）是营养价值很高的食物，富含优质蛋白质、维生素、矿物质、磷脂、叶黄素等，可以为人体提供能量，并补充多种营养物质。不少人认为鸡蛋是"心血管杀手"，是因为鸡蛋中含有胆固醇。体内胆固醇过多时，可能会在动脉壁内蓄积，逐渐形成动脉粥样硬化斑块，阻塞动脉血管，增加心血管疾病风险。既往研究显示，适量吃鸡蛋与心血管疾病风险无关。血脂偏高的人可以每天或隔天吃 1 个鸡蛋。最近研究发现，每周吃 3~6 个鸡蛋的人，心血管疾病发病风险以及死亡风险最低。

《中国居民膳食指南（2022）》建议成年人每天摄入 300~500 毫升奶及奶制品，每天 1 个鸡蛋。对于高脂血症和心血管疾病患者，建议摄入低脂或脱脂奶制品，烹调蛋类应以蒸煮为佳。

健康加油站

动脉粥样硬化斑块是冠心病、脑梗死、外周血管病发生的主要原因之一。脂质代谢障碍是动脉粥样硬化病变的基础，特点是受累动脉病变从内膜开始，一般先是脂质和复合糖类积聚、出血及血栓形成，进而发展为纤维组织增生及钙质沉着，导致动脉壁增厚变硬、血管腔狭窄。

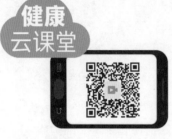

**健康云课堂**

鸡蛋种类不同，营养一样吗

（高 键 姜 盼）

# 27. 高血压患者能喝茶或咖啡吗

高血压患者可以喝茶，目前认为茶多酚等成分对健康有一定益处。如平时饮用咖啡无特殊不适，血压无明显波动，高血压患者也可以适当饮用咖啡，但不可多饮，要避免饮用浓咖啡引起血压突然升高。

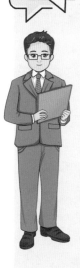

　　茶和咖啡中都含有咖啡因，如果饮用太多，可能会引起心率加快，所以对于高血压患者，不建议喝太多、太浓的茶和咖啡。对于血压控制较好的患者，适当饮用咖啡和茶，过着悠闲而不紧张的生活，对血压控制有好处。但要具体问题具体分析。

　　我国是茶的起源地，饮茶是我国传统饮食文化之一。茶叶中含有茶多酚等多种对健康有益的成分，经常适量饮茶，不但可以补充水分，而且可以降血脂并降低心血管疾病发生风险。因此，单纯的高血压患者可以放心喝茶。但是，建议不要喝浓茶，因为其中的咖啡因对交感神经有比较强的刺激作用，可能导致失眠等不良反应，建议喝稍微淡一点的茶。如果患者存在心律失常、心力衰竭情况，不建议饮茶。

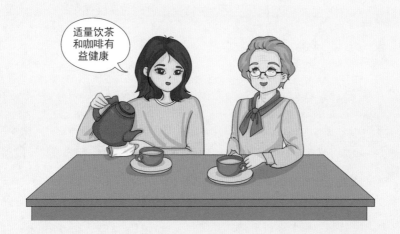

适量饮茶和咖啡有益健康

　　目前没有研究证实长期饮用咖啡与高血压有必然关联。咖啡的主要成分咖啡因会促进体内儿茶酚胺的合成和释放，可在短时间内引起血压波动。长期过量饮用富含咖啡因的饮料可能会引起

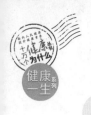

血压升高。此外，咖啡会增加已经升高的肾上腺素水平，引起皮质醇和胰岛素水平的升高，进一步升高血压。所以，不建议血压控制不好的高血压患者饮用咖啡。如果血压控制相对稳定，则可以适度饮用咖啡，但不要喝太浓或太多的咖啡，避免由此导致的情绪波动或失眠，加重高血压症状。

（高　键　姜　盼）

# 28. 为什么**高血压**患者 要**少吃盐**

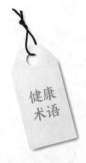

健康术语

**水钠潴留**

　　水钠潴留是指过多的水和钠积存在人体内。食盐摄入过多，可导致钠在体内蓄积，研究显示，1 克钠进入人体以后，会向人体组织中带入 110 毫升水，所以患者会出现水、钠在体内蓄积。

　　高血压患者摄入食盐过多，会导致血液中钠离子含量增多，储存在细胞组织中，造成水钠潴留，使多余水分无法正常排出体外，导致血容量增加，引起血压升高。

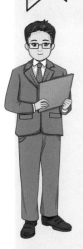

　　人体通过食物摄入每日所需的钠，如果摄入钠过多，超过了肾脏的排泄能力，蓄积在血管里的钠就会吸收过多的水分，从而导致血流量增加，对血管壁的压力增大，导致血压升高。血压升高后，心脏的负荷随之增加，所以高血压患者一定要控制盐的摄入量。高摄盐量是当前血压升高的重要原因。高血压早期或者轻型高血压患者，单纯限盐就可以使血压恢复正常。对于中、重度高血压患者，限制盐的摄入量，不仅可以提高降压药物的疗效，还可以减少降压药物的剂量。因此，长期适度限盐可以有效降低高血压患者的血压。

　　《中国居民膳食指南（2022）》建议成年人每天盐摄入量不超过 5 克。对限盐者的观察与数据分析发现，坚持长期限盐，可以使血压下降并降低脑卒中死亡率和全因死亡风险。烹饪时建议使用定量盐勺，帮助自己掌握食盐用量。避免过多使用味精、鸡精、酱油、大酱等含盐量高的调味品。香肠、熏肉、薯片等加工食品，在生产过程中会使用大量盐，也要少吃。钾盐可以对抗钠盐的升血压作用，新鲜蔬菜和水果含钾较高，可适当多吃，争取做到餐餐吃蔬菜、天天吃水果。

　　对高血压患者来说，限制食盐摄入可以帮助控制血压。正常人群适度限盐，也可以预防和延缓高血压的发生。因此，低盐饮食是防治高血压十分重要的基

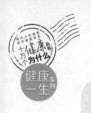

础措施。高血压如果长期得不到很好控制，就会引发动脉粥样硬化及心脏、大脑、肾脏等重要器官的许多并发症，从而降低患者生活质量。建议高血压患者在严格服用降压药的同时采用低盐饮食。

（高　键　姜　盼）

五

# 会吃会选
# 防代谢性疾病

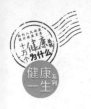

# 29. 吃糖多
## 会导致糖尿病吗

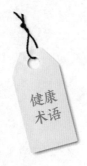

健康
术语

**胰岛素抵抗**

胰岛素抵抗是指周围组织对胰岛素的敏感性下降，血糖升高，导致胰岛功能代偿性分泌更多胰岛素的现象。

吃糖和糖尿病没有直接的因果关系，多吃糖未必得糖尿病，少吃糖未必不得糖尿病。糖尿病的发病主要与遗传因素和不健康生活方式有关。

专家说

　　糖尿病是由胰岛素绝对或相对缺乏或外周组织胰岛素抵抗所致的一组以糖、脂肪、蛋白质和电解质代谢紊乱为主要表现的综合征，以高血糖为主要特征。糖尿病的根本原因是胰岛素抵抗和/或胰岛素分泌缺陷，没有足够的胰岛素来分解摄取的糖分，造成血糖升高。糖尿病中惹祸的"糖"并非我们吃的糖，而是部分食物在体内消化分解后产生的葡萄糖。如果没有遗传、环境等因素的参与，只是摄入过多糖，并不会

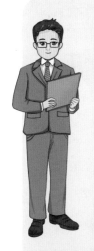

造成糖尿病。但糖吃多了便会转化为脂肪，长期吃很多糖，脂肪逐渐累积造成肥胖，可加重胰岛素抵抗，导致糖尿病的风险大大提升。1 克糖含 4 千卡能量，糖吃得多，过多能量在体内储积会增加体重。

预防糖尿病要倡导合理膳食、控制体重、适量运动、限盐减糖、戒烟限酒、心理平衡的健康生活方式。控制血糖首先要"管住嘴"，但不是什么都不能吃，而是一日三餐尽量定时、定量。进餐顺序上，建议先喝汤，然后吃蔬菜，再吃荤菜，最后吃主食，这样有利于减缓餐后血糖升高。烹调方法多选蒸、煮、炖、拌，避免煎、炸和红烧。做到营养均衡、荤素搭配。控制血糖还要"迈开腿"，吃动平衡有助于控制血糖。身体活动推荐在餐后 1 小时之后进行，既能帮助控制血糖又能够防止发生低血糖等。提倡每周进行 150 分钟中等强度有氧运动，如健步走、慢跑、打太极拳、骑车、游泳等。

即使每天营养搭配基本平衡，但是摄入食物量太多，也一样可能由于脂肪、碳水化合物等摄入太多造成能量过剩，增加患糖尿病的风险。虽然吃糖不会直接造成糖尿病，但也不要肆无忌惮地摄入！

（高 键 姜 盼）

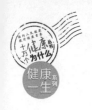

# 30. 为什么**糖尿病**患者应选择**升糖慢的食物**

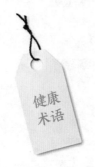

健康术语

**血糖生成指数**

血糖生成指数（GI）是指某种食物升高血糖效应与标准食品（葡萄糖）升高血糖效应的比值，是衡量食物摄入后血糖升高程度的一项指标，具体是指含 50 克碳水化合物的食物与 50 克葡萄糖在 2 小时内升高人体血糖水平的百分比。

升糖慢的食物，消化吸收缓慢，在胃肠道停留时间长，餐后血糖峰值低且下降速度慢，可以起到控糖作用，对减肥也有一定帮助。升糖快的食物，消化吸收快，进食后血糖峰值高，下降快，血糖波动大。

**专家说**

血糖生成指数（glycemic index，GI）能衡量食物中碳水化合物对血糖浓度的影响程度，是衡量食物引起餐后血糖反应的一项有效指标，可作为糖尿病患者选择食物的依据。GI 是一个相对数值，反映了某种食物与葡萄糖相比，升高血糖的速度和能力，通常把葡萄糖的 GI 定为 100。GI 越低，对餐后血糖影响越小；GI 越高，对餐后血糖影响越大。GI<55 的食物，食用后对血糖影响小；GI 在 55~70 之间的食物，食

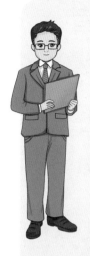

用后对血糖影响中等；GI>70 的食物，食用后对血糖影响大。

低 GI 食物由于避免了血糖剧烈波动，既可以预防高血糖，又可以改善低血糖，所以能有效控制血糖。低 GI 食物一般容易使人产生饱腹感，同时使胰岛素保持在较低水平。胰岛素能促进糖、脂肪和蛋白质的合成，因此，食用低 GI 食物能帮助减少脂肪的储存，达到稳定血糖、控制体重的目的。高 GI 食物易导致高血糖以及血糖波动过大，需要控制每餐食用量。

糖尿病患者应遵循平衡膳食原则，在控制总能量的前提下调整饮食结构，达到平稳控糖降糖的目的。参考 GI 值，合理安排饮食，对调节和控制血糖大有好处。但只吃低 GI 食物容易造成营养不均衡，糖尿病患者可以避开大多数中、高 GI 食物，如果偶然想吃粥、西瓜等高 GI 食物，只要控制份量及总能量，就可避免血糖突然快速上升。

（高　键　姜　盼）

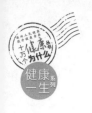

# 31. 为什么**糖尿病**患者**无糖食品**也**不能**多吃

关键词

糖尿病　无糖食品

多吃无糖食品也会影响血糖。很多无糖食品的原料是富含淀粉等碳水化合物的谷物，多吃也会引起血糖波动。

**专家说**

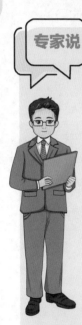

近年来推行无糖食品，许多"0糖月饼""无糖饼干"等无糖食品跃升为网红食品，深受减肥、养生朋友们的喜爱。对于糖尿病患者来说，无糖食品真的就代表安全、健康，可以随便吃吗？其实不然。无糖食品本质是无添加糖的食品，无糖食品可能也是富含碳水化合物的食品。在选购无糖食品时，要仔细辨认食品营养标签上的配料表和营养成分表，尽量选择未添加糖及甜味剂的无糖食品，根据膳食指南的能量推荐计算好自己每日所需的营养素推荐摄入量，控制无糖食品的食用量，使能量、脂肪、碳水化合物和钠不超标。

市面上常见的无糖食品多是含有蛋、奶、油的碳水化合物制品，比如无糖饼干、无糖面包等。适当食用这类食品不会使糖尿病患者的血糖波动，但如果吃得过多，这些食品里的精制淀粉在体内也会转化为葡萄糖，被肠道吸收后导致血糖升高，不利于糖尿病患者控制血糖。而过量摄入蛋、奶、油也会使能量摄入过多，导致超重、肥胖，影响血糖水平。

糖尿病患者应当坚持均衡膳食，根据平衡膳食宝塔搭配每天的膳食，多吃蔬菜，主食多选杂粮，蛋白质优先选择鱼虾、禽肉和豆制品。进餐时先吃蔬菜，再吃富含蛋白质的食物，最后吃主食，这样的用餐顺序有助于控制血糖波动。每餐最好都有谷薯类、豆类、蔬菜、动物性食物，两餐之间的加餐可以选择 100克左右的水果、少量坚果（15 克左右）或者无添加糖的酸奶。

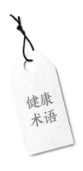

健康术语

### 无糖食品

无糖食品是指不含蔗糖（甘蔗糖和甜菜糖）、葡萄糖、麦芽糖、果糖等的食品。根据《食品安全国家标准 预包装食品营养标签通则》（GB 28050）的要求，只要每 100 克或 100 毫升的食品中含糖量低于 0.5 克就可以标注为"无糖食品"。查看配料表，确认产品配料中未直接添加蔗糖、葡萄糖、果糖、麦芽糖及其各种糖浆。不直接添加单糖和双糖，是无糖食品生产的基本条件，也是消费者通过配料信息可以直观判断的依据。

（高 键 姜 盼）

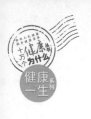

# 32. **糖尿病**患者如何**降低**
## 膳食的血糖生成指数

糖尿病 血糖生成指数

糖尿病患者在日常饮食中，应尽量多选择血糖生成指数低的食物来降低进餐引起的血糖波动，调整每餐的食物搭配，食物摄入量以及碳水化合物、脂肪和蛋白质三大宏量营养素的配比，由此来控制膳食的血糖生成指数和餐后血糖。

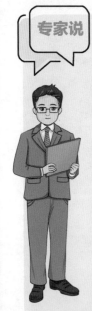

**专家说**

影响血糖生成指数（GI）的主要因素是食物所含碳水化合物的质和量，进食量越高，GI越高，血糖升高的速度就越快，精制的米、面制品，各种添加糖（如白砂糖、红糖、蜂蜜等）都是高GI食物。食物中的膳食纤维也会影响GI数值，食物中膳食纤维含量越高，则GI越低，如全麦、糙米、杂豆、薯类、蔬菜（尤其叶菜类）就是膳食纤维含量高的低GI食物。食物中的脂肪含量也会影响GI值，脂肪会使碳水化合物的吸收变得缓慢。但过多摄入脂肪会诱发各类慢性病（如心血管疾病），所以不建议摄入过多脂肪。食物的形态也会影响血糖升高速度，比如磨碎的、稀烂的食物因为更容易被消化吸收，会使血糖上升的速度更快。

降低膳食的血糖生成指数，应学会选择和搭配食物。主食应多选富含复杂碳水化合物的全谷物、杂粮杂豆和薯类，比如糙米、黑米、燕麦、小米、红薯、山药、玉米、红豆、绿豆等，面食可以多选全麦制品、荞麦面、低 GI 的意大利面等。蛋白质的摄入应当肉、蛋、奶、豆均匀分配，肉类多选鱼虾、去皮禽肉和瘦肉，限制肥肉摄入，每日还可以吃 50 克左右豆腐干或 100~200 克豆腐，提高优质蛋白质比例。蔬菜要多吃，首选绿叶蔬菜，还可选择膳食纤维含量较高的芹菜、竹笋、木耳、菌菇等。

挑选好合适的食物后，正确的备菜和烹调方式也可以辅助降低食物的血糖生成指数。应尽量保证食物的完整性，不要磨碎、打浆或将食物切得很碎、处理成泥等。提倡食用时多咀嚼，这样不仅有助于肠道蠕动，而且能减慢消化吸收从而控制血糖升高的速度。烹饪过程中，不宜将食物煮得过烂或加很多水，太稀太烂都会促进身体吸收让血糖升高的速度变快。

（高　键　姜　盼）

# 33. 为什么糖尿病患者也要

# 适量吃水果

选择合适的水果并控制好量的前提下，糖尿病患者吃水果不但不会影响血糖，还能为身体提供所需的各类营养素，有效降低心血管疾

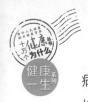

病等并发症的发生风险，通过吃水果增加膳食纤维的摄入量还有助于控制血糖波动。

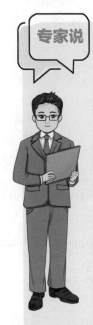

**专家说**

很多糖尿病患者都觉得水果是甜食，经常吃会加重病情。实际上，糖尿病患者适当吃水果，不但不会加重病情，反而有利于控制血糖和并发症。水果富含维生素、矿物质、植物化学物和膳食纤维，可以帮助加速肠道蠕动，促进消化代谢，辅助控制血糖的稳定。吃水果时可以将水果切成小块但不要榨汁，充分保留膳食纤维，避免血糖快速升高。

糖尿病患者在血糖控制较为稳定的前提下，可以适量吃一些血糖生成指数（GI）较低的水果，如果血糖较高或者处于忽高忽低的阶段，应先将血糖控制稳定，再开始吃适量水果。吃水果要控制好量，每天不超过200克，并将当天的主食减少25克以置换水果的能量，比如少吃25克面条，改吃200克梨或苹果。吃水果的时间最好是两餐之间，比如早餐后午餐前，或者午餐后晚餐前，这样有助于血糖稳定。

要尽量选择GI较低的水果，比如柚子、樱桃、草莓、蓝莓、苹果等，不会导致血糖急速上升。一些好像很甜的水果，比如西瓜、桃子、哈密瓜、猕猴桃等，因为水分含量比较高，实际吃进去的糖分不会很多，所以在严格控制摄入量的情况下，也适合糖尿病患者食用。尽量少吃和不吃GI高的水果，比如榴梿、香蕉、荔枝、桂圆、冬枣等。研究显示，经常吃新鲜水果有利于糖尿病患者降低死亡风险和心血管疾病等并发症风险。糖尿病患者应该坚持均衡膳食，食用适量水果既有助于身体健康也能辅助控制血糖稳定。

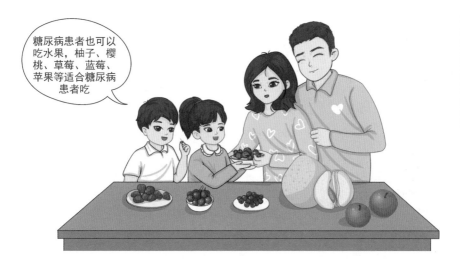

（高键姜盼）

# 34. 为什么得了**脂肪肝**应注意**饮食调理**

　　肝脏是人体的重要器官，与日常饮食紧密相关。肝脏有储存肝糖原的能力，参与身体内分泌和吸收代谢相关的工作。合理营养对脂肪肝的防治非常重要，得了脂肪肝更要注意饮食调理。

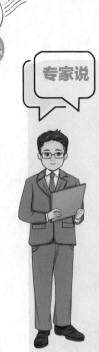

　　肝脏的功能主要包括：①参与三大营养素的新陈代谢；②合成分泌胆汁，消化脂肪；③利用生物酶将胃肠道吸收的营养素进行转化，合成身体所需的物质；④为身体内的有毒物质解毒，并将其排出体外；⑤合成人体所需的部分蛋白质。脂肪肝顾名思义就是肝脏中的脂肪因为过剩或者无法代谢而过多堆积，脂肪肝的形成有很多原因，常见的情况有：①酒精性脂肪肝：长期饮酒或短期大量饮酒引起肝细胞损伤，影响代谢效率，加上过量摄入能量增加脂肪合成，进而导致肝脏脂肪堆积，最终引起脂肪肝；②非酒精性脂肪肝：一般由肥胖、糖尿病、高脂血症等引起，大多因为体内脂肪过剩，肝细胞来不及代谢，从而导致脂肪肝。

　　一旦出现脂肪肝，如果不及时控制饮食并积极配合治疗，肝细胞就会长期处在一个需要高强度代谢脂肪的环境中，相当于一直在加班。长此以往肝细胞就会受损，对肝功能造成不可逆的损伤，会引起肝炎、肝硬化等疾病。脂肪肝的治疗不单单是药物治疗，还要针对原有疾病和危险因素加以控制：肥胖患者要减肥，少吃油腻及高能量食物；高脂血症的患者需控制饮食及调整饮食结构；2型糖尿病患者应积极控制血糖。治疗脂肪肝，还需要在每日饮食中对脂肪和糖分进行控制。脂肪肝患者需要有足够的毅力和耐心，保持合理饮食的摄入，给肝细胞足够的时间恢复工作，只有这样才能有效控制和治疗脂肪肝。

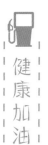

脂肪肝就是人体摄入过多脂肪，在肝脏中合成过多的甘油三酯，或者在某些病理情况下，甘油三酯无法从肝脏中转运入血，造成肝细胞内堆积大量脂肪，使肝细胞发生脂肪变性。如果对肝脏进行活检，在光学显微镜下观察肝脏病理组织切片，发现含有脂滴的肝细胞超过 5%，就可以诊断为脂肪肝。一般情况下，通过腹部 B 超检查即可诊断。

（高键 姜盼）

## 35. 高尿酸血症患者能吃豆制品吗

高尿酸血症患者可以吃豆制品，可以喝碱性水，但不是必须喝碱性水。

尿酸是人体嘌呤代谢的终产物，尿酸水平异常会对很多器官功能造成影响。高尿酸血症可引起痛风性关节炎、痛风石、痛风性肾结石等。长期高尿酸血症还会导致急性或慢性肾功能衰竭，引起代谢综合征、胰岛素抵抗、冠心病等慢性病。高尿酸血症是继高血

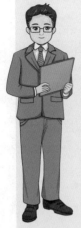

压、糖尿病、高脂血症后的"第四高"。

高尿酸血症是心血管疾病和慢性肾脏病的独立危险因素，多见于喜肉食、肥胖及酗酒者，男性占90%以上。循证医学研究证明，吃嘌呤含量偏高的蔬菜和新发痛风没有关系，动物性嘌呤对痛风发作的影响更大。虽然大豆含有中等量嘌呤，但将大豆制作成豆制品的工序包括泡水、磨碎、滤渣等步骤，大豆中大部分嘌呤会被去除，豆浆、豆腐的嘌呤含量比大豆少80%左右。豆制品富含优质蛋白质，可以替代一部分动物蛋白进而辅助降低日常饮食中动物性嘌呤的摄入量，以此来控制尿酸。

高尿酸血症患者应严格限制动物内脏、海产品和肉类的摄入。鼓励患者多吃新鲜蔬菜，适量吃豆制品和豆类。高尿酸血症患者可以适当将一部分高嘌呤肉类替换成豆制品，每日吃25克大豆制品，既能满足每日蛋白质的摄入需求，又能控制尿酸。

高尿酸血症患者多喝水有助于尿酸排出，减少痛风发生。建议每天饮水量为2 000~3 000毫升，避免喝含糖饮料，严禁饮用酒精类饮料。因嘌呤为水溶性，在各类荤汤中含量较高，如肉汤、海鲜汤、骨头汤等，应避免摄入。虽然适量喝一些碱性水可以辅助排泄尿酸，但碱性水不是必选项，降低血尿酸主要还是依靠控制高嘌呤食物摄入和戒酒等，完全依靠喝碱性水来降低尿酸是不可取的。部分苏打水含有果糖，多喝反而会加重高尿酸血症，不建议饮用。

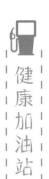
正常饮食状态下，两次空腹检测血尿酸水平，女性 >360μmol/L（6mg/dL）、男性>420μmol/L（7mg/dL），即可诊断高尿酸血症。高尿酸血症是发生痛风的基础。一般来说，血尿酸水平越高，痛风发作的风险就越大。

（高 键 姜 盼）

# 36. 为什么**骨质疏松症**
## 和膳食营养有关系

身体良好的营养状态是预防骨质疏松症的关键。骨质疏松症会引起骨强度下降，骨脆性增加和骨折风险升高，造成疼痛和骨质疏松性骨折，给身心带来巨大痛苦。研究显示，早期营养充足可以有效预防骨质疏松症的发生发展，均衡饮食是保证营养充足的前提。

专家说

说到骨质疏松症，人们首先想到的是补钙。钙是人体中最丰富的矿物质，其中 99% 的钙以骨盐形式存在于骨骼和牙齿中。奶及奶制品是钙的良好食物来源，建议正常成年人每天摄入相当于鲜奶 300~500 克的奶及奶制

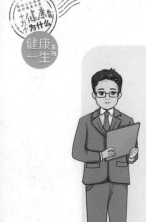

品，大豆及其制品、深绿色蔬菜和海产品也富含钙。

维持骨骼强健，除了钙，维生素 D、镁、钾等也是关键的营养素。维生素 D 及其活性产物是骨形成的必需营养素。正常成年人每天需要 400 国际单位（10 微克）维生素 D。中式饮食中的维生素 D 含量较低，人体内绝大部分维生素 D 是通过接触阳光，在皮肤中形成的内源性维生素 D。其他矿物质（如镁、钾）和维生素（维生素 A、B 族维生素、维生素 E、维生素 K 等）都是维持骨骼健康的营养素。

蛋白质也是预防骨质疏松症的关键营养素。充足的蛋白质摄入可以促进骨基质合成，还可刺激骨骼和肌肉蛋白合成，强健的肌肉会间接作用于骨骼，维持良好的骨密度和骨强度，降低骨质疏松症的发生风险。日常生活中瘦肉、禽肉、水产品、鸡蛋、奶和奶制品、大豆及其制品都是优质蛋白质的食物来源，建议正常成年人每天摄入 120~200 克鱼、禽、肉、蛋，保证每天 1 个鸡蛋，相当于 25~35 克干豆的大豆及其制品。

遵从均衡饮食，是保证各种营养素摄入充足的必要条件。

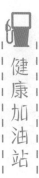

健康加油站

骨质疏松症是由多种原因导致的骨密度和骨质量下降，骨微结构破坏，造成骨脆性增加，从而容易引发骨折的全身性骨病。骨量丢失是个渐进的过程，不易被察觉，一旦发生骨质疏松，任何药物都不能恢复已经丢失的骨量，也不能增加剩余骨质的密度与强度。

因此骨质疏松症的预防远比治疗要重要得多。维持良好的营养状态，是预防骨质疏松症发生发展的关键所在。

（朱珍妮）

# 37. 为什么**补充维生素 D**有益骨骼健康

维持骨骼健康，补充维生素 D 必不可少。大家都熟知补钙有益骨骼健康，但如果缺少维生素 D，骨骼也难以健康。维生素 D 和钙是维护骨骼健康的重要营养素，两者缺一不可。摄入充足的维生素 D 和钙一直是国际学术机构推荐维持骨骼健康的基础措施。维生素 D 缺乏会引起佝偻病和骨质疏松症，补充维生素 D 和钙可以显著降低骨质疏松性骨折的发生风险。

维生素 D 是人体必需的维生素，人体不能自行合成，需要通过其他途径获取。常见的补充来源有两个途径。一个途径是晒太阳，皮肤内的 7- 脱氢胆固醇在阳光中紫外线 B（UVB）的作用下生成维生素 $D_3$，这是补充维生素 D 经济便捷且安全有效的方法。另一个途径则是通过食物获取，食物中的维生素 D 主要存在于动物肝脏、奶制品及蛋黄中，其中以鱼肝油含量最为丰富。此外，还可以通过服用维生素 D 补充剂来补充。

补充维生素 D 的推荐方式是晒太阳，或从食物中摄取，而不是依赖营养补充剂。通过晒太阳来补充维生素 D 时，需要掌握一些技巧。不要在烈日下晒，也不要晒太长时间，避免发生晒伤。建议在上午 10 点之前或下午 4 点之后阳光不太强烈的时候晒，每天半小时左右即可，该时段的阳光比较充足，但紫外线强度、刺激性相对较弱，不易晒伤皮肤，同时也不易被晒黑。晒太阳的时候需要充分地裸露四肢皮肤（不抹防晒霜），让阳光直接接触皮肤，使身体产生维生素 D 的效果达到最佳。

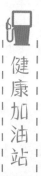

健康加油站

皮肤中所含的胆固醇经过脱氢后，生成 7- 脱氢胆固醇，皮肤裸露部位在阳光中受到紫外线的照射，能够形成内源性的维生素 D。因为紫外线无法穿透玻璃或厚的衣物，所以隔着玻璃晒太阳，或者覆盖衣服的皮肤部位无法有效产生维生素 D。在阳光下暴露的皮肤越多，则产生的维生素 D 越多。

（朱珍妮）

六

# 滴酒不沾
# 最健康

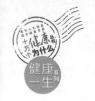

# 38. 为什么饮酒**有害健康**

酒几乎不含有营养成分，还会增加能量摄入。经常过量饮酒，会伤害肝、胃等器官，导致肝硬化、肥胖等多种疾病，增加交通事故和暴力事件的发生。想要身体健康，就应该完全不饮酒。

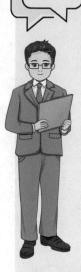

**专家说**

一项对 195 个国家和地区的调查研究表明，全球 1/10 人口的死亡是饮酒所致。适度饮酒无害甚至有益健康的说法是错误的，饮酒不存在所谓的"安全量"和"适宜量"，也不存在所谓有益健康的酒。无论是白酒、红酒还是啤酒，最主要的成分都是酒精，喝酒或任何含酒精的饮料，都比不喝更损害健康。

饮酒伤害大脑。只要饮酒就可能对大脑的结构和功能有损害，比较常见的是影响记忆力。并且，饮酒量越多、饮酒时间越长，对大脑的损害越严重。对于高血压患者和肥胖者，饮酒对其大脑的损害作用更强。

饮酒增加患癌风险。国际癌症研究机构（IARC）把酒精（或含有酒精的饮料）列为 I 类致癌物。研究表明，饮酒和口腔癌、喉癌、食管癌、乳腺癌、结直肠癌、肝癌、胃癌和胰腺癌等都有直接关系。中国人普遍存在酒精代谢基因缺陷（乙醛脱氢酶缺乏），也就是通常所说的"喝酒上脸""喝酒脸红"，这种基因缺陷再加上饮酒，会使患癌风险更高。

为了健康，应该完全不饮酒。千万不要被"适量饮酒有益健康"误导，尤其是没有饮酒习惯的人，切勿轻易尝试饮酒。

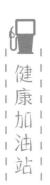
不少人喝酒脸红，是因为携带有突变的乙醛脱氢酶基因，导致人体无法有效降解乙醛。乙醛是酒精（乙醇）在人体内的代谢产物之一。乙醛脱氢酶是专门负责清除乙醛的酶。携带有突变基因的人，乙醛脱氢酶活性低或者没有活性，饮酒后不能及时清除乙醛，导致乙醛在体内大量堆积，出现脸红、头晕、心动过速等症状。这类人过量饮酒后发生癌症的风险会显著增加。

（朱珍妮）

# 39. **喝红酒**对心血管疾病**有好处**吗

喝红酒对心血管疾病没有好处。心血管疾病患者应该戒酒。

多项研究显示，饮酒与各种心血管疾病的发生都呈正相关，也就是说，饮酒量越多、饮酒时间越长，越容易得心血管疾病。

红酒中含有白藜芦醇、花青素、单宁等抗氧化物质，曾经一度被认为对健康有益。但这些抗氧化物质

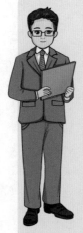

在红酒中含量很低，对健康的有益作用微乎其微，而红酒中最主要的成分始终是酒精，如果要使摄入红酒中的抗氧化物质达到对健康有益的量，势必要摄入大量的酒精，这会严重损害健康。

饮酒会使神经系统变得兴奋，心率加快，心脏的工作量增加，给血管造成一定的压力，导致血压上升；同时酒精会兴奋交感神经，抑制副交感神经，导致心率加快。心率突然升高对心血管疾病患者来说存在风险，可能诱发心律失常，导致疾病恶化。

另外，心血管疾病患者通常需要长期服用多类药物，如调血脂药、抗高血压药、降血糖药等，常年服药可能会存在药物性肝损伤，饮酒则会加剧对肝脏的损伤。

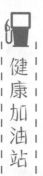

健康加油站

心血管疾病是一系列涉及循环系统（心脏和血管）的疾病，包括冠心病、脑血管疾病（脑卒中）、高血压、周围血管疾病、风湿性心脏病、先天性心脏病、心力衰竭以及心肌病。心血管疾病是一类严重威胁人类健康的常见病，具有高患病率、高致残率和高病死率的特点。全世界每年死于心血管疾病的人数居各种死因死亡人数的首位。健康的饮食和生活习惯对心血管疾病的预防和治疗具有重要意义。

（朱珍妮）

# 40. 为什么**慢性病**患者一定**要戒酒**

饮酒没有安全阈值，只要饮酒，即使摄入酒精量很少（每天10~15克），依旧有健康风险，并且可能加重慢性病症状。

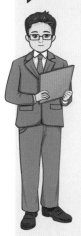

慢性病通常指慢性非传染性疾病，是对一类起病隐匿，病程长且病情迁延不愈，缺乏确切的传染性生物病因证据、病因复杂，且有些尚未完全被确认疾病的概括性总称，包括高血压、冠心病、糖尿病、癌症等。慢性病患者需要长期服用药物，如抗高血压药、降血糖药、调血脂药等，长年服药容易导致药物性肝损伤。肝脏是分解酒精的重要器官，长期饮酒会造成肝脏代谢紊乱，并引起脂肪肝、肝硬化等问题，加剧慢性病患者的肝脏损伤。大多数慢性病患者都伴有肥胖问题，饮酒还会导致体重增加，甘油三酯、血糖和血压水平升高，加重慢性病的症状。另外，酒含能量高，尤其是高度白酒，几乎不含其他营养素，会伤害胃肠黏膜，并影响肝脏和胰腺的功能，进而影响营养素的消化、吸收及利用。过量饮酒还会增加脑卒中、心肌梗死、乳腺癌、消化道癌症及骨质疏松症的风险。此外，饮酒会使神经系统变得兴奋，心率加快，心脏的工作量增加，给血管造成一定的压力，导致血压上升，不利于高血压患者的血压控制。正常成人不宜饮酒，慢性病患者更应该戒酒。

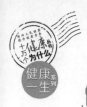

大多数慢性病患者存在代谢紊乱的情况，肝脏是人体最大的代谢器官，维持肝脏代谢健康对控制慢性病、稳定病情具有重要作用。尽管有"适度饮酒对健康有益"的言论，但这一说法并不科学，饮酒对于人体代谢的不良影响不容忽视，权衡利弊，慢性病患者一定要戒酒。

（朱珍妮）

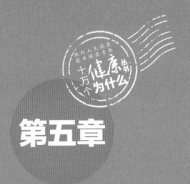

# 第五章

# 食以安为先

# 一

# 食品加工
# 添加剂不能少

# 1. 为什么要在食品中
# 使用食品添加剂

食品添加剂是现代食品工业的重要组成部分。在食品中使用食品添加剂，可以保证食品的品质，使食品具有优良的风味，延长食品的储藏期限并防止食品变质，某些食品添加剂还可以满足消费者对食品营养和保健的需求。开发食品新产品和有效利用动植物资源时也常常使用食品添加剂。

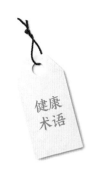

健康
术语

**食品添加剂**

食品添加剂是为改善食品品质和色、香、味，以及为防腐、保鲜和加工工艺的需要而加入食品中的人工合成或天然物质。食品用香料、胶基糖果中基础剂物质、食品工业用加工助剂也包括在内。

**专家说**

人类使用食品添加剂的历史非常久远。从游牧狩猎到定居社区的发展过程中，人们发现应用腌制、熏制等方法可以将鱼、肉保存较长时间，公元前 4 世纪人们就在葡萄酒的酿造过程中应用了人工着色技术，我国《本草纲目》记载了古代豆腐的制作方法，这些都用到了食品添加剂。随着现代食品工业的发展和人民需求的提高，食品添加剂越来越多地走进了人们的生活。

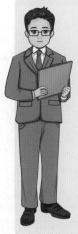

食品添加剂可以是来自植物、动物或矿物的天然物质，也可以通过化学合成得到。目前有千余种食品添加剂被使用，使用食品添加剂的目的是使食品更安全或更美味，以及提升食品加工的便捷性和保证产品的稳定性等。例如，食物添加甜味剂三氯蔗糖，可以在保持甜度的同时降低食物总热量；有长时间使用历史的苯甲酸钠是常见的食品防腐剂，可以保护食品免受微生物的影响发生变质。另外，研究人员也在不断开发新的食品添加剂种类，例如从茶叶中提取的茶多酚，是一种天然的抗氧化剂。

食品添加剂是为了一些用途被添加到食品中，但并非所有对食品"有用"的原料或物质都可以被添加，食品添加剂需要经过严格的安全性评估且被国家批准后才可以在食品中添加使用。食品添加剂的使用需要符合相应的法律法规。《食品安全国家标准 食品添加剂使用标准》（GB 2760）对食品添加剂的使用原则以及食品分类系统等有明确规定，按照食品添加剂的功能类别规定了 22 类食品添加剂，在规定名单以外的一律不允许使用。

你了解食品添加剂吗

（韦　伟）

# 2. 为什么说**现代食品工业**离不开**食品添加剂**

在现代食品工业中，食品添加剂的使用可以丰富食品种类，提升食品加工的便捷性，提高食品品质和安全性，满足不同消费者对食品多元化的需求。食品添加剂的使用促进了食品工业的发展，市场上琳琅满目的食品离不开食品添加剂。可以说，没有食品添加剂，就没有现代食品工业。

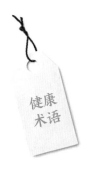

关键词

健康术语

**食品**

"食品指各种供人食用或者饮用的成品和原料以及按照传统既是食品又是中药材的物品，但是不包括以治疗为目的的物品。"这是《中华人民共和国食品安全法》对食品的定义。而现代食品，从食品卫生监督角度来看，可认为是应用现代加工技术生产供现代人食用或饮用的各类食品。

**专家说**

食品添加剂为食品工业的蓬勃发展提供了不可或缺的支持。在第三次工业革命后，化学合成工业的发展让食品添加剂进入了快速发展阶段，人工合成添加剂被大量应用于食品加工；20世纪70年代，色素、

现代食品 食品工业 食品添加剂

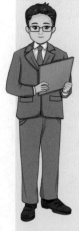

防腐剂、甜味剂和增味剂开始在加工食品中密集出现；20世纪后期，天然提取添加剂也迅速发展起来。食品添加剂的研究、生产和应用促进食品工业生产出更丰富、更方便、更安全的产品，因此食品添加剂被誉为"现代食品工业的灵魂"。

食品添加剂是工业化生产食品的关键因素。色彩诱人的蛋糕甜品、味道多样的各类饮料、口感酥脆的膨化食品……生活中这些常见的美食都离不开食品添加剂。食品添加剂在食品工业中的应用一方面是出于加工工艺的需要，添加少量添加剂利于食品保存，防止食品在储运、流通过程中变质，另一方面则是为了提高食品的口感、风味、色泽等感官品质，我们从食物中感受到的丰富的口味也得益于食品添加剂。

食品工业化程度越高，对食品加工的要求也越高，大规模的食品工业建立在食品添加剂的基础之上。如果保持纯天然而不加入添加剂，大部分食品会口味单调、口感一般，而且难做到长途运输，容易腐败变质，同时价格也会比较高昂。顺应更健康、更美味、更方便、更实惠和更加多元化的食品发展趋势，现代食品工业利用食品添加剂可以让消费者品尝到来自天南海北的风味食品。此外，食品添加剂的广泛应用提高了整个食品行业的商品产量和经济收益。

（韦　伟）

# 3. 为什么说**适量使用**食品添加剂**对人体无害**

在规定的范围内使用食品添加剂不会对健康造成危害。现行的食品添加剂使用标准是在风险评估和毒理学评价基础上制定的，标准的制定结合了我国食品添加剂实际生产、使用情况，并以居民食物消费数据为依据。

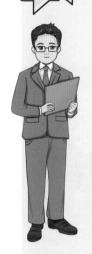

食品添加剂的使用须遵循《食品安全国家标准 食品添加剂使用标准》（GB 2760），在标准规定的范围、界限内规范使用。食品添加剂在食品中只要不超范围、不超量，对人体就无害，有些食品添加剂还对人体有益。

元代吴瑞在《日用本草》一书中写道："豆腐之法，始于汉淮王刘安。"我国豆腐制作工艺已经有两千多年的历史。点豆腐的卤水主要成分包括氯化镁、硫酸钙、氯化钙和氯化钠等，这些物质多数味苦或有毒，如果直接服用会造成消化系统损伤，甚至会抑制心脑血管和神经系统的正常活动，对身体有害无益。但是，在豆腐中添加适量的氯化镁可以凝聚蛋白质，使豆腐嫩滑有弹性，还能起到补充人体必需微量元素镁的作用。

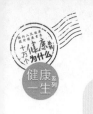

添加了适量食品添加剂的食品对人体几乎没有影响。食品添加剂进入人体后，经过一系列消化作用，部分分解或同化为水、二氧化碳等无害物质，部分经尿液或粪便排出体外，不会在体内积蓄。出于对消费者安全的考虑，食品添加剂使用限量标准的制定需要经过严格的安全性评估、专家评审（主要评审安全性和工艺必要性等）、行政审查等程序。

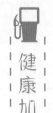

健康加油站

食品安全指食品无毒、无害，符合应有的营养要求，不会对人体健康造成任何急性、亚急性或慢性危害。评价一种食品是否安全，除了看它内在固有的毒性，更重要的是看其造成实际危害的严重程度和可能性。

（韦　伟）

# 4. 为什么说**合法使用** 食品添加剂**不是**造假行为

食品添加剂在食品制造过程中的使用是以提高食品的感官品质和保藏性等为目的的，不能用来掩盖食品本身或加工过程中的质量缺陷。超出国家标准规定的使用范围或使用量，违背食品添加剂使用原则，或者在食品中加入非法添加剂，都属于违法行为，需要受到相应的处罚。

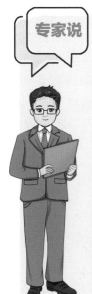

用明胶和混合糖浆制作燕窝，用骨头味的香精调制骨头汤，用淀粉、植物蛋白和各种肉味的香精制作肉制品、香肠……这些"挂羊头，卖狗肉"的造假行为被网友戏称为"海克斯科技"。随着"海克斯科技"的走红，许多人对食品添加剂产生了抵触情绪，被喻为"现代食品工业灵魂"的食品添加剂沦为制假售假的原料和"帮凶"。然而，这些造假食品问题的本质是食品添加剂的违规滥用。不是《食品安全国家标准 食品添加剂使用标准》（GB 2760）中规定的物质，都不属于食品添加剂的范畴。

此外，超范围使用食品添加剂是指在标准允许的范围外使用食品添加剂，也是非法行为。例如，胭脂红本身属于食品添加剂，其使用范围包括风味发酵乳、果酱等，但不包括熟肉制品，如果某些不法商家为使烤鸭卖相好、有市场竞争力，在烤鸭制作的过程中添加了胭脂红，则属于违反了《中华人民共和国食品安全法》的行为。

"海克斯科技"引发社会的广泛关注，是全面提高市场监管水平的契机，也促使食品企业遵循食品添加剂使用标准合法使用食品添加剂，从而推动食品市场朝着更加规范、健康的方向发展。

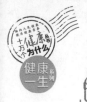

非法添加物是指不属于传统上被认为是食品原料的，不属于批准使用的新资源食品的，不属于原卫生部公布的食药两用或作为普通食品管理物质的，也未列入我国《食品安全国家标准 食品添加剂使用标准》（GB 2760）及原卫生部食品添加剂公告、食品营养强化剂品种的及其他我国法律法规允许使用物质之外的物质。

（韦 伟）

# 5. 为什么在有些**食品**中要使用食品**营养强化剂**

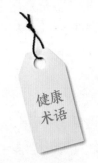

健康术语

**食品营养强化剂**

食品营养强化剂指为了增加食品的营养成分而加入食品中的天然或人工合成的营养素和其他营养成分，主要有维生素、矿物质等。

在食品生产加工阶段，加入一定剂量的食品营养强化剂能提高食品营养价值，调整食品营养结构，弥补营养素损失。食品营养强化剂可以弥补因膳食结构不平衡、食品加工损失等原因造成的某些人群部分营养素摄入不足，保证身体健康。

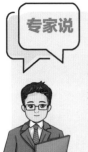

根据不同人群的营养需要，向食品中添加营养素或某些天然食物成分，用以提高食品营养价值的过程称为食品营养强化，所添加的营养物质被称为食品营养强化剂，此类加工食品被定义为强化食品。

食品营养强化是世界卫生组织推荐的改善人群微量营养素缺乏的重要手段之一，在国际上已经有100多年的历史，如美国的面粉强化。在我国，加碘盐就是典型的营养强化食品。目前我国食品营养强化剂的使用需符合《食品安全国家标准 食品营养强化剂使用标准》（GB 14880）规定的使用范围和使用量。与食品添加剂类似，所有食品营养强化剂使用标准的确定也需要通过安全性评估、专家评审、行政审查等程序，因此，不可以随便在各类食品中强化营养素。

营养强化食品并非人人必需。如果人们能够保证食品多样化及膳食平衡，就没有必要刻意选择营养强化食品。但对于饮食不平衡人群、素食主义者、有特殊营养需要的人群等，营养强化食品可以帮助他们满足机体对营养素的需求。

一种食品是否是强化食品，可以通过阅读食品标签的配料表来判断。如果配料表中有类似于"醋酸视黄醇""柠檬酸钙"等的物质，表明这类食品做了强化。消费者可以根据自身需要选用。

（韦 伟）

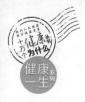

# 6. 为什么要在食品中添加防腐剂

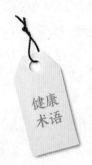

健康术语

**食品防腐剂**

食品防腐剂是指一类以保持食品原有品质和营养价值为目的，加入食品中能防止或延缓食品腐败的食品添加剂，其本质是具有抑制微生物增殖或杀死微生物的化合物。常用的食品防腐剂有苯甲酸钠、山梨酸钾、丙酸钙等。

防腐剂　食品腐败　微生物

食品腐败变质大部分由微生物的活动引起。食品防腐剂通过抑制微生物的生长和繁殖，保证食品在一段时间内不会腐败变质，延长食品保质期。食品防腐剂的使用对食品工业发展以及减少微生物污染造成的危害具有重大意义。

专家说

食品富含蛋白质、脂肪、碳水化合物等，为微生物的生长繁殖提供营养，尤其是含水量高的食品，更容易受到微生物的"青睐"。此外，工业化生产的食品，运输距离越远、储存时间越长、储存温度越温和，被微生物污染的概率越高。有害微生物一旦侵染食物，它们本身或它们生长代谢中产生的毒素就会直接危害人类健康。添加食品防腐剂可以减少高强度杀菌造成

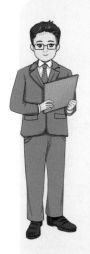

的热敏性营养物质和食品风味的破坏，同时有效延长食品保质期。

食品防腐剂主要分为化学防腐剂和天然防腐剂。不同种类食品防腐剂的作用机制、抗菌条件、对微生物的敏感程度不同，因此，每种食品防腐剂均有其最适合的食品基质。常用的山梨酸类防腐剂主要抑制霉菌、酵母菌和一些好氧细菌，用于果酱、水果制品、饮料的保鲜。丙酸及其钠盐、钙盐可抑制霉菌的生长，常用于面包、糕点的防腐。

并非所有保质期长的食品都要使用食品防腐剂，比如罐头、食盐等食品，它们的加工工艺或自身性质能够保证该食品在货架期内不腐败变质。所以，在选购食物的时候不能迷信一些食品标签上"不含防腐剂"等宣传语。

许多人对食品防腐剂的安全性持怀疑态度，对食品防腐剂的使用存在抵触心理，拒绝购买含有食品防腐剂的食品，认为含有食品防腐剂的食品会对人体产生不良影响。《食品安全国家标准 食品添加剂使用标准》（GB 2760）允许使用的食品防腐剂需要具备以下几个特点：性质稳定，安全无毒，低浓度杀菌抑菌，无刺激性气味和异味。因此，凡是国家标准允许使用的食品防腐剂，都经过了严格的科学实验和风险评估，只要是合理、合法、合规使用，就不会对人体造成任何急性、亚急性或慢性危害。

（韦 伟）

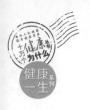

# 7. 为什么在**食品**中 添加**柠檬酸**

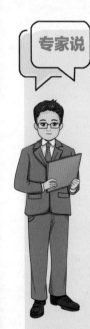

柠檬酸是一种中强度有机酸，天然存在于一些水果中，如柠檬、柑橘、菠萝等，也存在于动物骨骼、肌肉、血液中。柠檬酸可作为食品的酸度调节剂，在调节酸度的同时还有抑制细菌、护色、改进风味、促进蔗糖转化等作用，还可以改善食品的感官性状，增强食欲和促进体内钙、磷物质的消化吸收。

**专家说**

柠檬酸因具有清爽的酸味被广泛应用于饮料、果酱、罐头、糖果、奶制品等食品的制造。柠檬酸是世界上食品工业产量最大的有机酸，在各种有机酸中所占的市场份额超过70%，迄今尚无替代柠檬酸的酸味剂。很多容易发生褐变的食品都会用到柠檬酸。如莲藕由于多酚氧化酶的存在，容易催化酚类化合物发生氧化反应，易在储存和运输过程中出现变色、发黑的问题，而柠檬酸可以降低多酚氧化酶的活性，抑制酶促褐变。柠檬酸还是一种天然防腐剂，能使原料 pH 值下降，有效抑制有害微生物的生长繁殖和产毒，具有显著的抑菌、防霉效果。

柠檬酸在动植物和微生物的能量代谢中起枢纽作用。三大营养素（蛋白质、脂肪、碳水化合物）都要通过三羧酸循环彻底氧

关键词

柠檬酸 酸度调节 抗氧化

化成二氧化碳和水或进行相互转化。所谓"三羧酸"指的就是柠檬酸，在常见的有机酸中，只有柠檬酸具有 3 个羧基。柠檬酸既是食品的正常成分，又同时参与人体正常代谢，安全性高。

自 1784 年舍勒首先从柠檬汁中结晶分离出柠檬酸以来，柠檬酸的应用范围越来越大，现已成为重要的食品添加剂。天然柠檬酸可从柠檬、菠萝等果实或加工残渣中提取。但目前，柠檬酸一般采用微生物发酵法生产，通过黑曲霉发酵含淀粉的原料产生。柠檬酸具有酸度调节、抗氧化、加工助剂以及合成香料等多种作用。

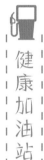

健康加油站

酸度调节剂是用以维持或改变食品酸碱度的物质，通常以有机酸及具有缓冲作用的盐为主。目前我国允许使用的酸度调节剂有柠檬酸、乳酸、酒石酸、苹果酸、乙酸、富马酸等几十种。

（韦 伟）

# 8. 为什么说"0添加"的食品 **不等于**健康食品

没有添加食品防腐剂的食品更容易被微生物污染，导致保鲜期和储存期更短，没有添加乳化剂的食品更容易分层或口感较差。追求天然、健康的生活方式固然没错，但盲目相信所谓的"0添加"并不能保证食品的安全性、健康性。部分商家正是利用了消费者存在的知识盲区，将这个概念炒热成为新的营销手段，导致所谓的"0添加"食品盛行。"0添加"并不意味着更营养、更健康、更天然。实际上，只有合理适量地使用食品添加剂，才能真正保证食品安全以及营养价值。

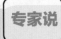

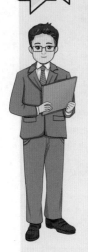

近年来，食品行业掀起了一阵"0添加"的热潮，如"0添加"酸奶、"0添加"果汁……这些食品受到消费者的追捧，似乎"0添加"的食品就等于健康食品。"0添加"的标识会让大家有一定的误解，首先没有明确指出与同类食品相比没有添加何种添加剂；其次，容易诱导大家把"0添加"等同于纯天然。

"0添加"并不等于更安全、更健康。有些标注"不含防腐剂"的食品是通过添加大量盐和糖来实现长期保存的，经常吃这样的食品会对健康造成一定损害；有些厂家误导消费者，把根本不需要使用食品添加剂的食品也说成是"0添加"，如腌渍食品（高盐）、蜂蜜（高糖）等，这些食品中微生物本来就很难存活。

无论从现实还是科学角度看，"0添加"都不严谨，经不起推敲。现代食品在从农田到餐桌的过程中，或多或少会使用食品添加剂，可以说没有食品添加剂就没有现代食品工业。合理使用食品添加剂有利于提升食品安全。如果真的追求所谓的"0添加"，莫不如自己动手制作食品，不购买任何预包装食品，也不要在外就餐，现实生活中这是很难做到的。

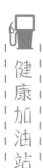

为了防止所谓的"0 添加"误导消费者，国家市场监督管理总局组织起草了《食品标识监督管理办法（征求意见稿）》，已于 2019 年 11 月、2020 年 7 月两次向社会公开征求意见，其内容包括：鼓励食品生产者在食品标识上标注低油、低盐、低糖或者无糖的提示语；食品标识不得标注"对于食品中不含有或者未使用的物质，以'不添加''零添加''不含有'或类似字样强调不含有或者未使用的"类似声称。

（韦　伟）

# 9. 为什么说国外的食品添加剂**不一定**更好

国内外食品添加剂在品种和标准上有所不同，但在安全性上并无差别。国内外食品添加剂用量标准的制定都经过了长期的实验，只要合理合法使用食品添加剂就不会对人体造成伤害，所以，国内外食品添加剂标准的不同只是各国根据人群和饮食文化差异作出管理上的取舍而已，并不意味着国外的食品添加剂更好，相反，我国的食品法律法规更适合我国国情，更严格合理。

在我国，食品添加剂应用于食品生产加工的历史悠久。历史记载，早在大汶口时期，就将食品添加剂应用于酒的酿造；周朝时期，肉桂被用来增强食品香味。随着我国现代化和工业化进程的加快，食品添加剂产业也迅速发展。我国不少食品添加剂的产量和销量在世界上名列前茅。

我国的食品添加剂品种相对比较少，有2 000多个品种，包括食品防腐剂、甜味剂、抗氧化剂、香精香料等，可满足消费者在品质方面的要求。美国的食品添加剂有4 000种左右（不包括香精香料），日本食品添加剂的品种也多于我国。研究发现，我国批准使用的食品添加剂几乎都能找到至少两个发达国家使用的先例。

各个国家和地区对食品添加剂带入原则的语言描述内容不完全相同，但都包含以下几个基本要素：食品添加剂应该按照法律法规来使用；在正常生产工艺条件下，食品添加剂的用量不能超过由食品配料带入的水平；使用食品添加剂的目的是在原料中发挥功能作用，而不是在生产的食品中发挥功能作用。

国内外食品添加剂标准不同，主要是指使用量和使用范围不同，这主要因为各国的饮食习惯和生活方式有所不同，导致各类食品的总暴露量不同。因此，在评估食品添加剂的安全性时考虑的主要因素也不同。比如，美国人多吃烘焙食品，他们考虑这类食品中的添加剂问题会比我们更多一些；以大米为主食的国家，可能会对大米制品中食品添加剂的残留问题考虑得多一些。

（韦 伟）

# 10. 为什么**一种食品**会使用**多种效果相近的**食品添加剂

多种效果相近的食品添加剂复配使用可产生相互增效的协同效应，或派生出一些新的效用。使用复配食品添加剂往往比使用单一食品添加剂效果更显著，可以减少食品添加剂总的使用量，而且还能进一步改善食品品质，提高食品的安全性。使用复配食品添加剂还能产生良好的社会效益和经济效益。

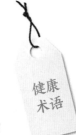

**复配食品添加剂**

根据原卫生部发布的《食品安全国家标准复配食品添加剂通则》（GB 26687）定义，复配食品添加剂是为了改善食品品质、便于食品加工，将两种或两种以上单一品种的食品添加剂，添加或不添加辅料，经物理方法混匀而成的食品添加剂。

健康术语

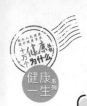

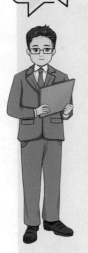

**专家说**

复配食品添加剂在食品加工生产中被广泛应用。例如，在果冻的生产中，如果单独使用增稠剂卡拉胶，虽然能使产品稠度达到满意的效果，但却没有好的保水效果，实际生产中将其和其他允许的增稠剂配合在一起使用，可以达到既增稠又保水的理想效果。

多种效果相近的食品添加剂复配使用优点很多。复配食品添加剂的特点主要有：使单一食品添加剂的作用得以互补，协同增效；减少用量和降低成本；减少副作用，提高产品的安全性；使某些食品添加剂的不良风味得以互相掩蔽；便于储存和使用。如利用各种食品胶体之间的协同效应，采用复配增稠剂能产生多种复合胶，可以满足食品生产的不同要求；甜蜜素价格低但有苦味、耐酸性差，安赛蜜价格高但其甜味爽快、稳定性好，两者复配使用可弥补不良口味、提高甜度；食品防腐剂的复配使用有协同效应，能扩大抑菌范围、提高抑菌效果。

使用复配食品添加剂已经成为潮流和方向，这就需要相关领域的专业人员加强对复配食品添加剂生产和应用技术的研究，开发更多功能更好的复合食品添加剂资源，满足日益发展的食品工业的需求。需要注意的是，国家对复配食品添加剂的使用量是有规定的，其折算成的单个食品添加剂用量不得超过国家标准规定的该添加剂的最大使用量。

（韦　伟）

# 11. **甜味剂**代替糖
# 就肯定不会导致**肥胖**吗

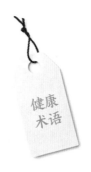

众所周知，造成人体肥胖的根本原因是人体能量摄入超过了能量消耗，多余的能量以脂肪的形式积存于体内。甜味剂甜度高、用量少，以甜味剂替代添加糖可以减少能量摄入，但要避免肥胖，必须控制总能量的摄入，而不能仅仅依靠用甜味剂代替糖来实现。

健康术语

**甜味剂**

甜味剂是赋予食品甜味的物质，属于食品添加剂。甜味剂按照来源分为天然甜味剂和合成甜味剂。天然甜味剂有甜菊糖苷等，合成甜味剂有糖精钠、阿斯巴甜等。

关键词

甜味剂 肥胖 总能量平衡

**专家说**

自古以来，人们对"糖"都极具好感，甜美的水果可以使人精力充沛，"糖"也是人们日常生活中不可缺少的一味调料。随着对健康饮食的重视，人们发现过量摄入糖类会引起一系列的病症，很多人选择"代糖产品"，如"无糖"饮料、"无糖"面包等食品，将蔗糖、果糖等易被人体吸收的原料换成赤藓糖醇、麦芽糖醇等甜味剂，也就是所谓的"代糖"。

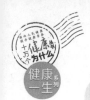

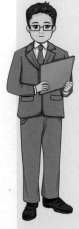

　　大多数甜味剂的甜度高，是蔗糖的数十至数千倍不等，所以只需很少的量就能获得和蔗糖相似的甜度。甜菊糖苷是从植物甜叶菊中提取的天然甜味剂，甜度约为蔗糖的200倍，味道非常接近蔗糖，常用于饮料、烘焙食品、甜点等生产。

　　甜味剂一般不提供或只提供少量能量，可以让人们在享受甜味的同时，显著减少能量的摄入。而且甜味剂对血糖波动的影响相对较小，可供糖尿病患者及糖调节受损者食用。甜菊糖苷的热量约为蔗糖的1/3 000，且不参与人体代谢，因而可供糖尿病、肥胖、心血管疾病患者食用。此外，某些甜味剂还能降低龋齿风险。木糖醇是一种常见的甜味剂，口腔致病菌能分解糖但不能利用木糖醇，所以木糖醇可以降低牙齿龋变的概率。

　　虽然以甜味剂替代添加糖可以减少能量摄入，但体重管理取决于总能量平衡，因而大家不能把减重的希望寄托在甜味剂上。甜味剂没有减肥的功效，不应夸大它的作用。

（韦　伟）

二

# 预防食源性疾病
# 有办法

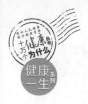

# 12. 为什么诺如病毒容易引发食源性疾病暴发

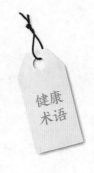

**诺如病毒**

又称诺瓦克病毒（Norwalk viruses，NV），属于人类杯状病毒科（human calicivirus，HuCV）诺如病毒属（norovirus，NV），是一组形态相似、抗原性略有不同的病毒颗粒。

诺如病毒是全球急性胃肠炎散发病例和暴发的主要致病原因，可导致严重的疾病负担。诺如病毒感染性腹泻在全世界范围内均有流行，全年均可发生，但在寒冷季节呈现高发，感染对象主要是成人和学龄儿童。在我国，每年秋冬季节是诺如病毒感染的高发期，无论南方还是北方，常有诺如病毒感染聚集性疫情的报道。疫情多发生在学校、幼儿园，可导致患者出现呕吐、腹痛等症状，部分地区学校甚至停课控制疫情。

诺如病毒（norovirus，NV）在自然界分布广泛。诺如病毒在环境中存活能力强，可耐受的 pH 范围为 2~9，在 60 摄氏度条件下加热 30 分钟仍具有活性，在低温下能够存活数年。诺如病毒是常见的食源性病毒，食物和水是诺如病毒传播的重要载体，其主要污染贝类、水果、蔬菜和饮用水。诺如病毒引起的感染性腹泻具有明显的季节性，寒冷季节呈现高发，潜伏

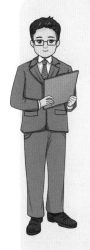

期较短，通常为 1~2 天，主要症状为恶心、呕吐、胃痛、腹痛、腹泻等，症状持续时间平均为 2~3 天。

诺如病毒感染主要是通过人与人接触传播，或通过被诺如病毒污染的食物和水传播，如被污染的牡蛎等贝类水产品、生食的蔬果类和饮用水。诺如病毒主要通过患者的粪便排出，也可通过呕吐物排出。患者在潜伏期即可排出病毒，排毒高峰在发病后 2~5 天，持续 2~3 周，最长排毒期可超过 56 天，在免疫抑制患者中更长。该病毒变异快、环境抵抗力强、感染剂量低，感染后潜伏期短、排毒时间长、免疫保护时间短，且传播途径多样，全人群普遍易感。因此，诺如病毒具有高度传染性和快速传播能力，容易引起食源性疾病的暴发。2013年以来，我国其他感染性腹泻病暴发多以诺如病毒暴发为主，尤其是 2014 年冬季以来，诺如病毒暴发疫情数量大幅增加，显著高于历年水平。

诺如病毒感染是一种自限性疾病，也就是说病毒感染者无需特殊治疗，只需对症治疗或不治疗，靠自身免疫就可痊愈。多数患者 1 周内可以康复，但儿童、老年人及免疫缺陷患者等高危人群需格外注意对症治疗，防止脱水。因此，诺如病毒感染的预防和控制措施主要采用非药物性预防，包括手卫生、环境消毒、食品和饮用水的安全控制，以及感染病例的安全管理和健康教育等。

（白　莉）

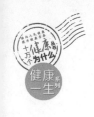

# 13. 为什么有些食品中的
# 污染物有致癌作用

　　食品中的污染物是指在食品生产、加工、运输和储存等过程中，由于环境因素、食品加工工艺、人为操作等原因引入的有害化学物质。这些污染物可能会对人体健康造成危害，其中一部分可能具有致癌作用。污染物致癌的原因主要是这些化学物质可以干扰或损伤人体正常的 DNA 修复过程，从而导致细胞发生异常增生，并最终形成肿瘤。另外，一些污染物还可能影响身体的免疫系统功能，削弱人体对癌症的防御能力。

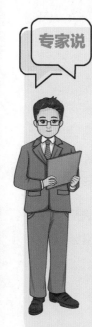

**专家说**

　　常见的食品污染物包括亚硝酸盐、苯并芘等多环芳烃类物质，以及铅、汞、镉等重金属。这些污染物产生的原因包括各种自然和人为因素，例如烟草烟雾、工业废弃物排放等。因此，为了减少食品中污染物的摄入量，需要采取一些措施，例如选择新鲜、安全的食品，避免过多的加工和烹饪。同时，国家也出台了相关的法规和标准，加强对食品生产、加工等环节的监管。

　　以下是一些常见的食品污染物及其可能具有致癌作用的原因。

（1）**化肥：**农业生产过程中使用的化肥可能残留在食品中，这些化学物质可能含有有机氯、有机磷或致癌物质等多种危险成分。

（2）**烤肉食品：**烤肉时食品表面的脂肪和蛋白质结合形成了致癌物质——多环芳烃。

（3）**腌制、熏制食品：**腌制或熏制食品通常会添加亚硝酸盐等物质，这些物质都可能转化为致癌物质。

总之，为了减少摄入可能具有致癌作用的食品污染物，应尽量吃新鲜、无污染的食品，不过度加工和烹煮食品。

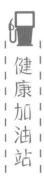

健康加油站

有些化学物质和重金属是环境污染的产物，例如污水、废弃物和工业排放等。这些污染物可以进入食物链，通过食物被人类摄取，引发人体细胞的变异和损伤，导致癌症发生。

（白　莉）

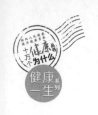

# 14. 为什么**腹泻**时要有 **特别的**饮食安排

　　腹泻是一种常见的消化系统疾病，主要症状是排便次数增多、粪质稀薄或呈现液态，并且伴有腹痛、腹胀等不适。腹泻会导致身体失水和电解质失衡，如果不及时补充水分和电解质，可能会出现脱水、乏力、头晕等症状，严重时可能危及生命。因此，腹泻时需要有特别的饮食安排来避免症状加重，加速机体康复。

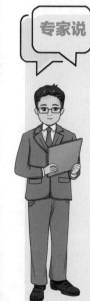

**专家说**

　　以下是腹泻时饮食安排的一些建议。

　　（1）增加饮水量：腹泻时应该多喝清水或者淡盐水、米汤等含有电解质的饮品，以补充身体失去的水分和电解质。但要避免饮用高糖或者含酒精的饮料。

　　（2）选择易消化的食物：腹泻时应该选择易消化的食物，如米粥、馒头、面条等，避免吃不易消化的油腻食物，如肉类、油炸食品等。

　　（3）避免食用刺激性食物：腹泻时应该避免吃刺激性的食物，如辣椒、姜、蒜、酸味水果等，因为这些食物会刺激胃肠道，加重腹泻症状。

　　（4）适当补充营养素：腹泻时应适当补充一些营养素，如维生素、蛋白质等，以帮助身体恢复健康。可以选择易消化的鸡蛋、豆腐、牛奶等食物。

总之，腹泻时的饮食安排应该以清淡、易消化为原则，并且注意及时补充水分和电解质，这样才能更好地缓解症状。如果症状持续或者加重，应及时就医。

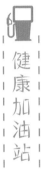

健康加油站

腹泻时肠道受到刺激，需要时间来缓解过敏反应和恢复消化功能。特殊的饮食安排可以减轻肠道负担，促进身体恢复。过度进食、高脂肪和高纤维饮食可能会加重病情，导致腹泻持续不断。因此，在腹泻期间，需要遵循特别的饮食安排，以避免病情加重。

（白 莉）

关键词

食物中毒 避免

# 15. 如何**避免**食物**中毒**

避免食物中毒的方法有：①彻底煮熟食物：确保肉类、家禽和鱼类在烹调过程中被完全煮熟，以杀死可能存在的细菌、病毒和寄生虫；②清洗食材：在烹调或食用前仔细清洗水果、蔬菜和其他食材，以去除表面污垢和细菌等；③避免污染：处理生肉时，使用不同的切板和刀具，并将其与其他食材分开存放，不要将已煮熟的肉类重新放回原来装生肉的袋子。不盲目食用野生动植物也是避免食物中毒的方法之一。

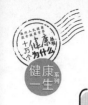

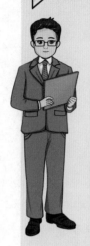

**专家说**

避免食物中毒要从日常做起，主要体现在以下几个方面：

（1）**注意食材的新鲜度：**购买、存储和处理食材前，确保食材没有过期或损坏。如果有任何疑虑，最好不要使用这些食材。

（2）**洗手：**在做饭前、做饭时和吃饭前都要洗手。特别是在接触生肉、家禽或鱼类后，务必洗手。

（3）**彻底煮熟食物：**确保把肉类和家禽煮熟至内部温度达到 73.9 摄氏度以上。

（4）**分开储存食物：**生肉、家禽和海鲜应该与其他食物分开储存，以避免交叉污染。

（5）**清洁卫生：**定期清洁厨房表面、厨器具和餐具，确保干净卫生。

（6）**避免生食：**尽量避免食用生肉、家禽、海鲜和蛋类等未经加工的食品。

（7）**食品储存：**将食物装在密封的容器中，放入冰箱或冷冻库中。冷藏温度应该低于 4.4 摄氏度，冷冻温度应该低于 –17.8 摄氏度。

以上方法可以帮助您避免食物中毒，并确保您和家人的健康。

食物中毒是指人摄入了含有生物性、化学性有毒有害物质或把有毒有害物质当作食物摄入后出现的非传染性的急性或亚急性疾病，属于食源性疾病的范畴。食物中毒症状轻重不一，主要表现为腹痛、腹泻、恶心、呕吐等消化系统症状，也可能伴随发热、头痛、乏力和肌痛等全身症状。预防食物中毒的方法包括注意饮食卫生，选择新鲜、干净的食材，正确储存和处理食品，避免食用过期或变质的食品，彻底煮熟食物等。如果出现食物中毒症状，应及时就医，并保持充足的水分摄入以避免脱水。

（白　莉）

# 16. 如何**识别有毒**植物

首先，要观察植物的外观特征。许多有毒植物都有一些独特的外观特征，比如颜色、形状、花纹等，这些特征可以帮助我们辨认是否有毒。其次，要知道植物的习性。一些有毒植物可能会有一些不寻常的生长习性，比如只在特定的季节或地点生长。对于那些生长非常缓慢或极为罕见的植物，我们也要格外小心。

日常生活中识别有毒植物并避免中毒可以从以下几个方面开展：

（1）**调查研究**：在进入野外或进行园艺活动之前，先了解所在地区的有毒植物信息，了解其外观、生长环境和危害程度等。可通过向当地专家咨询、查找相关资料来获取这些信息。

（2）**观察外观特征**：许多有毒植物具有明显的外观特征，如色彩鲜艳、纹路复杂、带刺和分泌汁液等。观察植物的叶子、花朵、果实和茎干等部分是否有上述特征，以及是否有其他异常表现。

（3）**注意气味和味道**：某些有毒植物可能会散发出难闻的气味或有苦涩的味道。如果遇到有任何不寻常的气味或味道的植物，应立即停止接触并远离。

（4）**谨慎取食**：绝对不要摘取或食用不熟悉的野生植物。即使认为已经识别出该植物为可食用植物，也需要进行大量的认证和实践，以确保该植物是安全的。

（5）**避免儿童和宠物接触**：注意不要让儿童或宠物接触可能有毒的植物。如果怀疑某种植物有毒，请将其放置在儿童或宠物等无法触及的地方，并联系疾控中心专家进行确认。

总之，认真学习、观察和避免接触陌生的植物是识别有毒植物并避免中毒的关键。

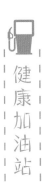
有毒植物所含有的一些化学物质（如毒素）会对人类、动物或其他生物产生有害影响，包括但不限于引起中毒、过敏反应等。这些化学物质通常存在于植物的根、茎、叶、花和果实等部位。常见的有毒植物包括银杏、水仙、曼陀罗、报春花等。在野外活动或在家中养殖植物时，需要特别小心，以避免误食或接触有毒物质导致不良后果。

（白　莉）

# 17. 去**路边摊**就餐应该**注意**什么

路边摊小吃是许多国家都有的饮食文化，可以是简单的煮玉米、烤肉串、炒面等。这些小吃通常价格便宜、制作快速、便于消费。人们可以在路边摊吃到美味的食物，同时还可以与当地居民交流，了解当地文化和生活方式。但在路边摊就餐时，一定要注意卫生和安全问题，选择合适的路边摊，只有这样才能享受到美味而健康的小吃。

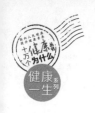

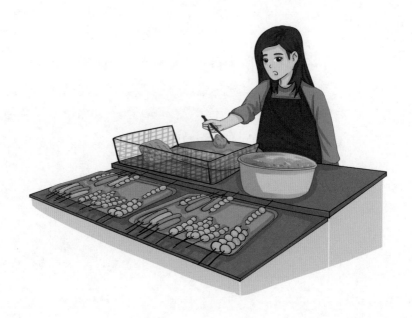

 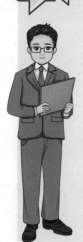

去路边摊就餐可以享受到当地的饮食文化，但是也需要注意以下几点：

（1）**卫生安全**：选择清洁的摊位，尽量避免在一些卫生条件差、不太整洁的地方就餐。

（2）**食品质量**：选择新鲜和健康的食材，避免食用过期的食品。

（3）**调料**：如果对一些特定的调料或者香料过敏，最好先询问摊主有没有加入这些调料。

（4）**支付方式**：有些摊位只接受现金支付，而一些摊位也接受移动支付等数字支付方式。在出门前携带足够的零钱，对于只接受现金支付的摊位，避免接触到钱币后再去拿食物。

（5）**个人卫生**：在进食之前，请务必保持双手清洁，并确保食物在没有污染的情况下保存及盛装。

（6）**食量控制**：小吃通常很油腻且热量较高，易引发胃肠问题，因此不建议过度食用，最好控制食量，在享受美味的同时保持健康。

（白　莉）

# 18. 为什么**豆浆**一定要**煮熟了喝**

豆浆必须充分煮熟后才可饮用，否则会引起中毒。原因是未煮熟的豆浆中含有胃蛋白酶和胰蛋白酶的抑制因子，这种抑制因子可阻碍胃蛋白酶和胰蛋白酶消化蛋白质的功能，导致蛋白质代谢障碍，并对胃肠道产生刺激，引起中毒症状。中毒者常表现为口腔、舌及咽喉部有烧灼感，腹泻、腹部阵发痉挛性疼痛等。这种抑制因子还可破坏具有溶血和凝血作用的血凝素，导致中毒者出现头晕、头痛、呼吸困难、心力衰竭、昏迷不适等症状，患者尿液呈酱油色，严重者会因呼吸中枢麻痹而死亡。

豆浆是由黄豆等豆类经过磨浆、过滤等工艺制作而成的饮品。通常情况下，豆浆充分煮熟后才可以食用，主要有以下几个原因：

**（1）杀菌消毒：** 在豆浆制作过程中，豆类可能会受到污染，加热可以有效杀灭细菌和病毒等微生物，保证食品安全。

**（2）降低有害物质含量：** 生豆中含有一些抗营养物质，如胰蛋白酶抑制因子等。这些物质会影响人体消化和吸收营养，甚至引起腹泻等不适症状。煮熟后，这些物质会被分解降解，使得豆浆更易于消化吸收。

**（3）提高口感和营养价值：** 豆浆煮沸后，味道更浓郁，口感更好，同时大分子蛋白质降解为小分子蛋白质，更容易被人体消化吸收。

总之，豆浆煮沸后更为安全、健康，且营养价值更高。建议大家在食用豆浆时先将其煮沸。

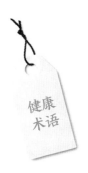
**血凝素**

血凝素是一类具有促进血细胞凝聚作用的蛋白质分子，可以使红细胞、白细胞和血小板聚集在一起，形成血栓或凝块。血凝素广泛存在于人类、动物体内，发挥重要的生理作用，如调节血流量、控制出血等。在某些情况下，血凝素也可能参与疾病的发展，如心血管疾病和肿瘤。对于某些药物或治疗方法而言，了解血凝素的作用机制非常重要。例如，抗血小板药可用于预防心脏病和脑卒中，其作用是通过干扰血小板的凝聚过程来实现。

（白　莉）

# 19. 污染食物的微生物
## 主要有哪些

在影响食品安全的诸多因素中，微生物污染是最为重要的因素之一。微生物污染分为三类，即细菌污染、真菌污染和病毒污染。食品行业的微生物污染主要包括两种，一种是引起食物腐败变质的微生物，另一种是食源性致病性微生物，包括沙门菌、金黄色葡萄球菌、单核细胞增生李斯特菌、大肠杆菌、克罗诺杆菌属等。

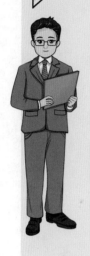

污染食物的微生物有很多种，常见的包括以下几种：

（1）沙门菌：沙门菌是最常见的引起食物中毒的细菌之一，通常存在于肉类和家禽中，如鸡肉和猪肉。

（2）金黄色葡萄球菌：金黄色葡萄球菌是一种常见的污染食品的微生物，在肉类和奶制品中都可能存在。

（3）大肠杆菌：大肠杆菌是一种常见的细菌，可以通过多种方式污染食物。肉类和蔬菜是常见的感染来源。

（4）霍乱弧菌：霍乱弧菌可引起霍乱，通常存在于水和水生动物中。

以上只是一部分污染食物的微生物，还有许多其他微生物也可能污染食物。为了保证食品安全，建议遵循正确的食品储存和烹饪方法，并定期清洗和消毒厨房和餐具。建议在食用发酵食品前，确保其质量和新鲜度，并避免过量摄入，以免产生不良反应。如果出现任何消化不良症状或过敏反应，应立即就医。另外，为了保持肠道健康，可以适量摄入含有益生菌的制品，如酸奶、酸牛奶等。

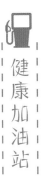

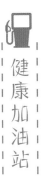
健康加油站

预防微生物污染食物的方法有：①清洗和消毒：在准备食物前，将手和烹饪器具表面清洗干净，肥皂和温水或消毒剂可以帮助消除致病细菌和病毒；②加工烹饪：烹饪可以杀死大多数细菌和病毒，使它们无法在食物中生长；③冷藏和冷冻：将食物置于适当的温度，可以有效防止细菌的生长和繁殖。

（白　莉）

# 20. 为什么购买**畜禽肉类**要特别注意**新鲜度**

关键词

畜禽肉类　新鲜度

购买畜禽肉类要特别注意新鲜度，因为不新鲜的畜禽肉类中可能存在细菌生长繁殖、肉中营养物质氧化变质以及寄生虫传播等问题，会导致食物中毒和其他健康问题。因此，购买畜禽肉类时，要选择新鲜的肉类，最好选购冷藏或冷冻的肉类。同时，在存储和烹饪过程中，也要保持适宜温度，遵守相应的卫生标准，以确保食品安全。

**专家说**

购买畜禽肉类时需要特别注意新鲜度。辨别畜禽肉类新鲜度的方法主要有以下几点：

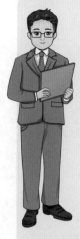

（1）**视觉检查：**购买肉类时，应该先仔细检查肉类表面是否干燥、色泽是否自然、是否有斑点或者瘀血等不正常的情况。新鲜的肉类通常有一种亮丽的红色或粉红色，而不是暗淡的颜色。

（2）**气味检查：**新鲜的肉类应该没有异味，如果有腐臭味或发霉的味道，可能表示这些肉类已经变质了。

（3）**触感检查：**健康、新鲜的肉类应该富有弹性和紧致感。如果用手按压后恢复太慢或者表面带有黏性，则可能表示它们已经过期或受到污染。

总之，要想确保畜禽肉类的新鲜度，建议购买可靠供应商的产品。在烹饪前，应该先用水将肉类冲洗干净，然后将肉类在高温下彻底加热以确保食品安全。

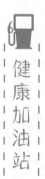

健康加油站

畜禽肉类新鲜度的重要性不容忽视，因为这直接影响到人们的健康和食品品质。畜禽肉类在保存过程中容易受到微生物的污染而导致肉类腐败并产生有害物质，如细菌毒素等，进而引发食物中毒等疾病。因此，保持畜禽肉类的新鲜度是防止食物中毒的重要措施之一。新鲜的畜禽肉类不仅能够保证健康安全，还可以保证食品的口感和质量。新鲜的畜禽肉类外表颜色鲜艳，质地紧实，而且不会产生异味。

（白　莉）

# 21. 为什么**生吃蔬菜水果**要特别强调饮食**安全**

生吃蔬菜水果的安全隐患有：①细菌感染：蔬菜和水果通常在种植、收割、储存和运输过程中会接触到细菌，如果没有正确清洗或烹调，这些细菌可能引起食物中毒；②农药残留：一些生产厂家在种植蔬菜和水果时使用农药来防止虫害和疾病，如果没有对这些蔬菜和水果进行正确清洗，就可能存在农药残留的风险；③寄生虫感染：一些蔬菜和水果可能被寄生虫感染，如肝吸虫、绦虫等，如果生吃这些食品，就可能感染寄生虫。因此，为了避免以上风险，建议在食用蔬菜和水果之前仔细清洗，蔬菜最好将其烹调后再食用。

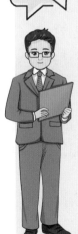

生吃蔬菜水果是一种健康的饮食选择，有助于摄入更多的营养素和感受食物的本来味道。但是，生吃蔬菜水果也存在一定的食品安全隐患，因此，特别强调饮食安全是非常必要的。

为了保证生吃蔬菜水果的安全性，我们需要注意以下几点：

（1）选择新鲜、无损、无斑点的蔬菜水果。

（2）在食用前彻底清洗蔬菜水果。

（3）尽量不要食用来路不明的野生蔬菜水果。

（4）不要随意将蔬菜水果放置在不卫生的环境中，避免交叉感染。

（5）生吃的蔬菜水果不要放置太久，最好立即食用，避免细菌滋生。

**健康加油站**

避免蔬菜水果引起安全问题的一些建议：

**（1）选购有机蔬菜水果：** 选择有机产品可以减少化学残留物的摄入，从而降低潜在的健康风险。

**（2）彻底清洗蔬菜水果：** 在食用前，使用流动的自来水和专业的清洁剂清洗蔬菜水果，以去除表面的微生物和化学物质等。

**（3）避免生吃某些蔬菜水果：** 对于某些天然含有有毒因子的蔬菜如四季豆等，务必彻底烹调后再食用。

**（4）正确存储蔬菜水果：** 应该将蔬菜水果存放在干燥、凉爽且通风良好的地方，以延长其保质期并防止微生物滋生。

**（5）遵守食品安全准则：** 在购买、准备、加工和保存蔬菜水果时，请始终遵循正确的食品安全准则，以确保食用安全。

（白　莉）

# 22. 为什么**生吃四季豆** 会发生**中毒**

生吃四季豆会引起中毒可能与其含有的皂素、植物血凝素、胰蛋白酶抑制物等有关。中毒主要表现为胃肠炎症状，包括恶心、呕吐、腹泻、腹痛、头痛等。而烹调过程中，上述物质会被破坏，因此吃煮熟的四季豆不会发生中毒。

健康术语

### 植物血凝素

植物血凝素（phytohemagglutinin，PHA）是从植物中发现的，具有凝集红细胞的作用，后来发现了很多具有同样作用的物质，扩大其含义为细胞凝集素中植物来源物质的总称——植物凝集素（phytoagglutinin，plant agglutinin）或凝集素。

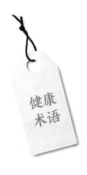

专家说

如果误食了生的四季豆，可能出现恶心、呕吐、腹泻等中毒症状，严重的可能出现肝损伤、肾损伤、神经系统损伤乃至死亡。因此，在食用四季豆时一定要确保彻底烹调熟透，以避免中毒。建议在食用前仔

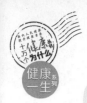

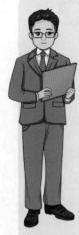

细清洗四季豆，烹调时确保其内部完全煮熟，避免生食或未充分烹调的情况发生。

如果误食了生的四季豆，出现腹痛、恶心、呕吐等症状，可以采取以下措施：

（1）**喝水：**喝足够的水有助于毒素的稀释，使其更容易被排出体外。

（2）**蔬菜汁：**新鲜的蔬菜汁富含抗氧化物和其他营养素，可以帮助减轻身体的负担。可以将胡萝卜、黄瓜、番茄和芹菜搭配在一起榨汁。

（3）**及时就医：**如果症状持续或加重，请及时就医。医生可以根据情况进行诊断并给予适当的治疗建议。

总之，误食生的四季豆可能会对健康造成影响，所以应尽量避免这种情况发生。在处理四季豆时，请务必将其煮熟，以确保其对人体无害。

（白　莉）

# 23. 为什么**食物中毒**后会出现**皮肤青紫**的现象

出现皮肤青紫的现象可能是因为食用了较多的亚硝酸盐。一些蔬菜如芹菜、菠菜、白菜、韭菜等，含有硝酸盐，正常情况下硝酸盐不会致病，但当温度较高，尤其是烹调后储存较久时，蔬菜中的硝酸盐在细菌的作用下还原为亚硝酸盐，如进食较多可发生亚硝酸盐中毒。另外，亚硝酸盐也是一种常见的防腐剂，会在肉类烹调或保存过程中自然产生，也可以通过添加调味品、肉类处理剂等人工添加。日常会见到将亚硝酸盐当作食盐误食引起的急性中毒。当摄入的亚硝酸盐与人体内血红蛋白等物质结合时，就形成了亚硝基血红蛋白，导致皮肤出现青紫色。建议选择新鲜健康的食材，注意食物的储存和烹调方式，以保证食品的安全和健康。

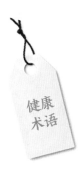

健康术语

**亚硝基血红蛋白**

亚硝基血红蛋白（nitrosylhemochrome）是一种化合物，由亚硝酸盐和血红蛋白反应生成。亚硝酸盐（nitrite）常用于食品加工过程，如腌制、熏制和加热等，以增加食品的颜色、味道和保鲜效果。但是，如果亚硝酸盐与某些氨基酸结合，就会形成亚硝基衍生物，这些化合物可以在胃及其他酸性环境中转化为致癌物质亚硝胺。

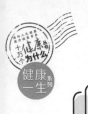

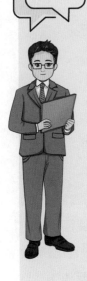

青紫现象是指皮肤或黏膜出现暂时的、局部的紫色或青色。某些熟食中亚硝酸盐含量较高，当亚硝酸盐与胺类物质在胃内结合时就会形成亚硝胺，这种物质可以使血液中的红细胞变成棕褐色，从而导致皮肤呈现青紫色。预防青紫现象需要从日常饮食入手。

**（1）选择新鲜的食材：** 尽量选购新鲜的食材，并且保证它们保存良好。

**（2）少吃放置过久的熟食：** 放置过久的熟食中可能有较高含量的亚硝酸盐，因此应尽量减少熟食储存的时间。

**（3）合理腌制：** 如果需要腌制食品，应使用适量的盐和糖，并加入一些天然的调味料，如姜、大蒜等。同时，不要过量食用腌制食品。

**（4）加入抗氧化剂：** 可以在熟食中加入一些抗氧化剂，如维生素 C、维生素 E 等，这可以有效减少亚硝酸盐的生成。

（白　莉）

# 24. 为什么**霉变甘蔗**
## 会引发中毒

关键词

霉变甘蔗会引发中毒主要是因为甘蔗被霉菌污染，霉菌产生了真菌毒素等有毒物质，当人们食用霉变甘蔗时，就可能摄入这些有毒物质。霉变甘蔗产生的真菌毒素具有强烈的神经毒性和肝毒性，长期食用含有真菌毒素的霉变甘蔗会导致严重的健康问题，如肝衰竭、癌症等。同时，霉变甘蔗也可能被有害细菌污染，尤其在不洁的环境中种植和贮存，加重了毒素对人体的危害。霉变甘蔗中毒是我国常见的真菌性食物中毒。

**专家说**

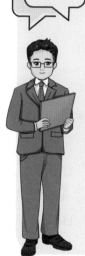

为了避免中毒，我们应该尽量避免食用有霉斑的甘蔗或含有真菌毒素的甘蔗制品，应选择新鲜的、无霉斑的甘蔗，并妥善保存。甘蔗保存不当或受到损伤后容易被霉菌侵染。霉菌在甘蔗上生长繁殖时，会产生 3- 硝基丙酸等真菌毒素。这些毒素具有强烈的致癌性和神经毒性，会对人体器官和细胞造成损害。

如果食用了霉变甘蔗，可能会出现恶心、呕吐、腹泻等消化系统症状，还可能有头痛、眩晕、乏力、肝脏损害等症状，严重时可能导致死亡。

霉变甘蔗 食物中毒

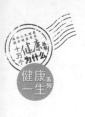

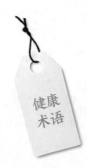

健康术语

**真菌毒素**

真菌毒素是由某些真菌产生的有毒化合物的统称，可对人类和动物健康产生负面影响。真菌毒素可在许多不同类型的食品中发现，如谷物、坚果、水果和蔬菜等。真菌会在潮湿、温暖的环境下生长繁殖，如仓库、加工厂等地方。当真菌污染谷物或其他食品时，可以产生真菌毒素。不同类型的真菌可产生不同种类的毒素如黄曲霉毒素、脱氧雪腐镰刀菌烯醇等。

（白 莉）

# 25. 用**铝壶铝锅**做饭**安全吗**

使用铝壶或铝锅烹调食物本身并不会对人体造成直接的安全威胁，但是过度使用和保养不当可能会引起潜在的健康问题。铝是一种化学稳定性极高的金属，但在与某些食品如醋、柠檬汁等酸性物质接触时会被溶解。如果用铝制炊具加热这些食品，较高的温度会加速铝的溶出，使其更易被人体吸收，并有可能对人体健康产生影响。长期暴露于高水平的铝可能导致神经系统功能障碍、肠胃疾病、骨质疏松等健康问题。此外，铝也可能导致中毒，引起呕吐、头痛、疲劳、肌肉痉挛等症状。

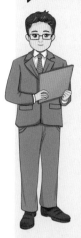

为了保证使用铝壶或铝锅做饭的安全，应该注意以下几个方面：

（1）避免在铝壶或铝锅内加热酸性食品：酸性食品（如蕃茄、柠檬等）会使铝材料溶解并渗入食品中，对健康造成影响。如果需要烹调酸性食品，建议使用不锈钢或陶瓷容器。

（2）不要频繁地使用铝锅烹调食物：虽然铝制品价格低廉且易于清洁，但频繁使用会导致铝材料逐渐溶解并进入食物中。因此，尽量选择其他材质的炊具，例如不锈钢或铸铁材质的炊具。

（3）使用铝制炊具时，请勿使用尖锐或金属餐具：尖锐或金属餐具可能会划伤铝制品的表面，加速铝材料的溶解，并污染食物。使用木质或塑料餐具更为安全。

总之，尽量减少使用铝制炊具烹调食物，以保证食品安全和身体健康。

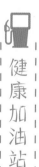

虽然铝制品通常比其他金属（如不锈钢）更轻便，价格也更低廉，但是，如果铝壶或铝锅表面已磨损或出现划痕，在烹饪或储存食品时铝可能会被释放出来。因此，建议定期检查铝制品的表面状态，并及时更换损坏的产品。

（白　莉）

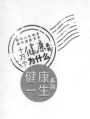

# 26. 为什么食用**野生蘑菇**
# 易引发食物**中毒**

食用野生蘑菇易引发食物中毒，一些野生蘑菇是有毒蘑菇，有毒蘑菇中的毒素对人体有害：有些蘑菇中含有强烈的毒素，如鹅膏蘑菇中含有棕毒酸、神经毒素等，摄入后会对人体造成各种不同程度的损害，包括肝、肾功能损害，神经系统损害等。

**专家说**

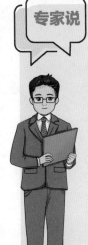

食用野生蘑菇容易引发食物中毒，为了避免这种情况，日常生活中应该做到以下几点：

（1）**不要随意采摘野生蘑菇：** 请不要采摘野生蘑菇，应从可靠商家购买培育的蘑菇。

（2）**避免食用不明来历的蘑菇：** 如果无法确定某种蘑菇是否安全，请不要冒险尝试。

（3）**烹调蘑菇时要彻底加热：** 煮沸、炖、炒或烤蘑菇时，请确保完全加热，以去除可能存在的细菌。

（4）**出现任何不适，请立即就医：** 如果误食了有毒的蘑菇，并且出现了不适症状，例如呕吐、腹泻、头晕等，请立即就医。

如果不慎食用了野生蘑菇发生食物中毒，应立即去医院就诊，把采摘现场的蘑菇留样带到医院，以便医生确定毒素种类并进行相应治疗。如果需要进行洗胃、导泻等处理，必须由专业医生进行操作。

（白　莉）

三

# 重视食物过敏和
# 食物不耐受

# 27. 为什么要对**食物过敏**给予足够**重视**

食物过敏会对过敏者的消化道、呼吸道、神经系统、皮肤与黏膜造成不同程度的损伤。食品致敏原进入过敏者体内，即可引发一系列复杂的不正常的免疫反应。食物过敏还会引发低热、尿频、肌痛等症状。严重的食物过敏可能会导致过敏性休克并伴随循环系统衰竭，甚至导致死亡。

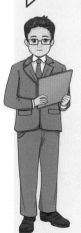

流行病学调查数据显示，全球有 20%~30% 的人受过敏性疾病困扰，我国人群食物过敏流行率在 10 年间上升了 60%，食物过敏已经成为重要的公共健康问题。许多人认为过敏属于小毛病，无须在意，但食物过敏起病急，比较容易诱发严重过敏反应甚至过敏性休克，抢救不及时或不当会造成死亡。所以说，食物过敏要比鼻炎、哮喘更凶险。

轻度的食物过敏会引起皮肤瘙痒、湿疹、呕吐、腹泻、胃部反流、咳嗽等症状，严重的会引起呼吸道、心血管系统疾病，甚至导致过敏性休克等情况。不同过敏个体对不同食物或同一食物产生的过敏反应症状存在差异，因此无法利用过敏反应症状准确寻找食品致敏原，需要经过激发试验筛选排除。在遗传方面，被诊断患有食物过敏者

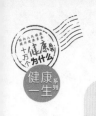

的一级亲属患有过敏症的概率非常高，即使没有任何家族过敏史，一个婴儿也会有 15% 的概率患上过敏症。

根据国际食品法典委员会的建议及我国相关标准，八大类致敏食物包括含有麸质的谷物及其制品（如小麦、黑麦、大麦、燕麦、斯佩尔特小麦或它们的杂交品系）、甲壳纲类动物及其制品（如虾、龙虾、蟹等）、鱼类及其制品、蛋类及其制品、花生及其制品、大豆及其制品、乳及乳制品（包括乳糖）、坚果及其果仁类制品。此外，还有很多食物对个别人来讲也是致敏食物。

不同人食物过敏的症状有轻有重，到医院就诊是最稳妥的办法，医生会根据病情的严重程度选择治疗方案，不要因为疏忽大意而引起严重后果，造成不必要的损失。

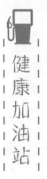

食物过敏是个体对某种食物敏感，进食后由食物触发的免疫反应。遗传因素和环境因素是食物过敏的危险因素，其发病机制是免疫系统中的组分识别了食品致敏原，释放化学物质，作用于人体组织，引起一系列特异性症状。食物过敏根据发病机制不同可分为 IgE 介导（速发型）、非 IgE 介导（迟发型）及 IgE/ 非 IgE 混合介导（迟发型）三种类型。

（韦　伟）

# 28. 为什么食物会引起**过敏**，如何预防

所有食物对人体而言都是异物，其衍生于植物、真菌、鱼、家禽和其他动物，都含有刺激免疫系统发生反应的分子，如各种蛋白质。在消化、吸收过程中，过敏者的免疫系统识别了"外来入侵物"，释放一连串防御性化学物质作用于人体组织，由此引起了一系列特异性症状。回避饮食是预防食物过敏的有效手段。

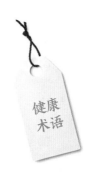

健康术语

## 回避饮食

去除能够引起或加重临床症状的食物成分，避免接触或摄入食品致敏原，是食物过敏的首要治疗原则。回避饮食方式可分为三种类型：选择性回避饮食、少量食物回避饮食以及要素饮食。

关键词

食品致敏原　免疫反应　回避饮食

常见的容易引起过敏的食物：

牛奶　大豆

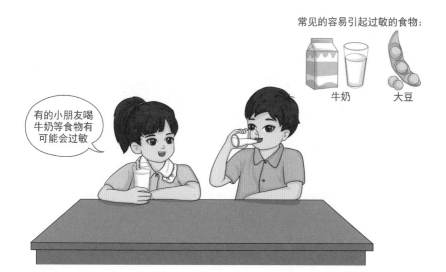

有的小朋友喝牛奶等食物有可能会过敏

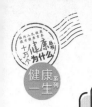

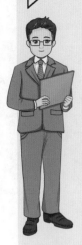

　　人体免疫系统是由许多种类型的细胞和分子组成的复杂系统。当一种新的物质进入体内时，免疫系统会对其进行识别，如果认为该物质是"入侵者"，就会启动攻击机制来抵御"入侵者"。然而，有时候免疫系统会错误地将一些正常的食物、药物或其他物质视为"入侵者"，并启动攻击机制，导致过敏反应的发生。多数食品致敏原是蛋白质，也有些是非蛋白质分子。

　　预防食物过敏最有效的途径就是避免食用含有食品致敏原的食物。在进行回避饮食前，首先需要确定过敏的食物，可以选择到医院进行化验来帮助推测，或通过记饮食日记的方式寻找食品致敏原。我国《食品安全国家标准 预包装食品标签通则》（GB 7718）规定，八类食品及其制品可能导致过敏反应，如果用作配料，宜在配料表中使用易辨识的名称或在配料表邻近位置加以提示。因此，要了解一些食物过敏相关知识，学会查阅食品标签和配料表。患者在日常生活中要养成良好的饮食习惯，保证营养摄入全面、充足，从不引起过敏反应的食物获取营养。

　　母亲孕期、哺乳期及早期喂养期是婴幼儿食物耐受性形成的关键阶段。婴儿早期是被食品致敏原致敏最危险的时期。婴儿满6月龄后家长应及时为婴儿添加辅食，不要错过婴幼儿对食物过敏耐受的窗口期，过晚添加辅食会使婴幼儿过敏风险增加。已经出现引起过敏的食物需要回避，辅食的添加要循序渐进，必要时进行食品致敏原检查和激发试验。

（韦　伟）

# 29. 为什么胃肠道胀气难受可能与**食物不耐受**有关

食物不耐受的主要症状之一就是腹胀。当肠道内留存人体不耐受的食物时，食物可能在肠道内发酵产生大量气体，如二氧化碳、甲烷、氢气等，这些气体在肠道中不能有效排出，就会引起食物不耐受性腹胀。

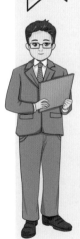

专家说

食物不良反应是指某些人吃了某种食物之后，出现身体某一组织、某一器官甚至全身的强烈反应，以致出现机体功能障碍或组织损伤，包括食物过敏和食物不耐受。一些常见的食物不耐受有乳糖不耐受、麸质不耐受、卵白不耐受等。常见的引起不耐受的食物包括牛奶、鸡蛋、小麦、玉米、坚果、大豆和贝类等。已了解的大部分食物不耐受产生的原因是机体出现某种缺陷，导致未被完全消化或未被有效消化的食物成分引起相应症状，其中包括腹痛、腹胀、腹泻等症状。

以乳糖不耐受为例。乳糖酶是由消化道上皮细胞产生的一种 β 半乳糖苷酶，如果人体因为遗传因素或细胞受损，无法产生足够的乳糖酶，就不能将摄入的乳糖完全分解为葡萄糖和半乳糖。残留的未被消化的乳糖留在肠道，最终进入大肠。肠

道内大量微生物代谢这些未被消化的乳糖，迅速繁殖并产生大量的副产物，副产物多数是气体、有机酸以及其他发酵产物，并因此引起胃肠胀气、腹痛、稀便或腹泻。乳糖不耐受的症状不会在进食后马上出现，可能需要数分钟至数小时。

健康加油站

如何应对食物不耐受引起的胃肠胀气呢？第一，有意识地少食用或者不食用不耐受的食物。如乳糖不耐受人群可以通过少量多次喝奶，给肠道充足的时间让少量的乳糖酶去消化奶类中的乳糖，同时记录自身单次适宜的饮奶量。第二，选择代替品。乳糖不耐受人群可以选择发酵乳或奶酪，发酵菌可以将牛奶中的部分乳糖发酵成乳酸，同时酸奶具有更高的稠度，可使消化速度变慢从而使人体分解更多的乳糖。零乳糖奶或舒化奶也是不错的选择。舒化奶是提前用乳糖酶将乳糖分解成葡萄糖和半乳糖的奶制品，能有效避免乳糖不耐受人群的饮奶不适，同时保证了奶中蛋白质含量和钙含量不受影响。

健康云课堂

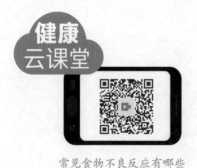

常见食物不良反应有哪些

（韦　伟）

# 30. 为什么食物不耐受会引起**多种症状**

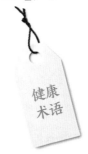

健康术语

代谢功能障碍、对添加剂敏感或与生物活性成分发生反应导致的食物不耐受，使未被吸收、分解的食物进入肠道，残余营养物被无氧酵解，人体摄入无法分解的食品致敏原时，在皮肤、消化道、呼吸道等部位会出现不良反应，具体表现为腹胀、腹痛、胸闷、头痛、皮肤发红、瘙痒等症状，严重的还可能造成疲劳、眩晕、睡眠障碍。

**免疫球蛋白**

免疫球蛋白是指具有抗体活性的动物蛋白，主要存在于血浆中，也见于其他体液、组织和一些分泌液中。免疫球蛋白分为五类，即免疫球蛋白 G（IgG）、免疫球蛋白 A（IgA）、免疫球蛋白 M（IgM）、免疫球蛋白 D（IgD）和免疫球蛋白 E（IgE）。免疫球蛋白的主要作用是中和病毒、毒素，通过激活补体，帮助排出机体内一些外来病原。

**关键词** 肠易激综合征 皮肤 头痛

**专家说**

患者可同时对多种食物不耐受，损害可遍及全身各系统。在不同个体中同一种食物所产生的不耐受现象不同。长期食用某种不耐受食物可引起慢性症状长期存在。调查显示，食物不耐受引起慢性腹泻、腹痛、消化性溃疡及消化不良的比例为44%，皮肤出现皮疹、红斑和瘙痒等占16%，偏头痛及失眠占12%。由此可见，

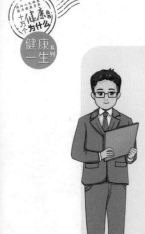

食物不耐受以胃肠道症状为主，其次是皮肤症状。

肠易激综合征（IBS）是最早发现的可能与食物不耐受有关的疾病，是一种累及整个消化道的动力障碍性疾病，可反复引起上、下消化道症状，包括不同程度的腹痛、便秘或腹泻、腹部饱胀等。其发生机制是肠道内未被吸收的碳水化合物和其他食物受肠道细菌无氧酵解作用产生有机酸、乙醇、乙醛、甲烷等，直接影响体内细胞信号转导，并使肠道动力学发生变化。

食物不耐受人群第二个最常受累的部位是皮肤。在某些敏感人群中，摄取不耐受食物或皮肤直接接触可诱发皮肤瘙痒、皮炎、荨麻疹等症状。亲脂性不耐受食物的致敏原可经毛囊或受损皮肤屏障侵入皮肤，激发由 IgG 抗体介导的过敏症状。速发型皮肤接触性皮炎反应多由不耐受食物中的蛋白质引起。

在食物不耐受所产生的神经系统症状中，头痛和偏头痛最为常见。食物不耐受可引起去甲肾上腺素分泌，导致血管收缩或舒张并刺激三叉神经、脑干、皮层通路。可以引起偏头痛的食物有奶酪、巧克力、柑橘类水果、味精、咖啡提取物、啤酒等。

采取科学合理的膳食搭配，接受健康指导，可以减轻或缓解患者的症状，特别是有胃肠道或皮肤症状者效果明显。因此，通过特异性 IgG 抗体普查来查找病因，采用轮替、间隔、忌食或少食等方法，可以减少不耐受食物继续在体内形成新的免疫复合物，避免其对人体造成长期不良影响，提高患者的生活质量。

（韦　伟）

# 31. 为什么说食物不耐受

# **不同于**食物过敏

关键词

食物不耐受和食物过敏的发病机制不同。食物过敏是指由食物引发的免疫介导对人体产生不良影响的所有反应。食物不耐受通常是由食物中的小分子化学物质和具有生物活性的成分引起的非免疫反应过程。食物不耐受仅仅引起身体不适，如肠胃不适，而食物过敏的症状更严重，甚至可能危及生命。在实际生活中，两者常常伴随存在，从症状上难以完全区分。

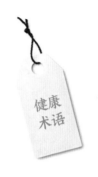

健康术语

**组胺不耐受**

敏感体质人群进食低水平含量的组胺食物后，会出现皮肤潮红、搏动性头痛、口腔灼烧感、腹痛、恶心、血压下降、心悸、焦虑等症状，中毒症状可出现于进食后数分钟至 2 小时内，通常症状持续 4~6 小时。鱼类加工或储存不当会产生高水平的组胺。

食物不耐受　食物过敏

**专家说**

食物不耐受和食物过敏并不是一回事，二者的发病机制并不一样。食物不耐受发病机制不涉及免疫系统，是诸多因素造成身体消化食物缺陷。以海鲜举例，对海鲜过敏的人哪怕只喝了一点汤，身体都会产生很大的反应，吃再新鲜的海鲜都不行。虽然组胺不耐受

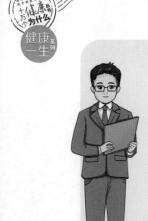

的临床表现与过敏反应类似，但是不耐受的人群只要吃新鲜的海鲜，同时控制好量，大部分不会出现耐受不良。之所以出现不耐受，往往是因为海鲜不新鲜了，蛋白质分解产生了组胺、酪胺和一些血管活性胺，机体内组胺总水平超过了机体的需要。

另外，从检测上来说，食物过敏可以通过报告病史和进行皮肤测验、血清特异性 IgE 检测等，由医生综合判断进行诊疗。不耐受不等于完全不能吃让身体耐受不良的食物。常常听人说"我不能吃这个""我过敏"，一方面，这种食物确实让身体产生了不良反应，可能是没掌握好吃法或量的原因；另一方面，则是受到了来自医生与自我心理的误导。不是变态反应科专业的医生，可能会在诊断时将关联性不强的症状相对应，告诉患者禁食。而患者在食用时也会主观地认为自己吃不了，由心理导致身体上的不适。对于食物不耐受来说，除非严重不适，其他情况患者只待症状消除即可，并不需要特别治疗；如果症状明显或严重，建议及时到医院就诊。平时只要记住引起耐受不良的食物，下次不吃或少吃就行了。

食物不耐受和食物过敏相关的免疫球蛋白不同，食物不耐受与免疫球蛋白 G 相关，而食物过敏往往与免疫球蛋白 E 相关；食物过敏发病快，症状明显，属于急性病，而食物不耐受是一种比较缓慢的，症状不明显的慢性病，往往在吃了不耐受的食物数小时才出现症状，其影响可遍及全身各系统，在平时人们通常认识不到它的存在，是人体健康的隐性"杀手"。

（韦　伟）

四

# 食物制备
# 讲方法

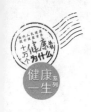

# 32. 为什么食物

# 不能在冰箱里
# 随意存放

　　食物不能在冰箱里随意存放是因为冰箱内部的温度分布可能不均匀，某些区域可能比其他区域更冷，这会导致食物在某些地方过冷，而在其他地方相对温度较高，引起食品变质或变味，并造成交叉污染。另外，生鲜肉或其他生食品与已经煮熟或准备好的食品最好分开摆放，避免细菌和病毒从生食品传播到其他食品上，导致食物中毒。冰箱内的空气通常很干燥，这可能会导致食物水分蒸发，使需要保持湿润的食品（如蔬菜）失去部分营养价值。

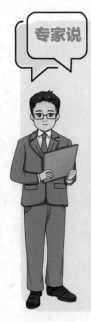

**专家说**

各类食物在冰箱中随意存放的危害：

**（1）蔬菜和水果：** 蔬菜和水果通常需要储存在湿度相对较高的环境中。如果在冰箱中存放过久，可能会失去水分并变得枯萎。此外，某些蔬菜和水果如果腐败变质会释放气体，这可能会影响其他食物的新鲜度。

**（2）肉类和海鲜：** 肉类和海鲜应该在冰箱中存放以保持其新鲜度，但必须注意与其他食物隔离，并尽快食用。

（3）**食品杂货：** 开封的食品杂货，如饼干、薯片和坚果等，应该在密封容器中储存，并放置在室温环境中，或者在冰箱中短时间放置。在冰箱中长期储存容易使这些食品变质。

总之，正确的存储方式有助于保持食物的新鲜度和口感，避免食物中毒的发生。

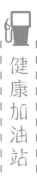

健康加油站

冰箱里存放的食物要注意其保质期和新鲜度。如果存放时间超过建议的时限或者食物已经变质，就不要食用了。为了保证安全和健康，建议在食用前仔细检查食物的外观、味道和质地。

（白　莉）

# 33. 为什么**发芽的**土豆**不能吃**

发芽的土豆含有一种叫作龙葵素（solanine）的毒性物质，这种物质在土豆表皮及发芽部位，尤其是青色或绿色部分含量较高。龙葵素具有强烈的苦味和刺激性气味，摄入过多可能引起恶心、呕吐、腹泻、头痛等症状，严重时还可能导致中毒甚至死亡。因此，为了避免

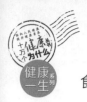

食物中毒，建议不要食用发芽的土豆。

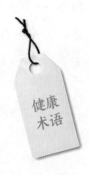

**龙葵素**

龙葵素是一种毒性很强的植物生物碱，主要存在于龙葵属植物中，如土豆、蕃茄、茄子等，毒性较强，人摄入 0.2~0.4 克即可出现中毒。如果出现了龙葵素中毒症状，应立即就医。

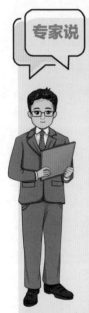

龙葵素是一种天然毒素，可以导致人类中毒。发芽的土豆以及绿色的土豆表皮和芽眼周围的部分都含有龙葵素。如果土豆表面有些微小的芽眼，可以将它们削去后再食用，以降低龙葵素的含量。

吃了含有龙葵素的土豆，可能会出现头痛、恶心、呕吐、腹泻等症状。严重者表现为体温升高和反复呕吐而致失水、瞳孔散大、呼吸困难、昏迷、抽搐，应尽早送医院治疗。极少数严重中毒的患者最终会因呼吸麻痹而死亡。因此，最好选择没有发芽的土豆，去掉绿色部分和芽眼周围的部分，并将土豆彻底煮熟。土豆食用时一定要去皮，特别是要削净已变绿的皮，还要把芽和芽根挖掉，并将土豆放入清水中浸泡 40 分钟左右以除去大部分毒素。另外，龙葵素对酸不稳定，在炒土豆时可以放些醋，以破坏龙葵素。

（白　莉）

# 34. 为什么吃**剩饭剩菜**要特别注意食品**安全**

剩饭剩菜保存不当会引起食物中毒。另外，随着储存时间的延长，剩饭剩菜中的营养物质也会流失，如果经常吃剩饭剩菜，就无法满足身体的营养需求，从而出现营养不良的情况。剩饭剩菜的味道欠佳，长期吃剩饭剩菜可能会感到食欲不佳，身体所需的热量得不到补充，容易影响身体健康。剩饭剩菜中会滋生细菌，长期食用容易使过多的细菌进入肠道，从而使肠道受到损害，出现腹泻、便秘等不适的症状。剩饭剩菜中含有的细菌可以促进硝酸盐转化为亚硝酸盐，进而转化产生致癌物亚硝胺，增加癌症发生的风险。

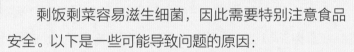

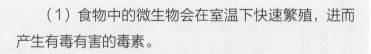

剩饭剩菜容易滋生细菌，因此需要特别注意食品安全。以下是一些可能导致问题的原因：

（1）食物中的微生物会在室温下快速繁殖，进而产生有毒有害的毒素。

（2）如果食物在冷藏之前放置了很长时间，其中的微生物数量会增加，这也是为什么要尽快将食物放入冰箱冷藏的原因。

（3）剩饭剩菜可能被多次加热，这会导致其中的营养成分损失。

为了避免食品安全问题，我们应尽量做好饮食规划，减少食物的浪费，并确保及时将剩余食物放入冰箱冷藏。如果再次食用这些剩余饭菜，请确保彻底加热以消灭其中的微生物。

（白　莉）

# 35. 为什么可以在家

# 自制酸奶

可以在家自制酸奶是因为酸奶的制作过程非常简单。酸奶是通过将牛奶加热到一定温度，然后添加活性菌种（例如乳酸菌）发酵制成的。在家自制酸奶，只需要准备牛奶和可发酵的活性菌种即可。

 专家说

虽然在家自制酸奶十分方便，但在制作酸奶时应严格控制卫生条件，避免细菌污染。此外，还需要注意以下几点：

（1）选用优质的菌种：不同品牌的酸奶菌数量、种类和活性有所不同，选择活性高、菌量足的菌种能够保证酸奶的口感和质量。

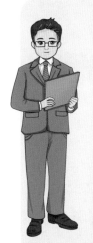

（2）**控制温度：**酸奶需要在一定的温度下发酵，一般为40摄氏度左右。可以使用电饭煲或保温桶等设备来控制温度，但不要超过42摄氏度，否则会导致菌种死亡。

（3）**注意时间：**如果发酵时间过长，酸奶会变得比较酸，口感不佳；如果时间过短，酸奶则会比较甜，菌群没有完全发挥作用。一般情况下，发酵6~8小时即可，根据个人口感可以适当调整时间。

（4）**存放方式：**制作好的酸奶应该密封存放在冰箱中，避免被其他异味影响。最好在3~5天食用完毕，否则会影响口感和营养价值。

（5）**注意材料卫生：**制作过程中需要使用锅、勺子、容器等工具。这些工具应该保持清洁卫生，最好使用专用的酸奶杯或容器存放酸奶，防止其他细菌滋生。

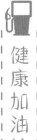

健康加油站

自制酸奶过程中，消毒十分重要。酸奶需要在温暖、潮湿的环境下发酵，这也是微生物繁殖的理想环境。因此，容器、勺子等工具在使用之前，必须进行充分消毒，以避免有害微生物污染酸奶。在自制酸奶时，应严格控制卫生环境、温度，这样才能保证酸奶的安全性。如果不能确保自己有能力掌握这些细节，建议购买正规商家出售的优质酸奶。

（白　莉）

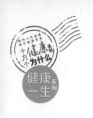

# 36. 为什么要特别注意
# **动物性水产品**的新鲜度

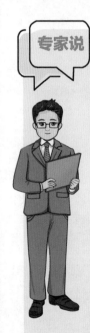

动物性水产品　新鲜度

动物性水产品的新鲜度非常重要，因为它们容易变质并且可能产生致病菌和毒素。当动物性水产品死亡后，微生物开始在其体内生长并分解蛋白质。这个过程会导致腐败和恶臭的产生，同时也会降低食品的营养价值和口感。吃变质的动物性水产品可能会引起不适，出现呕吐、腹泻等不良反应。

**专家说**

一些动物性水产品可能含有病原菌或毒素，尤其是海洋中的一些鱼类和贝类。如果这些动物性水产品未被妥善处理或烹调，则可能导致严重的食物中毒或其他健康问题。因此，购买和食用动物性水产品时，应特别注意其新鲜度，以确保安全和健康。建议购买来源可靠供应商的产品，并妥善保存、处理和烹调，同时尽量避免购买时间过长或过期的产品。

（1）**食品安全**：过期或腐败的动物性水产品可能会被污染，其中一些细菌（例如沙门菌和副溶血性弧菌）可能导致食物中毒，对人体健康产生严重威胁。

（2）**味道和口感**：新鲜的动物性水产品美味可口，但如果它们开始变质，则会散发出难闻的气味并影响口感。

**（3）营养价值：** 新鲜的鱼和贝类富含 $\omega$-3 脂肪酸和其他营养素。如果变质，其营养价值必然会降低。

因此，购买和食用动物性水产品时，请务必特别注意它们的新鲜度，并在存储和烹调方面采取适当的措施来确保其品质和食品安全。

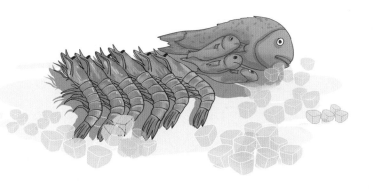

（白　莉）

# 37. 为什么要**少吃烟熏、腌制**肉制品

烟熏、腌制肉制品是指将肉类进行烟熏或腌制等加工处理后制成的食品，如烟熏火腿、腌制鸡肉等。这些食品可能会给健康带来一些

潜在风险。烟熏和腌制肉制品易含有亚硝酸盐等物质，具有潜在的致癌风险，并且通常含有较高的盐分，长期摄入过多的盐分会导致血压升高，增加心血管疾病的发病风险。

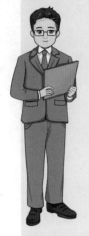

少吃烟熏、腌制肉制品的原因有以下几点：

（1）含致癌物质：这些加工的肉制品通常含有亚硝酸盐和多环芳烃等。这些物质在体内代谢后可能会损伤 DNA，增加患癌症的风险。

（2）高盐高脂：烟熏、腌制肉制品通常含有大量的盐和脂肪，摄入过多可能会导致高血压、高胆固醇血症等健康问题。

（3）寄生虫危害：熟食中存在寄生虫的可能性较小，但未经烹调的腌制肉制品可能存在寄生虫危害，如钩虫、绦虫等，食用后容易引发消化系统感染和其他健康问题。寄生虫感染通常会引起肠胃不适、腹泻、恶心、呕吐等消化道症状。严重情况下，寄生虫感染可能会导致营养不良、贫血、肝损伤和其他健康问题。

为预防寄生虫危害，应确保食物被充分加热，特别是腌制肉制品。同时，应注意个人卫生，如果出现任何消化道症状或其他异常症状，请及时就医。

因此，建议保持健康的饮食习惯，尽量选择新鲜的肉类，少吃烟熏、腌制肉制品，以减少致癌物质和盐分的摄入。同时，保持多样化、均衡的饮食，多摄入新鲜水果、蔬菜等富含纤维素的食品，有助于保持身体健康。

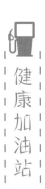

烟熏、腌制等加工方式可以使肉制品具有独特的风味和口感，同时也可以延长肉制品的保质期。常见的烟熏、腌制肉制品包括烟熏火腿、烟熏腊肠、熏鸡胸肉等。这些肉制品通常先进行腌制，将肉浸泡在盐水或者其他调味液中一段时间，使肉内部充分吸收调味料，接着进行烟熏，用橡木屑等物质冒出的烟熏烤肉制品，增加风味和起到防腐效果。

（白　莉）

# 38. 为什么**不提倡**吃生鸡蛋

鸡蛋有营养，但是生鸡蛋最好不要吃，主要因为生鸡蛋不容易消化，使营养物质得不到充分吸收。人体主要靠胃蛋白酶和胰蛋白酶来消化吸收鸡蛋中的蛋白质。生鸡蛋的蛋清里含有一种抗胰蛋白酶的物质，能够阻碍蛋白质的消化和吸收。如果将鸡蛋煮熟，会将抗胰蛋白酶的物质降解，使鸡蛋中的营养物质更易被人体消化吸收。另外生鸡蛋可能还存在细菌污染的问题，因此不建议生食鸡蛋。

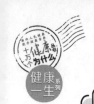

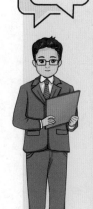

**专家说**

不提倡吃生鸡蛋的原因有以下几点：

**（1）细菌污染：** 鸡蛋壳可能被一些致病菌污染，例如沙门菌、链球菌等。这些致病菌会引起食物腐败变质，被人食用后可引起腹泻、呕吐、发热等症状。

**（2）影响营养利用：** 生鸡蛋中含有抗生物素蛋白和抗胰蛋白酶等物质，能够阻碍蛋白质的消化和吸收。鸡蛋煮熟后，这些物质会被破坏，蛋白质也更容易被人体吸收利用。

**（3）抑制维生素吸收：** 生鸡蛋中还含有抑制维生素吸收的物质，如果长期食用生鸡蛋，可能会导致维生素缺乏症。

综上所述，不建议吃生鸡蛋。为了避免致病菌感染和提高营养利用率，最好将鸡蛋烹煮熟后再食用。

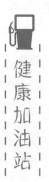

健康加油站

生鸡蛋可能会携带沙门菌，这是一种常见的致病菌，食用后可以导致食物中毒。如果食用了被沙门菌等致病菌污染的生鸡蛋，可能会出现恶心、呕吐、腹泻等症状。另外，生鸡蛋内含有干扰人体对维生素 B 的吸收的物质，从而导致维生素 B 缺乏症。因此，为了避免食物中毒或营养不良，建议将鸡蛋煮熟后再食用。

（白　莉）

# 五

# 高科技与
# 未来食品

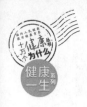

# 39. 为什么说生物技术和转基因
# 不是一回事

**关键词**

生物技术 转基因

生物技术和转基因不是一回事，生物技术按其发展阶段可分为传统生物技术、近代生物技术和现代生物技术，当前研究的现代生物技术包括基因工程技术、蛋白质工程技术、发酵工程技术、细胞工程技术、酶工程技术等。其中，转基因是一项重要技术，属于基因工程技术的分支，转基因技术是生物技术中的一种。

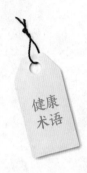

健康术语

**现代生物技术**

现代生物技术也称生物工程，是以分子生物学、细胞生物学、遗传学等学科为支撑，在分子水平上对生物体进行改良，创建新的生物类型或新生物功能的实用技术，是现代生物科学和工程技术相结合的产物。

专家说

生物技术的发展经历了三个重要的阶段。第一阶段是古老微生物技术的应用，最为典型的代表就是农耕渔牧活动中制酱、造醋、酿酒等最初的发酵工程；第二个阶段是细胞、酶和抗生素的应用，最为典型的就是近代遗传育种、抗生素、医药工业的发展；第三阶段是基因或细胞与生物反应器、生物计算机的综合

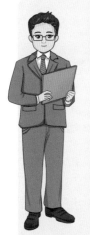

应用，具体表现为 DNA 重组、生物活性蛋白质合成和人造器官等。

随着科技的进步，现代生物技术在食品工程中的应用越来越广泛，包括食品开发、加工、发酵、改良、检测等领域。现代生物技术加快了食品工业的变革速度，进一步拓展了食品来源，能有效提升食品加工质量，提高人民的生活水平。

基因工程是现代生物技术的核心应用技术。其中的转基因技术是改变生物体的遗传特性，将人们期望的目标基因，经过人工分离、重组后，导入并整合到生物体的基因组中。转基因技术不仅能有效提升食品工程的加工质量与生产效率，还能成功地将传统食品进行改良，强化食品质量。

生物技术和转基因是两个不同的概念，但它们之间有着密切的联系。生物技术为转基因技术的应用提供了技术支持和条件，而转基因技术则是生物技术的一种重要应用，可以通过基因工程手段对生物体进行精准基因修饰，从而实现对生物体性状的精准调控。在应用转基因技术的过程中，需要进行科学的评估和监管，确保其安全性和可持续性。

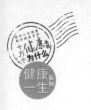

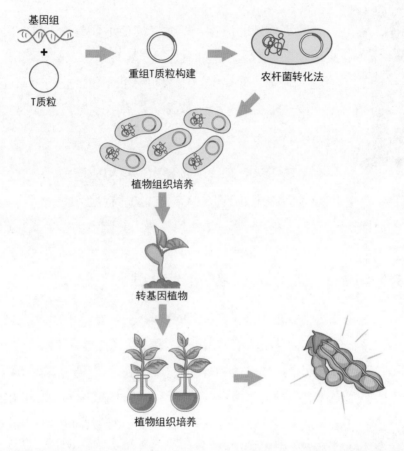

（韦 伟）

# 40. 为什么要进行
# 转基因食品的研发

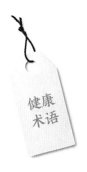

健康术语

**转基因**

转基因是指利用基因工程技术，将来自不同种类生物体的基因或 DNA 序列导入目标生物体中，使其产生新的性状或功能。转基因技术是现代生物技术的一种重要应用，可用于改良农作物、生产药物、治疗疾病等领域。

通过发展转基因技术，培育高产、优质、多抗、高效的农作物，藏粮于技，是保障粮食与重要农产品供给平衡的有效途径之一。转基因食品的研发还能降低农药、肥料的投入，对缓解水土资源约束、保护生态环境、改善产品品质、拓展农业功能等具有重要作用。

专家说

在工业化、城市化的快速发展过程中，我国的耕地资源、水资源正逐渐减少。然而人口不断增长，对粮食的需求量不断提高。有数据表明，2030 年全球人口预计可达 86 亿，与 2021 年人口数量相比增长了 13.4%，对食物的需求将增加 50%，2050 年人口预计达到 98 亿，对食物需求将增加 70%。目前，许多

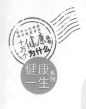
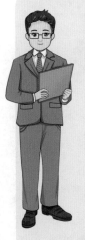

国家把转基因生物技术作为支撑发展、引领未来的战略选择。转基因技术已成为各国抢占科技制高点、增强农业国际竞争力、确保国家粮食安全的重要途径。

转基因育种技术相比传统育种技术存在明显优势。传统育种技术的操作对象是整个基因组，不能准确地对某个基因进行操作和选择，选育周期长，工作量大；转基因育种技术可打破不同物种间天然杂交的障碍，对目标基因进行操作，目标明确，可控性更强，后代表现可以预期。

转基因技术也可以有效改善食品的生产质量，例如能抑制引起自身腐烂的多半乳糖醛酸酶活性的转基因番茄，可以有效延长番茄的储运时间，使消费者一年四季都可品尝到新鲜味美的番茄。转基因技术还可以让农作物拥有更强的自然适应能力，比如转基因小麦能更加耐寒、耐旱；可以提高农作物抗除草剂、防病毒、抗虫害等特性，比如我们所食用的木瓜基本上是转基因的，非转基因木瓜极易受到环斑病毒的感染而无法食用。目前在全球主要转基因作物范围内，大豆与玉米的转基因作物具有完善的研究背景和技术手段，在此基础上，未来也许会有更大的突破。

（韦　伟）

# 41. 为什么说**批准上市的**转基因食品是**安全的**

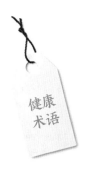

**转基因食品**

转基因食品是指利用转基因生物技术直接获得的转基因生物或者以转基因生物为原料加工生产的食品。转基因食品根据来源不同可分为植物性转基因食品、动物性转基因食品和微生物性转基因食品。常见的转基因食品有转基因大豆、转基因木瓜、转基因玉米等。

转基因食品在上市前都需要进行毒理学、致敏性等食品安全评价，以及基因漂移、生存竞争能力、生物多样性等环境生态方面的安全评价。世界卫生组织以及联合国粮食及农业组织认为，凡是通过安全评价上市的转基因食品，与传统食品一样安全，可以放心食用。

人们对于转基因食品的关注，随着转基因成果的不断涌现而与日俱增。目前，转基因农作物被广泛种植。美国是全球转基因作物种植和消费第一大国，其市场上约 70% 的加工食品含转基因成分。那么，转基因食品是安全的吗？从目前的研究和实践来看，这么长的时间、这么大的消费群体，实际上没有发现一例因食用转基因农产品带来的健康问题。

关键词

转基因食品 食品安全 安全评价

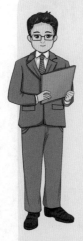

　　转基因现象在自然界中普遍存在，转基因并不违背自然规律。转基因作为一项技术本身是中性的，其安全性主要取决于转入的基因片段。转基因食品和普通食品的消化过程没有什么不同，无论基因的来源如何，构成基因的物质 DNA 进入人体后，都会被酶分解成小分子，不可能将外来遗传信息带到人的基因组里。在营养方面，转基因作物与非转基因作物之间的营养成分差异远小于同一个作物不同品种之间的差异，甚至小于同一品种在不同地区种植产生的营养成分差异（营养品质改良品种除外）。

　　国际食品法典委员会、联合国粮食及农业组织等国际权威组织机构制定了科学严谨的转基因食品评价标准，各国遵照此标准，建立了全面系统的评价方法、程序和法规制度。目前，我国对转基因食品的安全评价分为五个阶段，在此过程中若发现任何危害人体健康或环境安全的问题，都不能推进生产应用。以我国 2020 年批准生产应用安全证书的转基因大豆"中黄 6106"为例，其食用安全和环境安全经过了长达 11 年的全面系统评估。

（韦　伟）

# 42. 还有其他的
# 食品高科技吗

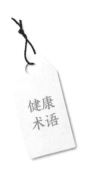

**健康术语**

**食品高科技**

食品高科技是指在食品生产、加工等环节中应用的新型技术，对提高生产效率、优化生产模式、促进食品产业发展、满足人们饮食需求等具有重要作用。

有！在国民经济发展中，食品工业不仅是确保国家粮食及食品安全的基础，而且同样肩负着提升国民饮食健康及营养水平的责任。在科学技术飞速发展的今天，必定会有越来越多的高科技技术被应用到食品工业中，从而更好地满足人们日益增长的物质生活需求，为食品工业的繁荣发展作出极大的贡献。

关键词

**3D打印 果蔬保鲜 人造肉**

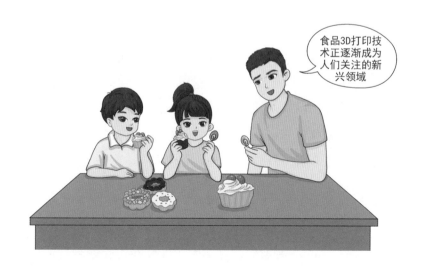

食品3D打印技术正逐渐成为人们关注的新兴领域

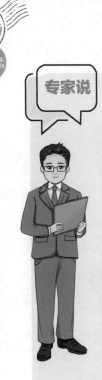

伴随着对未来人类生存环境和生活保障的科学判断，人口增长、能源危机等带来的环境污染、健康风险等必将导致挑战，食品工业必须寻找解决食物供给、食品安全、食品营养等问题的有效途径，因此，各类食品高科技应运而生。

食品 3D 打印技术正逐渐成为人们关注的新兴领域。食品 3D 打印技术可以通过计算机模拟技术，将各种食材制作成精美的立体造型。这种技术能够让消费者更直观地感受到食品的美味和营养，同时也能够满足不同人对于食品口感和形态的需求。在未来，食品 3D 打印技术将成为食品加工领域的重要一环，为人们带来更丰富多彩的餐饮体验。

果蔬保鲜的话题一直备受关注。果蔬含水量高，采后极易失鲜，不耐储存。运用果蔬保鲜新技术可以减少果蔬营养物质的损失，减少或抑制微生物的生长，延长果蔬保鲜期。如今常见的果蔬保鲜技术包括臭氧保鲜技术（臭氧具有杀菌、抑制微生物生长的作用）、高压静电保鲜技术（对果蔬进行高压静电处理，过程中产生臭氧从而延长果蔬保质期）和低温冷链技术（果蔬采收后在贮藏、运输、销售一系列过程中实行低温贮藏，减少营养成分的消耗）等。

随着人口增长和环境保护问题的加剧，人造肉类技术应运而生。人造肉类是一种利用植物蛋白等材料制成的肉类替代品，其味道、营养和质地等都可以与传统肉类媲美。与传统肉类不同的是，人造肉类生产过程对环境和资源的消耗更少，可以减少动物屠宰的数量，减少环境污染。未来，人造肉类技术有望成为科技创新领域的重要技术，为人们提供更加健康、可持续的食品选择。

（韦　伟）

# 43. **未来食品**是什么样子的

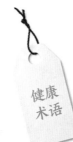
健康术语

**食品安全区块链技术**

食品安全区块链技术是一种去中心化的分布式账本数据库，本质上是一种数据库技术。每个区块进行一定的食品监测后，把基本信息全部保存下来，再通过密码学技术进行加密，这些被保存的信息就不能被修改，每个节点都会同步共享整个账本的数据，实现实时、精确的安全管控。

为应对人口增长、资源紧张、环境变化、饮食方式改变以及人类的营养健康等问题，运用新一代前沿技术与装备，如食品合成生物学、食品3D打印技术、物联网等，制造出营养健康、高效安全、可持续性的食品，是未来人类生存和发展的基本保障。

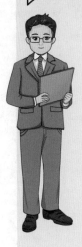

未来食品会是什么样的？让我们畅想一下，在餐桌上摆放的食物可能有 3D 打印汉堡，通过体外细胞培养生产出的牛肉、海鲜，利用发酵技术制作的人造牛奶……

近年来，国内外未来食品的研究机构不断建立，学术研讨会相继召开，相关论文著作纷纷出版。未来食品的发展方向应该是多样化、个性化和可持续的，未来食品将不再是单一的食品，而是由多种成分组成的复合食品，这些复合食品可以根据个体的需求和偏好来定制，从而满足不同人群的需求。我国著名的食品领域的院士曾说过，未来我们肯定还要吃饺子、包子、面条，未来食品是在传统食品、现代食品基础上发展起来的，在形态上并不会有大的改变，而是在用料、加工技术等方面进步。

科技对食品产业的创新及引领，能把更多新奇且具未来感的食品带上餐桌，能推动全球食品产业向全营养、高科技、智能化方向快速发展。未来食品的营养价值将更加多样化，例如植物蛋白、昆虫蛋白等非传统来源蛋白质将会得到更多应用；未来食品的制造将更加智能，柔性加工、数字集成、感知物联和智能控制能有效保障食品制造过程的精确、高效、低耗；发展食品安全区块链技术在溯源、防伪等方面意义重大，能让顾客消费变透明，守护"舌尖安全"。

总之，未来食品产业将依靠多学科与新技术的深度交融，变革传统食品工业制造模式，迎接今后人类要面临的挑战，制造出使人更健康、使地球更健康的食品。

（韦　伟）

# 44. 为什么出现了
# 植物基食品

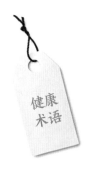

健康术语

**植物基食品**

植物基食品是指以植物原料或其制品为蛋白质、脂肪等来源，添加或不添加其他配料，经一定加工工艺制成的，具有类似某种动物来源食品的质构、风味、形态等品质特征的食品。

在膳食结构中，用植物基食品部分替代动物性蛋白、脂肪的摄入，或通过不同植物蛋白原料的合理搭配优化氨基酸组成比例，是合理膳食的有效途径之一。植物基食品对于乳糖不耐受、动物蛋白过敏等人群来说是很好的选择。在环境保护方面，植物基食品避免了动物生产，可以减少畜牧产业面积，符合低碳环保的理念。

**专家说**

"时蒇为青阳丞，洁已勤民，肉味不给，日市豆腐数个，邑人呼豆腐为小宰羊。"北宋时期《清异录》记载了青阳县丞廉政爱民基本上不食用肉类食物，每天去市场上购买豆腐当作餐食。如今绝大多数消费者都听说过植物肉。近年来，植物奶、植物肉、植物基蛋白饮料、植物基冰激凌等植物基食品市场蓬勃发展。

植物基食品　蛋白供给　环境保护

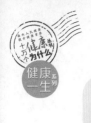

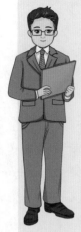

　　植物基食品的出现与人们对健康饮食的追求有关。近年来，随着我国经济水平的提高，人们习惯于从动物性饮食中获取蛋白质，如肉、蛋、奶以及水产品等。全面小康推动下的居民肉类消费需求持续提升，除了大力发展畜牧业，当前国内主要依靠肉制品进口来填补供需不平衡的缺口。然而，传统肉制品生产存在周期长、水土资源消耗高、温室气体排放多等问题。肉类的过量食用会增加脂肪的摄入，特别是饱和脂肪酸的摄入，可引起肥胖等诸多健康问题。

　　以植物性食物为主的膳食结构，富含膳食纤维、维生素、生物活性成分等营养物质，有助于控制体重，对预防心血管疾病、糖尿病等慢性病有一定的作用。同样，植物基食品对环境的可持续发展也非常重要。

　　《2021 中国植物肉行业洞察白皮书》显示，生产 1 千克植物肉来代替动物肉，能够减少 90% 的温室气体排放、99% 的生产用水、93% 的土地浪费与破坏。发展生物科技、生物产业，全方位、多途径开发食物资源，从传统畜禽资源向更健康环保的植物资源拓展，植物基食品有望成为未来食品产业的一个重要领域。

（韦　伟）

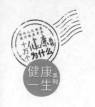

十万健康丛书
个为什么

## 人物关系介绍

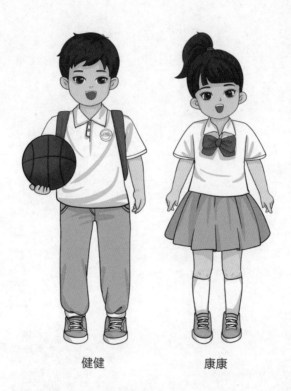

健健                康康

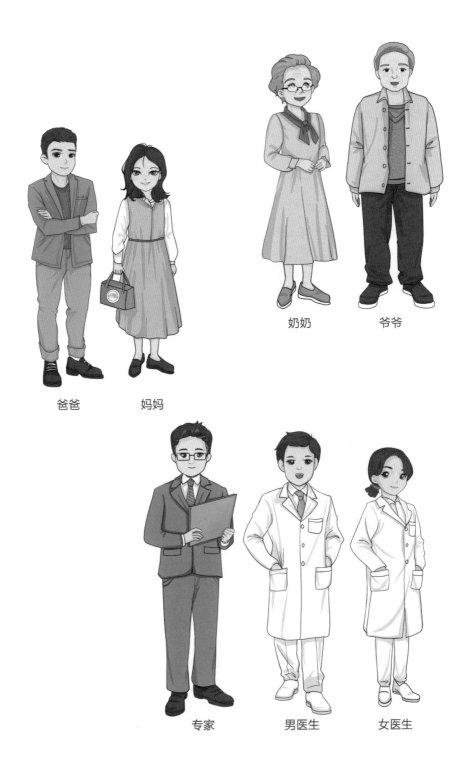

爸爸　　　　妈妈

奶奶　　　爷爷

专家　　　男医生　　　女医生

**图书在版编目（CIP）数据**

饮食的健康密码 / 赵文华，何丽主编 . —北京：
人民卫生出版社，2023.8（2025.1重印）
（十万个健康为什么丛书）
ISBN 978-7-117-35071-6

Ⅰ.①饮… Ⅱ.①赵…②何… Ⅲ.①饮食营养学 –
普及读物 Ⅳ.①R151.4-49

中国国家版本馆 CIP 数据核字（2023）第 138214 号

| 人卫智网 | www.ipmph.com | 医学教育、学术、考试、健康， |
| | | 购书智慧智能综合服务平台 |
| 人卫官网 | www.pmph.com | 人卫官方资讯发布平台 |

十万个健康为什么丛书
饮食的健康密码
Shi Wan Ge Jiankang Weishenme Congshu
Yinshi de Jiankang Mima
经少年儿童出版社授权使用"十万个为什么"标识

主　　编：赵文华　何　丽
出版发行：人民卫生出版社（中继线 010-59780011）
地　　址：北京市朝阳区潘家园南里 19 号
邮　　编：100021
E - mail：pmph @ pmph.com
购书热线：010-59787592　010-59787584　010-65264830
印　　刷：鸿博睿特（天津）印刷科技有限公司
经　　销：新华书店
开　　本：710×1000　1/16　　印张：27　　字数：350 千字
版　　次：2023 年 8 月第 1 版
印　　次：2025 年 1 月第 3 次印刷
标准书号：ISBN 978-7-117-35071-6
定　　价：70.00 元

打击盗版举报电话：010-59787491　E-mail：WQ @ pmph.com
质量问题联系电话：010-59787234　E-mail：zhiliang @ pmph.com
数字融合服务电话：4001118166　E-mail：zengzhi @ pmph.com